PBL

基于问题的学习（PBL）导论

——医学教育中的问题发现、探讨、处理与解决

主　编　黄　钢　关超然

编者名单（按章节先后顺序）

关超然（台中中国医药大学）　　丁　红（康奈尔大学）
黄　钢（上海交通大学医学院）　　黄亚玲（华中科技大学同济医学院）
费　健（上海交通大学医学院）　　和水祥（西安交通大学医学部）
张艳萍（上海交通大学医学院）　　陈　红（上海交通大学医学院）
李小波（上海交通大学医学院）　　邵　莉（上海交通大学医学院）
李孟智（台中中山医学大学）　　梅文瀚（上海交通大学医学院）
蔡巧玲（同济大学医学院）　　厉　岩（华中科技大学同济医学院）
马　骏（上海交通大学医学院）　　吕海侠（西安交通大学医学部）
杨文卓（同济大学医学院）　　刘　勇（西安交通大学医学部）
顾鸣敏（上海交通大学医学院）　　李海丰（同济大学医学院）
余小萍（上海中医药大学）　　徐大刚（上海交通大学医学院）
沈若冰（上海中医药大学）　　周　双（上海交通大学医学院）

人民卫生出版社

图书在版编目（CIP）数据

基于问题的学习（PBL）导论：医学教育中的问题发现、探讨、处理与解决 / 黄钢，关超然主编 .—北京：人民卫生出版社，2014.3

ISBN 978-7-117-18643-8

Ⅰ. ①基… Ⅱ. ①黄…②关… Ⅲ. ①医学教育 – 研究 Ⅳ. ①R-4

中国版本图书馆 CIP 数据核字（2014）第 026690 号

基于问题的学习（PBL）导论

——医学教育中的问题发现、探讨、处理与解决

主　　编：黄　钢　关超然
出版发行：人民卫生出版社（中继线 010-59780011）
地　　址：北京市朝阳区潘家园南里 19 号
邮　　编：100021
E - mail：pmph @ pmph.com
购书热线：010-59787592　010-59787584　010-65264830
印　　刷：三河市尚艺印装有限公司
经　　销：新华书店
开　　本：710 × 1000　1/16　　**印张：**22
字　　数：407 千字
版　　次：2014 年 3 月第 1 版　2019 年 4 月第 1 版第 4 次印刷
标准书号：ISBN 978-7-117-18643-8/R · 18644
定　　价：49.00 元
打击盗版举报电话：010-59787491　E-mail：WQ @ pmph.com
（凡属印装质量问题请与本社市场营销中心联系退换）

前 言

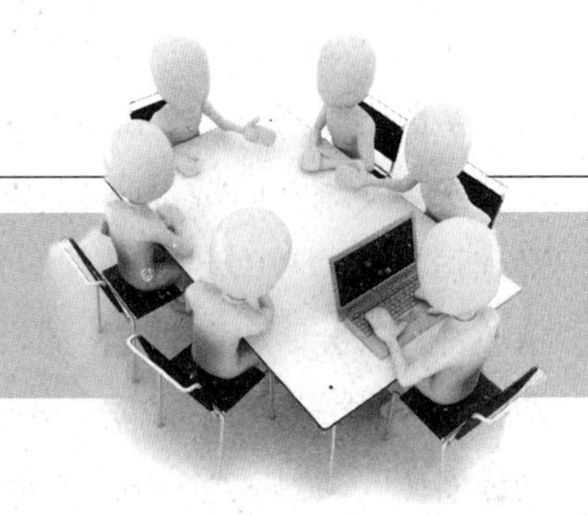

近年来，我国医学教育蓬勃发展，教育改革风起云涌，各种改良、创新与尝试层出不穷，相关经验与成效不断涌现，其中特别令人关注、并已在很多医学院校试点、改良及应用的教改模式就是基于问题的学习（problem based learning，PBL）。PBL 源于加拿大麦克玛斯特（McMaster）大学，随后在欧美许多学校应用推广，20 世纪 80 年代末进入亚洲，迄今已普及全球许多高等院校。PBL 不是简单的教学方法的改进，而是教育理念的革命，它以建立终身学习能力为目标、学生自主学习为核心、以探索问题为导向、以小组互动学习为平台，塑造了清新的教育理念，震撼了传统的医学教育模式，冲击了"填鸭式"灌输教育，直击医学教育的要害弊病。

相对于欧美的医学教育，我国对 PBL 的接受与实施起步较晚。虽然早在 20 世纪 80 年代末我国大陆少数几所院校尝试引进国外的 PBL，但直到 21 世纪初，PBL 才为我国大多数医学院校所周知，并逐步实施，尚有很多要不断学习、逐步提升及持续改善的空间。上海交通大学医学院于 20 世纪 80 年代末开始探索及实践 PBL，但因各种原因中间停滞一段时间，从 2006 年开始，学校重新审视了 PBL 的重要性，下决心再次启动 PBL 改革，目前已在医学院各专业常规实施，迄今已形成了具有上海交通大学医学院特色、渐进式混合型 PBL 学习体系，即基础医学以器官 - 系统整合为主轴的 PBL 学习、临床医学以循证医学及学科整合为主体的 PBL 学习、科学研究以创新意识培养为切入的问题启发训练。

我校在实践和推动 PBL 的过程中有幸得到加拿大麦克玛斯特大学医学院关超然教授的指导，在与关教授的合作与交流中，产生了总结 PBL 经验与推广的想法，经反复商议、多次沟通和科学论证，最终决定由关超然教授与上海交通大学医学院的黄钢教授共同主编，并联合中国大陆和台湾从事 PBL 实践的医学院校专家共同编写这本《基于问题的学习(PBL)导论》，旨在引导教师正确理解与应用 PBL，通过教师的教学理念与态度转变，形成启发、引导、讨论与情境、协作、会话和意义建构的教学内涵与路径，使教学过程形成教学相长、密切交流、独立思考、主动探究和持续发展的氛围。此外，针对 PBL 实践过程中的诸多误区，尤其是将 PBL 作为一种教学方法而非教育理念的认识偏差，该书不拘细节，重点定位于 PBL 的原则性、理念性、思想性，在给出标准架构的基础上，加以案例和经验分享提示指导。本书是中国大陆和台湾医学教育界多年来相互交流合作、共同探索 PBL 改革的见证和结晶，期望能为我国医学教育改革竖立起一个崭新的里程碑，也期望本书能成为大陆和台湾共同主编医学教育专著的典范。

全书共分 4 个部分。第一部分为理论篇，从理论层面上阐述 PBL 的产生发展与医学教育变革、PBL 的理论基础、PBL 的方法流程和考评；第二部分为案例篇，探讨了 PBL 教案规划的相关问题，并提供具体的 PBL 教案实例以及 PBL 在通识、基础和临床层面的应用；第三部分为感悟篇，分别从教育行政者、教师、学生、医学顾问等不同角度阐述 PBL 实践者的经验、心得和回馈；第四部分为展望篇，展望了 PBL 在中国医学教育的未来前景。

在本书编写中，中国大陆和台湾兄弟医学院校紧密合作分享经验，如台中中国医药大学、台中中山医学大学、西安交通大学医学部、华中科技大学同济医学院、上海同济大学医学院等，此外还有大洋彼岸美国康奈尔大学的教学同仁及专家们积极参与，并奉献了他们多年的教学感悟、有价值的案例及启发性思想和智慧，为本书的成功编写作出了重要而影响深刻的贡献。通过本书的编写，让我们又一次深深地感受到教学同仁们的相互支持与真诚鼓励，感受到教学改革的艰辛及艰辛中的快乐。当出版社期望撰写本书前言时，思考了许久，脑海里浮现出一幕幕我们可爱可敬的一线教师及教学管理者为 PBL 教学作出无私奉献的画面，他们在并不宽松的氛围中执着地追寻育人的理想，勤勤恳恳、默默无闻地探索着 PBL 的精神，不辞辛苦、循循善诱地引导着学生主动探索医学海洋中的奥秘，所有编者认真而积极地编写着每个章节及章节中涉及的故事，这些均令我们感动不已，也给予我们从事医学教学及管理巨大的动力与信心。这是一份事业，平淡而意义深远；这是强大的脊梁，支撑着仁学仁术坚不可摧的形象。在此，我们对本书的所有编者、热心于教学的教师及教学管理者表示由衷的谢意与敬意，学生将永远记住你们，教师因学生辈出而永生。

最后，由于水平有限，加之对PBL的理解尚不够透彻与完整，因此，在本书编写中难免存在不足之处，敬请各位读者批评指正！

黄　钢　关超然

2013年8月

目 录

第一篇 理论篇:PBL的理论、方法与考评

第二篇 案例篇:医学教育 PBL 教案典范类型、格式与设计

第三篇 感悟篇:PBL 实践者的经验、心得与回馈

第四篇 展望篇:PBL 在中国医学教育的未来

第一篇　理论篇：

PBL 的理论、方法与考评

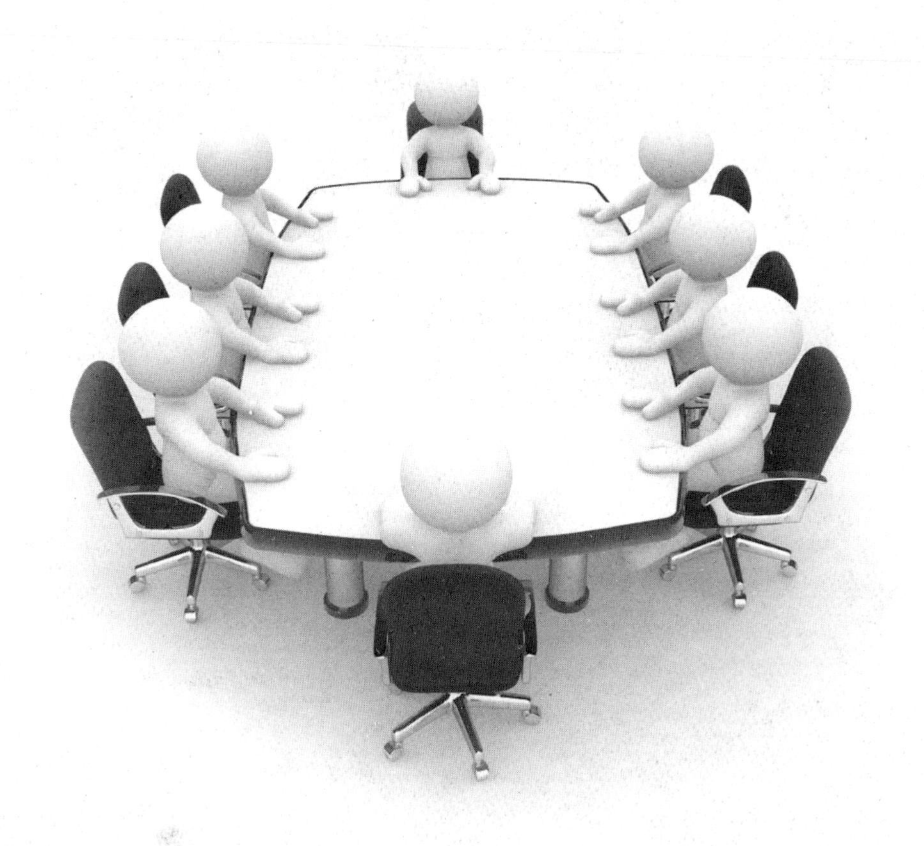

第一章

PBL 与医学教育变革

第一节　PBL 的发展源自近代医学教育改革

一、PBL 医学教育理念的正名:名正则言顺

PBL 的命名来自首创 PBL 的加拿大麦克玛斯特(McMaster)大学(麦大)医学院。PBL 在字面上的定义是 problem-based learning(基于问题的学习),但在教育上的定义却具有更深奥多元化的内涵。麦大把 PBL 定义为一种教育哲学并称之为"McMaster Philosophy"。PBL 在欧美经过了三十几年才登陆亚洲,PBL 名称的解译在欧、美、日似乎得到大体的共识,但在华人世界里,PBL 由于翻译的不恰当,又经过蜕变扭曲,造成了对 PBL 产生误解。其实 PBL 在教育学中正式的英语缩写就有两种:problem-based learning 及 project-based leaning。前者多用在高等教育以学生自主为导向,而后者多用在中、小学教育以老师主导为中心。若没有对 PBL 先做深入的研读,problem-based learning 中的 problem 的中文翻译就成了本身的问题。我见过 PBL 很不恰当地被翻译为"以提问为本位的学习"及"以难题去引导学习"。虽然在进行 PBL 的过程中老师会鼓励学生自己提出问题去学习,或者,老师会提出问题鼓励学生去自己学习;有些问题学生也许会感到很困难,或者,老师会提出困难的问题挑战学生学习,这些可以是 PBL 中教学管理团队动力的多种策略之一,但绝非命名 PBL 的本意。虽然目前对 PBL 已经得到共识的狭义解译就是"基于问题的学习",其实 PBL 中的"问题"就是以生活情境组成的教案,也许翻译成"教案导向学习"更为妥切,但是"教案导向学习"又很可能被误解为在临床医疗教学中的病历简报学习(case based learning)。这些过于简化且狭义的翻译,却又因为理念的偏差而导致了多种混杂式的 PBL 产生以及后续性更复杂的困扰,继而造成对 PBL 理念的混淆与误解像病毒般地扩张(会在另一章节详述)。

除了异于传统医学教育,加强 PBL 小组讨论必须成为医学教改方针的实际策略,使学生了解学涯、职涯与生涯的关联性,自己对学习的态度负责,也对

建立良好的学习环境负责。所以，PBL 必须是一种**情境化**的学习。医者的职业情境不只是对疾病，更重要的是对患者，而且不只是对患者个人，而且是对小区群体。儒家有云："道不离人，道离人则不可为道"。医有医道，也可以说"医不离人，医离人则不可为医"。医护教育一定要"以人为本"，顾及自身及他人，自身就是自知、自学与自律，而他人就是尊重与关怀，PBL 就是以此为依据。综上所述，PBL 的精神涵盖了 P for population（家庭，群体，社区，国家，全球）；B for behavior（行为，心态，伦理）；L for life sciences（生命科学，通识）的学习领域。做学生时若培养成"自主学习"的精神与习惯，执业时就懂得自我成长而能终身学习；做学生时若有机会去体验**"以学生为中心"**的学习精神，执业时才会懂得应用**"以患者为中心"**的医疗理念；做学生时若培养了"自发求证"的科学精神，执业时才会懂得应用"循证医学"（evidence based medicine 或简称 EBM）。值得一提的是"循证医学"就是在 PBL 理念下，于 1992 年在麦大医学院再次发展出来的风行全球医护界的新观念。

作为一个医者，仅是有广博的专业知识（to know）及解决患者问题的医疗技巧是不够的，而是先要学会做人。仁者，人也；仁者，亲也。也就是先要有"仁心"才会有"仁术"。仁是一种涵盖极广的道德范畴，仁的产生也是社会变动在伦理思想上的表现，孔子说："夫仁者，己欲立而立人，己欲达而达人"，"己所不欲勿施于人"，这些行为规范都是要靠自己感受内化才会领悟到的。孔子以六艺教导学生，其实也就是鼓励学生学习人文素养，以近"仁"。做最简单地诠释，仁就是做正当的人、行正确的事，就像是当今台湾高等教育在专业学习之前都要经过通识教育课程培养学生基础人文素养，包括了音乐艺术、及物及人、团队合作、专业操守及沟通技巧等基本能力素质，**这些**应当人性化、生活化、趣味化及情境化，用 PBL 模式学习再也恰当不过了。我们应该检讨当今通识的学习是否在我们传统的体制下又变成了专业式的授教，而演变出一个新兴的通识"专业"？

二、PBL 医学教育理念的叛逆：反传统行为

在整体的近代教育理念上，PBL 是一个典型的反传统教育理念。

PBL 是以学生为中心（学生对自己的学习规划负责），异于传统的以教师为中心（教师是学生汲取知识的源泉）。在学习的领域里，PBL 注重学习的过程（如何学及为什么学），而传统注重学习的内容（学什么及学多少）。因此，PBL 的精神在于**自主学习**而传统是促使、被动学习。PBL 以**小组讨论**为学习平台而传统则以大堂授课为基础。PBL 以回馈做为改善学习过程的评量理念，从而打破传统的科举考试制度遗留下来的恶习。在课程的规划上，传统式的教育理念只能**组合（拼凑）**科系和内容而不能像 PBL 那样能**统整（融合）**多元

化的观念与知识。只有贯彻 PBL 的自主学习才能深入达到全人**教育**的境界及**终身学习**的目的,而不是像传统形式的推广教育或在职教育那种"终身受教"的被动学习。传统被动授教方法已属落伍,不能与现代的社会意识形态接轨,更谈不上在国际学术人才培育市场上激烈的竞争。

教育的实施若以"学生为中心"才有可能达到学习自主化,生活化,全人化与整合化的目的。在当今知识爆炸、学海无涯、日新月异的纪元中,用传统的课堂授教模式来教导学生,并且用过去与现在局限的知识做为学生知识的源泉,以此来应对未来,这种概念已然落伍并与现今的社会意识形态脱节。即使自己在医护的某个领域里是一位迷你专家(mini-expert),做为一个当今学者,我们也一定深感所知仅犹如秋毫,必须不断地去自我追求并汲取新的知识,正如"学习如逆水行舟,不进则退"。若学生自己不愿意或不能够承担学习的责任,就已经没有具备终身学习的最基本的元素了。不愿或不能对自己学习负责的学生,又没有经过以人为本理念的洗礼,能够成为一个为他人的健康或生命负责的医护人员吗?不懂人文素养及生命伦理的人,会有正心、诚意及修身的感性吗?能了解齐家、治国、平天下的理念,并以此服务小区的群体意识吗?人文通识、生命伦理、人际关系等课程,能以教科书及讲义或被动考试的传统方式达到育化的目的吗?这些技能是要从实际的生活情境中持续不断地去亲身体验感受领悟的。因此,现代高等教育要从纯理性教育松绑出来,用实践教育去体现。学习医学专业之前,可以先用 PBL 情境学习的概念及方式去学习人文通识教育的课程,藉此 PBL 的学习精神与习惯去贯穿基础医学和临床技巧,做整合式的规划。

若没有经过正规的 PBL 洗礼,一些欠缺经验的老师虽被告知在 PBL 的环境里应持有"以学生为中心"并让学生以"自学为本"的理念,然而他们往往曲解其义,除了认为不应授课教书之外,甚至可以不言不语让学生自己随心所欲地"百花齐放"、"天马行空"或"放牛吃草",给予学生额外的自修时间阅读指定或分配到的教材或学习目标,从而将自主学习(self-directed learning)的真正意义误解扭曲。

不少老师一定很不理解为什么这种看来就像是一个没有系统又缺乏组织的教育课程(ill-structured curriculum),怎会成为近代高等教育的典范及时尚;有些教育者批评 PBL 的最大缺点就是缺乏知识的结构性,学生学习会有困难;很多传统教育的卫道者同时也在振臂疾呼,"我们不教学生,学生怎会学到东西?!"而传统教育在结构组织上的所谓优点(也就是 PBL 的重大缺点),却正是造成学生被动学习及 PBL 所要改革的重点。在传统教育思维的体系下,老师的角色是帮学生把知识寻出、统筹、归纳、分析后,再结构性地整理成讲义或简报直接灌注给学生,甚至有些老师会妄自吹嘘地把学生淹没在自己胡乱搅拌的文化酱缸中,同时自以为是地狡辩:“我们的学生跟欧美的学生不一样,本来就很沉默与被动,PBL 在这里不符合我们的文化与国情,是行不通的”。以上的情境与论调很多的老师一定会有共鸣的感觉,甚至可听到根深蒂固的近代传统思维在向他们频频呼唤。

三、PBL 医学教育理念的发展:划越时与空

由于 PBL 是一个反传统的教育理念,在历经百年传统教育文化的笼罩下,PBL 需要经过千锤百炼的考验,才有出头的一天,这也反映出 McMaster 大学在医学教育创新过程中的困难与辛酸。只有愿意、懂得并勇于创新的人才或机构才会不断地创新、领导及推动出一个新的纪元。McMaster 大学继 1965 年开始策划 PBL 医学教育课程并于 1969 年正式实施后,经过不断地修正改善,于 1992 年又创建了举世皆知的循证医学(evidence-based medicine)。在评量领域也于 2004 年建立了以 OSCE 为架构的微站面试(multiple mini-interview;MMI)及测试个人医学知识进展的评量法(personal progress index,PPI),均受到医学界广泛地采用。

McMaster 大学创立 PBL 以后,也度过了十年孤独漫长的岁月。在加拿大那时还没有一间医学院跟随 McMaster 大学的脚步;即使那时在美国愿意试行 PBL 的大学也是寥寥无几,仅有 New Mexico 大学;在欧洲则以 Maastricht 大学为首;在澳洲则是 New Castle 大学尝试实施 PBL 课程。直到 1980 年医学教育改革之风才开始横扫欧美各国,PBL 研究文献的记载也增多了,于是 PBL 才逐渐受到关注而很快地散布欧美,并直接影响了世界大学龙头——哈佛大学的医学教育。1985 年,哈佛大学医学院在 PBL 的理念基础上创建了“新途径”课程(new pathway curriculum),成为混杂式的 PBL 课程的典范(即在传统以教师为中心的课程中注入 PBL 的理念及小组讨论的方法)。我自 1976 年起就在 McMaster 大学医学院研究与执教,20 世纪 80 年代中期亦参与培训哈佛大学医学院来 McMaster 大学参与 PBL 培训的老师。

美国的夏威夷大学医学院也继哈佛大学之后在 15 个月之内由传统的医学课程转换成混杂式的 PBL 课程(读者请注意:不同于 McMaster 大学始创的 PBL 课程理念,大部分现行的 PBL 课程均是混杂式的 PBL 模式;其中的学生自主学习的分量、方式、流程、评量及 PBL 教师(tutor)师资都参差不齐;在教育文献中也没有一个中肯的定义,也因此造成分析 PBL 实施成效研究的一片灰色地带)。由于夏威夷是东西文化的重要融合点,很多的 PBL 理念与实务也从这里传入亚洲。

英国的 General Medical Council 于 1993 年颁发了一份称之为“Tomorrow's Doctor”(明日医师)的教育白皮书,其中述及传统医学教育的种种弊病并提出

改善方案，包括了PBL的自主、自动、自律的学习态度及情境化的学习平台，1998年这份白皮书重申其重要性并回顾其影响力。它非但刺激了英国的高等教育界，也影响了一些过去以华人为主的英国殖民地（如香港、马来西亚及新加坡）的医学教育。

四、PBL医学教育理念的生态：兴起与凋零

PBL之风于1990年初飘向亚洲，首先在日本、泰国及马来西亚登陆蔓延。日本私立东京女子医科大学的吉冈校长于1991年造访了McMaster大学医学院，返国后就开始领导PBL课程的筹备与规划，大胆尝试医学教育改革，并于1992年使该校成为日本第一间引进PBL的医学院。近几来年，岐阜大学等的医学院亦尾随引入PBL。目前日本大约80所医学院中就有60余所实施不同形式或规模的PBL课程。日本东京女子医科大学PBL课程的精心策划者神津（Kozu）教授在我与李孟智教授2009年以中文撰写的PBL书中的一篇章节中详细地叙述了该校将PBL引入日本的缘由、过程、心得与困难，而我于2001年受邀访问近畿大学之余也去参观了东京女子医科大学并访视了该校的PBL小组讨论，也了解到他们所遭遇的困难，其中一项是PBL老师与学生的互动。我看到在东京女子医科大学的PBL辅导过程中，老师（tutor）的座位被特别安置在PBL小组学生座位的外围，甚至有些学生的座位背着老师，所以彼此都没有眼神接触（eye-contacts），所以，学生不免会把老师当做局外人或评判者，而非自己小组的成员，而且老师在该学生组也没有归属感，不能完全伸展出对团队动力的管控，所以会产生师生互动的困难。虽然该校的PBL模式主要还是仿照McMaster模式，但是McMaster大学PBL小组完全把老师当为一分子融合在小组里。由此可见，虽然在当时该校的PBL已实施了近十年，某些因表面似乎微不足道而没有考虑到的理念及不符合PBL精神的做法，就会不知不觉影响到PBL应有的成效（尤其是师生在PBL的互动及老师在团队动力管控上的技巧方面）。况且，做法的错误及理念的误解也具有相当的“传染性”，例如，我造访Kozu教授时，Kozu教授提到他会去台湾中部一间医科大学介绍PBL，结果后来才知道这间大学就是台中中国医药大学（2002年开始进行第二手的hybrid-PBL），我于2004年首次受邀到该校访视PBL小组讨论的进行时，就明显地观察到在日本东京女子医科大学所看到同样的PBL小组的组员及tutor的座位安排，因而我建议台中中国医药大学医学院做出改善。如今日本东京女子医科大学也做了适当的改善。由此可见，PBL理念与方法的多次传递，犹如耳语传言，会导致失真。因此，大家对学习第二手，甚至第三手的PBL一定要小心观察求证。

同时，我还与大阪近畿大学医学院有二十多年从心血管研究到PBL医学

教育上的互动。主持该校 PBL 课程的生理系主任松尾理教授也是日本医学教育学会的理事,对 PBL 在医学教育上的角色与我有多层面的共识。我与近畿大学的互动源自 1984 年,至今已有 27 年之久,开始于血管在高血压中病变的研究合作,而“原发性的遗传高血压的老鼠模型”就是由该校当时的院长冈本教授与他的弟子青木教授(也是我科研上的挚友,当时在名古屋市立大学任副教授,于 1991 年因过劳病逝)共同研发出来并闻名于世的。我访问近畿大学医学院已不下十余次,该校的 PBL 虽然使学生自学、自主能力及自信心显著提高,但是松尾教授认为他们的 PBL 稳定度尚且不够。因为若医学教育责任集中在院长身上,本来职务就已繁忙的院长若对 PBL 了解不深,再加上医学院院长更换频繁等因素,常会令教育政策摇摆不定,因此常须靠松尾教授个人资深的行政及 PBL 经验的支撑。今年松尾教授退休,该校医学院的 PBL 能持续多久将是个时间的考验,这也是一些亚洲医学院校值得警戒之处。事实上,这种迹象已经开始在一些医学院校显现,他们却尚不自知。

马来西亚亦有医学院校在 1990 年初邀请了 McMaster 大学医学院的 Neufeld 和 Brenda 两位教授做 PBL 工作坊并引入了 PBL 课程,尤其是马来西亚的 Universiti Sains Malaysia(USM)大学在 1990 年初建立新的医学院时就全盘引入 PBL,其他对 PBL 比较活跃的马来西亚医学院校包括保守的国立大学,如 University of Malaya(UM),Universiti Kebangsaan Malaysia(UKM),University of Malaysia Sarawak(UNIMAS,在沙捞越省)及比较激进的国际化私校,如 International Medical University(IMU)。过去十年,我多次造访这个在亚洲最具多元文化的国家的几间大学并举办过一连串的 PBL 工作坊,虽然 PBL 在实施的层面上遇到种种的困难,但是那群老师以不屈不挠的精神与苦学敬业的态度去分析及解决这些困难很令人感动,也怪不得很多亚太区域性的国际 PBL 研讨会都在马来西亚半岛(包括新加坡)举行。事实上,我于 2000 年受聘为新加坡国立大学的客座教授,协助建立 PBL 课程并成立亚太健康科学教育 PBL 学会(Asia Pacific Association of PBL in Health Sciences,APAPHS),虽然第一届会议在新加坡举行,但该 PBL 学会是在马来西亚正式立案注册为非牟利的学术团体的,我被委任为 2009 年的副会长;2010 年 10 月该 PBL 学会与另一个尚未正式立案的亚太 PBL 会议组织(Asia Pacific Conference on PBL,APC-PBL,2000 年在香港成立并举行第一届 PBL 会议)共同在台湾由新庄市的辅仁大学主持合办了首届联合 PBL 研讨会。第二届联合 PBL 研讨会将在上海由复旦大学医学院与 APAPHS 及 APC-PBL 共同举办。

我亦造访过一些在泰国、菲律宾、越南及印度尼西亚已经实施 PBL 医学教育的大学。2003 年,受世界卫生组织(WHO)亚太分部的委托,我受邀为 WHO 短期医学教育顾问并对菲律宾一间古老传统大学医学院的 PBL 课程作了一个为期三周的访视。该医学院虽然经营了两年多灿烂的 PBL 课程，还是躲不过“灭亡”的命运（在其他章节会详述其因）。也许是因为社会经济、文化、人才及信息的限制，PBL 的采纳及应用在这些发展中的东南亚国家并不普及而且一般大学的老师对 PBL 的认知也相当有限，甚至有负面的认知。也许这些区域的医学院校需要从基本教育理念的认知及教师角色的培训做起，而非急功近利地去追求时尚。或者，这也可能反映教育经济发达的国家对于发展中国家的教育并没有给予道义上足够的关切。

五、PBL 医学教育理念的心结：束缚下求变

PBL 理念是违背传统教育的思维表现，而传统教育的思维同时又成了 PBL 理念的绊脚石，所以 PBL 引发了近代高等教育在根本理念上的反思，以至于在全球的高等教育界带来无比巨大的冲击，甚至让盲目传统教育的卫道者产生恐慌。这是可以理解的，因为要接纳 PBL 的理念就必须舍弃一大部分近代传统教育的思维，否则，实施 PBL 就会蕴藏着“挂羊头卖狗肉”的危机，成为一个戴着“PBL 方法”的面具而骨子里却是“传统思维”的教学模式。混杂型 PBL（hybrid-PBL）受到国内外不少大学或医学院的欢迎，因为 hybrid-PBL 仅是庞大的传统制度笼罩下的一小撮课程 / 科目，是一种比较简易被采纳，能顾及两端的模式，但很容易受制于根深蒂固的传统思维而无法自拔。这种 hybrid-PBL 显示的“变”是表面形式上的变而不是内在实质上的变，这种较容易看到的变不能通过时间的考验，而且很容易暴露原形。事实上，近十年来，亚洲各国高等教育改革犹如雨后春笋般此起彼落，大学评鉴亦推展得如火如荼，这令很多大学闻风丧胆，他们就在这近十年间不约而同地试行 PBL 以求创新，与国际接轨也许不是巧合。若是大学或医学的评鉴促使他们对 PBL 的认同，这种认同或采纳就代表了“外源动机”（extrinsic motivation）的促酶反应，也反映出传统被动反射（passive reactive reflex）的心态，完全源自传统教育的思维。不过，即使是被外源动机驱使下而实施 PBL，还是很有可能因为尝过了 PBL 的清泉甘露而激发了内源动机，即便采用混杂型 PBL 做为衔接过渡手段也未尝不可，不过这种转型（transformation）通常会在三至五年内发生，而且在政策上也会有震撼性的正面改变。若是仅流于形式的表面功夫，即使实施再长时间的 hybrid-PBL 也不会对学生的学习态度或成效产生显见的成果。

什么是传统教育的思维？“传统”在字面上的定义就是传承过去的系统，它所代表的价值就是“古旧”、“墨守成规”及“以不变应万变”。而“教育”在字面上的定义是教诲与育化，教诲以“言教而使知之”，育化则“使孕育而化之”。“知”与“化”都是成长过程中对环境做应变的准备条件，所以教育的本身就必须为了“应变而变”，所以教育的真理是“以变应万变”（coping with changes by changing)或“不变之为恒变”(change is a constant)。说穿了,人类的历史很清楚地告知我们,我们终其一生都在学习应变,我们的生死成败都系在“变”这一个字上。传统教育就是不愿认同改变的教育。中华民族的传统虽然保存着一些优良的文化,但也隐藏着许多坚不可破的迷信思想,所以,突破传统是一件很艰难的事,尤其是在一个历史悠久的传统社会体制(physicality)与文化(mentality)背景下。传统承载的就是累积下来的沉重的历史包袱,一些受尽传统束缚而不愿意改变及提升自己的老师们把自己教化学生之无能与无奈归咎于学生本质及中华文化,令人感叹唏嘘,因此,大部分大学老师需要被重新改造或培训,因为大学的老师从来没有受过教育专业的洗礼或培训,仅以传统的方法去教学。近几年来,由于台湾的大学评鉴制度的建立,各所大学里都设有教师成长中心(Center for Faculty Development,CFD)或类似的机制,这些虽未臻完善但渐趋成熟。不过,有些有一定程度年资、地位、名望及持学术领导权的教授们从不对这类“培训与成长”的活动问津,更谈不上“以身作则”,仅能在传统的酱缸里翻滚,这也显示出近代传统教育理念中缺乏“终身学习”的概念,古语谓:“活到老,学到老”,大概今天只是流于教学的口号吧!用 PBL 的新观念能潜移默化传统教育的旧观念吗?传统经过时间的沉淀已成铜墙铁壁,时间愈久愈难穿透。

不可否认的,在任何一种文化里,教育是改进人类素质最有力量和有长远效果的一种社会手段。它也是一种表现人类情意智慧交织的最高艺术。教师,则是社会至善灵魂的守护者。教育绝不能用一种机械式的设计以达到其所要追求的目标(也就是改进个人、群众、社会的素质),教育的工作是要由人性化的互动去催化智能的汲取与建立,不能仅以科技计算机的惯性操弄去取代人脑心智的判断。例如,近年来一些 e-PBL 应用的风行过于专注 e 化的玩弄手段,而忽略了人与人的互动与沟通,就像是医疗的行为应当环绕着患者的身心生活与感受去“医人”,而非动辄依靠科技仪器来“医病”。科技是达成教育目的(基础与临床)的种种工具之一,若不善于运用以机械式的科技逻辑去做为教育与医疗的主流策略,可能会影响学习者的自主性的思维及人性化的判断。教育的成果,更不能朽腐庸俗化、无意义地数量化。当今很多国内外的教育管控机构所做的种种似乎都与此背道而驰。

六、PBL 医学教育理念的解放:守旧与创新

PBL 医学教育的雏形理念源自于 20 世纪 20 年代商业管理的小组学习培训教育的理念,也是一种行为教学(action learning)理论的表现;20 世纪 50 年代,以病历为主的临床教案(clinical cases)用大堂授课的形式出现在医学教育中。二者共通之处都是把学习“情境化”及“生活化”而进入建构学习理

念的初期,但学习之途径仍以老师为主导。四十二年前,当加拿大安大略省(Ontario)的 McMaster 大学要建立一个崭新的医学院时,才综合了以上的两种形式融和出一种教育理念——以学生自主学习为主轴,就成为当今的“基于问题的学习”的教育盘石,并通过“以学生为中心”、“以问题为教材”、“以小组为平台”及“以讨论为模式”的学习精神建立了世界上第一所以 PBL 为轴心课程的医学院,因此 PBL 也代表了建构主义(constructivism)的教育理念的高峰。McMaster 大学的教育先驱者就想趁这个机会彻底地把多年传统教育堆积起来的多种弊垢摒除。这些累积的弊垢包括了:①课程过渡专业;②缺少多元评量;③考试驱动学习;④被动学习态度;⑤学习与应用脱节;⑥人文素养欠缺。早在四十年前 McMaster 大学就已经意识到以上弊端与日俱增的严重性,这些弊垢至今仍散布在世界各个角落,深藏在很多的高等学府中并酝酿着更多、更大的危机。于是 McMaster 大学冒着抗拒传统势力的巨大风险建立了一个划时代的教育理念而将其命名为“problem-based learning,简称 PBL”。PBL 的目的无非就是除去传统教育累积下来的弊病,符合目前社会人才的需要及改善高等教育本质的实施。有些人把 PBL 当做一种教学方法(pedagogic methodology),就像授课或带实验等,对 PBL 只能得到肤浅的认知。若我们把 PBL 当做是一种教育理念(educational philosophy)来考虑及实践,我们也许更能体会到 PBL 深厚的力量及其蕴藏的魅力,因为方法是一种运行于表的形式或行为,理念却是涵养于内的素质或精神。

知识是历史与经验重叠的累积,就像是银行所支付的复利(compound interest),向来都是以非线性的速度增长,它更通过促进科技的提升加快了知识扩展的速度,当传统科目组合模式的课程及以教师为中心的单向大堂授课方法再也无法承担持续性及多元化的知识爆炸及其震波扩展的威力时,终会导致知识暴涨过程中因弊垢的累积而引起的恶性循环。这些恶性循环是什么?那就是“课程膨胀失控”与“填鸭式单向教学”。在一个传统性、组合性、线性式的教育体系里,新的知识技术都很典型地用新的科目的形式累加进入现有的课程。150 年前一间医学院只有解剖与生理两个科系代表了学习人体生命的结构与功能,如今一个典型的医院与医学院的科目及课程细分得琳琅满目,比餐厅的餐牌还复杂。目前在台湾的医科大学至少有超过 1500 个必修及选修的课程。只要有较新的或时髦的领域,最方便省事的应对方式就是多开一些新的课程,因此课程一年比一年增多,最终导致“课程肥大症”(我戏称之为 curriculomegaly);另一方面,知识的暴增带动课程的增加,令学生面对选课及编排上课的困扰,也令老师疲于授课,Powerpoint slide 加多了,讲义加厚了,讲课也加快了。这样子也导致教学的“包罗万象炎症”(我戏称之为 coveritis)。这两种目前高等教育恶性循环的长期病痛就是当前以“学而不思”、

“被动学习”、“急功近利”的症状已充分显示在学生学习的态度上，自然而然随之而来的副作用就是考试变得更频繁了，为了要“把学生考到会”，所以有小考、大考、前试、后试、期中考、期末考、抽样考、随堂考等；老师有考必算分，而学生则有考试必争分。因此，“背多分”也成了学生学习的戏语。为了争取更多的时间准备应付考试，学生只好道高一尺魔高一丈，以逃课、小抄及写共笔（这一点是台湾学生首创的特色）去应变，这就是“用考试驱动学习”的教育文化，教育行政机构要负起这个社会责任。也有些文人及教育学者（我不愿称其为教育家）认为这种“被动学习”、“急功近利”的态度是我们古代传统儒家文化的遗害，好像不是我们“现代人”的责任而怪罪于古人，其实这就是反映近代学者不会或不愿“穷其理而致其知”的现象。中华民族的教育思想虽然以儒家思想为主，但是在这个超过两千年的悠长文化岁月里，儒家思想也不断地在蜕变。一些近代教育家把教育的怪象或缺失的责任推脱到自己的文化而妄自菲薄，这让在国外异乡漂流了四十多年的我甚感唏嘘。其实，近代高等教育无论在台湾还是在大陆或在侨居地，炎黄子孙所接触的教育理念与体制都是来自外国。因此，我所谓的传统是近代教育所传承下来的外来心态与体制，再融合了宋朝以后功利主义崛起的儒学，而以孔子为首的先秦儒家教育思想的传承却走进坎坷不平的历史。

（关超然）

第二节　PBL 在中华大地上萌芽生根

这一节原本的目的是叙述 PBL 在中国高等教育历史性的崛起与发展，但是我不由得感到来自两个层面的困扰，在此先做个解说祈求读者的谅解。首先，我的叙述纯粹是局限的个人观点，因为我在中国大陆、台湾及香港教育层面直接的观察与领悟都分散在我受教与授教的学术生涯中不同的时段，虽然经过一些探索及研究，不免有些强烈的主观意识，存在可能的误解及难免的遗漏与疏忽；其次，因为从未在大陆任职授教（仅赴大陆做短期的研究报告及主持 PBL 工作坊），因此对大陆高等教育的优劣之演变了解不深。

PBL 在 20 世纪 90 年代之前对整个亚洲还是个非常陌生的名词。之后，虽然一些 McMaster 大学的前辈偶尔会受邀去泰国及马来西亚做 PBL 的讲学，但他们都非亚裔学者，既缺乏当地语言的认知更欠缺文化的认知及归属感，沟通与国情体制的落差自然难免使得 PBL 的倡导成效深受局限，甚至产生错误的诠释。因此，多年生活在横跨中西教育文化语言交融的社会，又在 McMaster 大学执教并接受二十余年 PBL 熏陶的我深感自己有到中华大地倡导 PBL 的情怀及使命。因此，这个章节的目的并不是综述在中华大地实施 PBL 的学校、课程与成效，而是以我个人在中华大地上倡导 PBL 过程中的点滴与流程做讨论与点评，毕竟，PBL 在中华大地上的历史太过短暂，过程太过坎坷，仅在萌芽的阶段。

一、PBL 浸润在香江

1992 年至 1996 年，我暂时离开了加拿大 McMaster 大学受香港大学医学院礼聘为生理系讲座教授。犹记得 1991 年春我赴香港大学面试时，当时教授遴选委员会的会长也是刚卸任的医学院院长 Professor Rosie Young 知道我来自 PBL 始祖的 McMaster 大学，就问我是否有在香港大学医学院建立 PBL 的打算，我保守地回应：PBL 是目前全球医学教育最崇高的境界，更是将来高等教育的主流，如果香港大学愿意尝试医学教育改革，我当然愿意提供并分享我在 McMaster 大学所得到的经验与智慧，但是成功的教育改革需要上下一心的认同，应慎重考虑、研究与沟通以达共识，我会用些时间对 PBL 在香港大学医学院现行教育中实行的可能性做初步的了解。1992 年秋我赴港上任，经过一年半载的观察以及与新上任的院长 Prof.H.K.Ma 及一些医学院系的主任们的会谈试探，觉得当时在医学院的层面上推动 PBL 尚不是适合的时机，于是我决定先在自已生理学系的教学上试行局限性的 PBL。首先在 1993 年 3 月我利用一个周末率领了全系的十二位老师到九龙沙田郊区以教务反思（faculty retreat）的名义进行了 PBL 工作坊及生理教学改革筹划，说服了老师们减少 30% 的授课时数并以 PBL 小组讨论的形式取代并鼓励老师撰写教案并由我逐一审核改进。此外，我们也把一间大的生理实验室用活动性的门墙隔为六间可容纳十数人的小组学习室（十至十二人为一组）。雏型的 PBL 就这样子在香港大学医学院以拓荒的姿态开展出来了。翌年，我邀请了病理学系的同仁 John Nichols 及 L.C.Chan 共同申请到香港政府教育管理单位的一个教育基金，同时使我有机会邀请由 McMaster 大学来的 PBL 顾问（李泽生教授，是我在 McMaster 大学职涯中教育与研究的伙伴，他也参与了我后来在台湾进行的 PBL 倡导）举办 PBL 工作坊及评量生理系单薄的 PBL 经验及成果。这项经费也允许我派遣生理学系及病理学系各二位老师去加拿大 McMaster 大学及英国的 Liverpool 大学医学院进行 PBL 访视。接着，护理学系及口语听障学系亦皆表示对 PBL 产生兴趣愿意共襄盛举，这一连串有目共睹的活动绩效奠定了新的医学院院长，周肇平教授，发动医学教育全面改革的信心。

1994 年一位年轻果断的骨科医师周肇平教授被遴选为医学院院长（目前成为香港大学的副校长），他极力支持我的心愿把 PBL 由系所升格扩展到医学院的层面。当时周院长对赞成推行 PBL 的激进派（以生理系及病理系为首）及反对实施 PBL 的保守派（以解剖系为首）分别举办了数次非正式的小组咨询会议,并通过脑力激荡式的思维分享及辩论,很有效地促使了每位组员的发言。他亲自聆听并了解两方面的看法及策略,而且召开国际医学教育研讨会聆听国内外医学教育的信息,包括大陆、台湾及新加坡(当初这三地尚未实施 PBL)的医学教育专家以及 McMaster 大学的李泽生顾问及由 McMaster 大学礼聘来香港大学的临床医学主任 Professor Tony Dixon,及基础医学生理主任(我本人)研讨在香港大学医学院实施 PBL 的可行性及方式。虽然改革过程中遭受了相当程度的反对甚至抵制,周院长私下对我表示他已决定引入并执行 PBL,并很诚恳地邀我做幕后顾问(因为我个性比较激进直言,怕会产生反弹作用,所以周院长亲自公开游说建立 PBL 的手腕效果非凡)。1995 年,时机成熟了,周院长终于对全医学院公开表明他要在 1997 年秋落实 PBL 课程,在三年内不影响医学院各系所的经费前提之下,得到了整个医学院全力的支持。经过两年的课程整合及师资培训的筹备,一个院级的 PBL 课程终于在香港大学医学院生根发芽。以器官整合为本的(system-based)hybrid-PBL 课程(30% PBL)于 1997 年秋正式成立并落实执行。我在香港大学任职五年中最主要的愿望与最艰难任务终于达到了,也正值我倦鸟知返日落归巢的时候。香港大学医学院的 PBL 至今已过了十四个春秋,也成为亚洲一些大学观摩 PBL 必访之学府。回顾当初极力反对采纳 PBL 的一些解剖系教授如今已退入背景,生理系曾经反对我引入实施 PBL 的一些老师如今居然也改头换面做起 PBL 的倡导了,当初受邀至香港大学的三地医学专家,除了代表台湾大学医学院的谢博生院长(台湾第一位尝试由哈佛大学医学院引进 PBL 的医学院院长),出席的李明滨教授(目前《台湾医学杂志》的主编)表示愿意引进 PBL 医学教育,新加坡国立大学的李院长及大陆的张院长都不看好 PBL,认为与当时国情不符。然而,到 1999 年后,我竟屡次受邀到这三地(从台湾依序到新加坡及大陆)进行 PBL 的倡导与培训,目击且经历上述的世态变迁令我唏嘘不已。值得一提的是香港大学的牙医学院也在医学院实施 PBL,同时实施了跨越系所全面学院整合型的 PBL,也属亚太地区牙医教育以 PBL 创新及贯彻之首。2009 年台中中国医药大学医学院的牙医学系也为了引入 PBL 小组讨论课程特别去参访了香港大学及新加坡大学的牙医学院。

此外,在香港大学已成立了六年的中医学院董瑶院长(前上海中医药大学的副校长)也率团来台中访问台中中国医药大学,此后也决定筹划 PBL 课程响应我在中医药教育改革的呼吁;随后我分别受邀去香港的医务管理局中医药管理及推广小组、香港大学中医学院及香港浸信会大学中医学院进行多元性的 PBL 培训工作坊。中医药本身就是一个传统保守的学科,而该学科的内容及教育的手段也更承袭了浓厚的传统气息,然而,近五十年来在科学医学及创新科技的冲击之下,传统中医备受歧视、冷落与排挤,再加上国外参与中医药教研上的竞争，中医药教育的改革创新是这个领域延续求存的必行之道，也为 PBL 开拓了一个新天地。

香港自 20 世纪 60 年代中至今就仅有二间医学院，就是在香港岛的香港大学医学院及在九龙沙田的香港中文大学医学院。很自然地这两间医学院充满了历史性此起彼伏明争暗斗的气氛。香港大学所开展出来的 PBL，香港中文大学当然不会尾随跟进，当我决定在 1997 年离开香港大学重返 McMaster 执教之时，希望离港前能游说香港中文大学考虑引入 PBL 的医学教育模式。于是 1996 年秋完成在香港大学的任务之前，我经由香港中文大学医学院刚卸任的前院长 Prof.Joseph Lee 的介绍拜见了当时新上任的院长钟尚志教授，很可惜我的游说并没有迸出希望的火花。如今事隔已十年，香港中文大学医学院依目前急迫之需进行了脱胎换骨式的课程整合，打破了基础医学基本学系的屏障（至少表面上是如此）并重新估计 PBL 在整合医学课程的重要性（因为学系及课程整合相当有利于 PBL 课程的实施与应用）。近年来，负责医学课程的 Prof.Michael Tam 推荐并邀聘我为香港中文大学医学院的客座教授及 PBL 整合课程顾问，仅仅在过去两年内就举办过三场非常专业的 PBL 培训营。据我最近的了解，谭教授苦叹孤掌难鸣，教师反弹，在群体教师巨大的阻力之下最终无力在香港中文大学医学院推展 PBL。再者，虽然香港中文大学最早建立了中医中药研究的雏形，但是缺乏有效的综合管理，加之其领导主管对中医药教育倡导的无知或忽视，PBL 更不可能跻身该校中医药的教育系统。

香港浸信会大学虽然没有医学院，但在前校长谢志伟对中医药特别的关注与扶植下建立了中医学院，可是因为历史及师资因素，没有医学院为其做后盾，加上研究能量的脆弱，多年来并没有受到香港高等教育界及医学界的重视。后来该校礼聘了经验丰富，充满魄力的刘良教授（南京中医药大学前副校长）为中医学院院长，并进行多年的中医教育与研究的改革，如今颇有后浪推前浪的造势。我虽曾受到刘教授邀请为其中医学院的老师们做过仅有一次 PBL 理念的演讲，但是他并没有要求我进行 PBL 工作坊应有的实作，演讲活动中我也没有感受到在香港大学同样活动中老师们表现出的好奇、互动与其对感受 PBL 的迫切。因此，在中医药的教育层面上香港浸信会大学中医学院引入 PBL 做中医药的可能性并不大。于是在香港的医护健康教育领域里，香港大学的 PBL 可谓是一支独秀，应善加利用，争取演进并应用到其他高等教育的层面。对其他各大学（香港有七间大学）或其他专业领域而言，PBL 仍然是个陌生的概念。因此，香港大学当可竖立起领导的角色及地位。

二、PBL 钟情于宝岛

PBL 也于 20 世纪 90 年代末期正式蔓延到台湾。虽然台湾大学医学院于 1992 年首先由谢博生教授尝试引入哈佛式的新里程课程(new pathway curriculum,隶属第二代的 PBL),而且购入哈佛大学全盘的 PBL 教案,但是一般老师舍弃不了传统授课的沉重包袱,也很难说服基础医学老师及资深教授的参与与认同,因此勉强发展出来的课程较近似于以老师为中心的临床教案授课或小班教学的轮流简报,省略或忽视了原本 PBL 特别强调的以学生自主学习及基础临床课程统整的精神。由于传统教育体制局限及过渡专业区隔所造成内源性的种种弊端,台湾大学医学院的 PBL 实施多年似乎只局限在临床教育却无法深入到基础医学达到纵向整合的目标。虽然台湾大学医学院是整个台湾医护教育的龙头,又是最先引入 PBL 的高等学府,但是 PBL 的成效及能见度却被捆绑在沉重的传统历史包袱下长久得不到松绑。台湾大学医学院目前 PBL 课程负责人梁继权医师也曾在我于 2009 年第一本以中文编著的 PBL 书中对早期引进 PBL 所遭遇传统的阻力与困难作了详细且中肯的剖析。

另一间较少受历史包袱影响的台湾"国立阳明大学"(由医学院升格为综合大学)为了有效地落实医学教育改革,于 1998 年连续访察了北美的几间医学院校,包括了 McMaster 大学,期间由我负责接待并安排介绍了原汁原味的 McMaster PBL。之后,虽然阳明大学邀请我做为 PBL 顾问并多次赴台帮助培训他们的 PBL 种子老师,但是考虑到当时的能力与资源的限制,阳明大学认为不宜贸然采用加拿大 McMaster 大学首创的全盘性的 PBL,而选择了美国密苏里大学的第二手混杂型的 PBL。据说密苏里大学对 McMaster 大学的 PBL 教育理念与实务做了一些调整,使得传统的老师比较能接受 PBL 的方法,因此比较能符合校情。我个人并不认同为了方法实施的简易或方便而牺牲理念上的完整性及确切性的做法,也不同意更改通过多年的研究与执行而建立起来的 PBL 的原始精神,仅是为了适应(或讨好)本土老师或学生的习性与习惯。我们应当去做的是要改变本土老师或学生的习性与习惯(也就是传统教育真正的问题症结所在),学习去适应 PBL 的原始精神,因为它们才是 PBL 产生的缘由,即根除本土的传统教育的恶习或缺陷。在某些关键问题上,有些医学院校急功近利,好高骛远,而又没有意愿或能力做深思熟虑,从而通过快捷方式灌输 PBL 的理念,最终本末倒置演变为削足适履的课程。虽然"国立阳明大学"医学院不遗余力吸收、培训、执行与推展 PBL,但是我花费了三年的时间才使得该医学院将"PBL 小班教学"改称为"PBL 小组讨论",这绝不是吹毛求疵、小题大做,因为"小班教学"与"小组讨论"是对应"传统"与"创新"两个全然不同的教育理念,而理念的错误不免会导致执行与成效的偏离,这一直是我很执着的原则。"国立阳明大学"医学院负责 PBL 的临床主管陈震寰教授也对我表示过,推展 PBL 的过程是个缓慢的过程,由于行政的历史包袱、培训师资、人才的欠缺及老师对 PBL 理念认同的落差等原因,往往令人有力不从心之感。

不过陈教授颇具信心地认为,PBL 整合课程在阳明大学“轻舟已过万重山”了。

1999 年,台湾新成立的第 11 所医学院辅仁大学医学院亦派员来 McMaster 大学考察,包括第一任院长陆幼琴修女、首任医学系主任邹国英教授及曾在台湾大学医学院协助推动 PBL 的资深教授林瑞祥教授(他自台湾大学退休后到私立辅仁大学协助建立新的医学院)。辅仁大学医学院终于毅然决定采用较全面的类似 McMaster 大学医学院的 PBL 课程,成为台湾第一所也是唯一一所做出如此重大抉择的医学院。身为辅仁大学医学院的顾问,我陆续培训该院的教师四五年之久,也追踪该院第一届医学生对 PBL 的态度与表现直到他们毕业。其他医学院校都拭目以待地观察辅仁大学医学院的学生在医师执照鉴定考试中的通过率。这些学生当然心理压力也很大,一些学生带着委屈的心情说:“我们都变成实验室里的天竺鼠了”,我鼓励这些学生说:“勇于创新,敢向前迈,能做一只可以为台湾医学教育带来成功及丰硕结果的天竺鼠,又何乐而不为?国外早有很多成功的例子,况且,这是年轻学子们应具有的自我挑战的精神,而不是搭乘传统的顺风车”。结果,辅仁大学医学院第一届的医学生在 2008 年即不负众望地以 100% 通过率完成了医师执照鉴定考试。不过,辅仁大学医学院的成功例子并不具有完全的说服力,有一些他校的老师也说出了一些带着酸气的风凉话:“辅仁大学医学院的学生对全盘的 PBL 没有信心,所以事先都到校外补习班去上课”。其实,参加校外补习班是华人社会传统的“考试驱动学习”的古老产物,多数医学院校的学生只要经济能力许可都会上补习班追求假象的安全感。虽然我不认为 PBL 的课程或到校外上补习班与医师执照鉴定考试的通过率有直接的关联,但是 PBL 的理念流程可以使学生耳濡目染,逐渐改变学习的态度与习惯,强化学习的心态与能力,间接上或无形中可能帮助学生应对医师执照的鉴定考试。当然,这仅是理论上合理的推测,仍需要严谨的研究去证实。

几年前,台湾最年轻的马偕医学院成立之后,欲利用学生人数少而又没有历史包袱的优势尝试采用 PBL 课程,我也先后受马偕医学院的邀请开办了四五场的 PBL 工作坊。至于马偕医学院是否可以拿出魄力与资源,尽量利用已有的优势打造更佳的 PBL 学习环境,达到“青出于蓝而胜于蓝”的境界,就要看他们未来十年的教育行政手段与机遇了。

中国“台湾医学教育评鉴委员会”(TMAC)成立以后,致力于医学教育的改革与强化。虽然 TMAC 并没有硬性规定各医学院校必须采用 PBL 的课程,但是因为 PBL 的精神完全符合 TMAC 在医学教育改革达到全人化、人性化、国际化的宗旨,几乎每所医学院校都开始引进或多或少的 PBL 理念与方法,以至于 PBL 之风已吹向健康护理,甚至商业管理的教育领域。台中中国医药大学甚至把一些 PBL 的方法置入牙医、药剂、中医药的课程以及部分大学一、二年级的通识课程,若可以持续发展、适当规划当可成为一个台湾高等教育的崭新特色。

1998 年以来,我亲自接待了多间台湾医学院校来 McMaster 大学的访问团,随后亦受邀成为其中一些院校的 PBL 顾问。2004 年,由于台湾医学教育面临白热化的改革浪潮以及台湾教育主管部门对各医学院校教育质量严格的评鉴,我受聘为黄达夫医学教育促进基金会的顾问而赴台,以 6 个月的时间针对全台湾 11 所医学院校进行 PBL 理念的洗礼及实施策略的培训。我将台湾划分为北、东、中、南四个区域,并在每个区域让一所医学院校做主办单位:台北医学大学(北区)、慈济大学医学院(东区)、台中中国医药大学医学院(中区)及高雄医学大学(南区)。我当初特意挑选私立医学院校是因为我认为在私校实施 PBL 的成功率比在公立院校较高,因为近 20 年来台湾的大学林立,又面临人口少子化,很多私校在频受评鉴、考核及竞争的压力下必须要懂得汲取崭新的教育理念及方法方可创新突破以图生存续展,而且私校在行政策略、流程及经费上应当比较有灵活性;此外,私校的师资及学生的水平参差不齐,更需要经过 PBL 的洗礼。因此,我选择了自 2005 年在台湾学术界任职全力推动 PBL,一方面是为了执行及满足我个人生涯的目标与职涯的任务,另一方面是为了试探我的好奇心:在亚洲根深蒂固、受东方传统酱缸文化浸润的官方教育会以什么样的心态接受或执行创新的观念。尤其台湾各教育机构在过去十年受尽教育改革浪潮起伏的冲击,真实的心态很容易自然地裸露出来。台湾十二所医学院校,在过去十年我都有多次的造访,倡导 PBL 的理念及举办动手实做的工作坊,这些医学院校也至少已经过五年 PBL 的试探与考验,当可烙印出特有的模式与成效。策划及起步踏入 PBL 最具魄力的就是辅仁大学医学院,目前仍以辅仁大学医学院采用的 PBL 课程最为深入积极,辅仁大学的现任医学院院长邹国英教授亦在 2009 年我编著的 PBL 书中撰文,回顾辅仁大学医学院在建立 PBL 医学课程的过程中,在初期资源非常欠缺的逆境下由尝试到成功背后隐藏的辛酸与毅力。

三、PBL 唤醒了神州

我任职于香港大学以后,其中一个学术行政任务是加强该校医学院与大陆学术界的交流,当时该校王赓武校长还邀我参加他直属之下的国际交流顾问委员会。1995 年,香港大学医学院决定将 PBL 纳入课程,我也就立即展开对大陆的医学院校倡导 PBL 教育的活动。我依次在杭州的浙江医科大学(现已合并入浙江大学)、北京医科大学(已合并入北京大学)、中山医科大学(广州,现已合并入中山大学)及宁波大学医学院进行了 PBL 讲学,不过当时的整体社会气候、教育环境与经济能量并不利于 PBL 的引入。虽然亚太地区自 2000

年以来，每年都有中型（150~250参与人数）的国际PBL医学教育会议，但很少有大陆的学者参与，直至东京女子医科大学所举办的第六届亚太PBL会议上方才初次见到一群来自中国大陆的与会者。在那个会议上来自沈阳的中国医科大学孙宝志副校长宣布愿意在沈阳主办第七届的亚太PBL会议，为大陆医学教育改革及PBL课程的引入建立了初步与国际交流的平台，在沈阳的那次会议有近乎六百人次参与，三分之二来自中国各地。近几年来，包括了在台中中国医药大学任职的六年，我前前后后受邀造访中国大陆的一些医学院校去做PBL演讲或举办PBL工作坊，如复旦大学上海医学院（过去的上海第一医科大学）、上海交通大学医学院（过去的上海第二医科大学）、上海中医药大学、武汉大学口腔医学院、华中科技大学同济医学院、山东大学医学院、中山大学中山医学院（过去的中山医科大学）、中国医科大学、哈尔滨医科大学、首都医科大学、北京大学医学部（过去的北京医科大学）、汕头大学医学院及深圳大学医学院。我可以感觉到现在中国大陆许多的医学院校对PBL有近乎饥渴的需求，正巧也配合了目前中国在国际舞台上政治及经济发展的角色与需要，也反映出中国高等教育在做转型的准备。这个现象充分显示出人才教育，尤其是医学人才教育，是应对将来社会群体身心素质进步的需要，它随着时代的巨轮转动而不断地在变迁演化，顺应着不进则退、优胜劣汰自然竞争的法则。中国大陆与台湾，以及中国香港必须经过良性竞争，互助互辅，共同争取优质化的全民教育及人性化的群体医疗，这些质量的本身就是源于PBL教育的精神。由于PBL的精神与传统教育的理念有很多出入，也有很大的落差，加之近代传统教育理念已影响了中华大地近百年，其“根深”与“蒂固”自然形成教育改革创新的巨大阻力，也造成了一些老师或教育行政主管对PBL有着错误的诠释与认知。

四、PBL诠释的错误

目前，在中华大地各医学院校里，一般初入门尝试PBL的老师（曾参加过一二次PBL演讲或工作坊）或大部分外行的传统型老师（只晓得单向授课，对PBL不屑一顾的教师）大概都已听闻过PBL之词，但对PBL的了解仍犹如雾里看花，即便不清不楚，却似蒙上一层神秘之美，不知如何拿捏。大体上，一般老师对PBL的印象是如下述般的大同小异，最常听说的就是“PBL是一种教学的方法”，就像大学里普遍的大堂授课或分组实验课，或是像研究生以个人简报形式上的杂志论文阅读课，总之，PBL仅被视为各种教学手腕中较新鲜、时尚的一种方法而已。诚然，至今仍然有很多老师以为PBL仅适用于医护教育，产生这种观点是因为PBL的理念及应用起源于医学专业的教育改革；我也常在教育会议上听一些对PBL一知半解的教育主管说：“教学可以有很多种方法执行,PBL仅是教学方法的一种……”不同于其他的“教学方式”,PBL是用临床教案或情境为平台,做到借以学生为中心的自我学习来提升个人的能力及素质。所以,PBL不是为了改善老师教学的方法,而是为了培养学生学习的心态,故是崭新的教育理念。这种误解使我想起多年前在国外常被问及我们在中国信仰的宗教是不是孔教,在孔教的教堂是如何祈求祝福的,令我啼笑皆非,PBL是一个教育及学习的理念,却往往被当成一种教学形式去看待。

形式上,“PBL很难在大课堂上执行”是很多老师可以理解并达到的共识。因此,在一些学校PBL就以“小班教学”的形式去执行,但这种形式还是以老师为主导指定学生的角色及学习方向,甚至还要给同学们上课,或让同学们轮流报告做小老师。这些现象是一些大学对PBL某些层面上从传统思维范畴为出发点的认知而使然。当然也有部分老师认为PBL可以在大课堂上执行,然而那并不是以学生为中心的PBL原则,并且偏离了因人施教的PBL属性,而是以教师为中心的PBT(problem-based teaching),欠缺了学生互动讨论的自主性及成就感。

很多老师会被告知并了解在PBL的环境里应持有“以学生为中心”以及“自学为本”的精神,所以,老师不应授课教书,甚至可以不言不语,而让学生自己“百花齐放”、“天马行空”、“放牛吃草”或“随心所欲”;因为PBL是为了要培养学生“自主学习”(self-directed learning),于是他们就给予学生额外指定的时间“自修读书”(directed self-study/learning),把学生团队自行主导管理学习(简称为自主学习)的真正意义误解扭曲。

教案(英文称之为problems,cases,triggers or scenarios)是PBL的灵魂,所以撰写PBL教案的老师时常被告之教案要写得人性化、生活化及趣味化。但是我发觉一些教案不是愈写愈像引人入胜的韩国电视剧脚本那么花俏复杂,就是写得像样板戏一般那么千篇一律似的公式化。我看过很多医护专业的教案过度关注专业知识与技巧的深化,而忽略了专业能力与素质的培养。PBL教案的本意是向临床或职场注入基础能力与知识的汲取,结果很多的教案却把医护学生不自觉地领入了他们尚未做好准备的临床技术及医疗管理的领域;而教案的撰写多数依靠临床医师平铺直叙的病历记录,既缺乏教育层面的情境,又没有完善的教案审核机制,大大地削减了学生对基础知识及概念应有的认知;有些教案缺乏课程中应有的观念层次感,仅是为了提供一些能与大堂授课内容衔接的临床病历,并没有涵盖充分系统化及循进化的理念,学生会因此逐渐失去对PBL的新鲜感,进而转变成应付的心态,这是很多医学院校实施混杂型PBL(hybrid-PBL)常见的弊端。

五、PBL与中华学子

那么中华年轻学子对在PBL环境下学习抱有什么样的看法呢？这可以从两个层面来讨论：一个层面是学生在当下中华教育体制里对PBL的看法，而另一个层面是学生与他们所在的教育体制隔离的情况下对PBL的看法。我初进香港大学医学院任讲座教授时，医学院对引入PBL课程采取相当保守的态度，因此我就以生理系主任的身份及权责先在生理教学中试行PBL，为日后香港大学采用PBL课程做了一个先锋。我亲自向很多学生咨询他们的看法，他们响应："PBL的环境很尊重学生的意愿又能将学习变得很有趣，且对所学的东西印象深刻。PBL让我们真正体会到知识并不是教育的全部，也让我们感受到老师对学生人性化的关注"。可见当学生脱离传统教育体制，置身PBL中就像如鱼得水。而接下来学生有点为难地叹道："不过，PBL对我们在学校的学习起不上很大的作用。""为什么这么说？"我明知故问，学生表示："PBL要花很多时间去找数据，研读及讨论。虽然有一定的成就感而且可按照个人的能力与兴趣决定学习深度，但是我们要上的其他学程科目太多，考试又频繁，整天奔波于课堂之间，而课余又要应付很多的测验及考试，根本没有心情与时间去投入PBL"。这个看法突显出学生在传统的教育体制里很无奈地受到旧制度、旧观念的束缚，我在台湾及大陆都有过这样的经验与感受，学生在无能为力的逆境下，连那丁点的自主感、批判性与青年人应有的创新思维都被抹杀殆尽。促成这种社会文化教育体系的包括家长、老师、学校及小区教育的行政者。换而言之，我们应承认我们社会整体对宏观全人化教育认知的不足，并要建立采纳并改善与国际接轨的教育体系的信心及落实建立教师在职培训及成长的机制。

其实，我深信中华社会的年轻学子从小学到大学都对升学考试教育的重要性有绝对的认知，而这些认知源自四面八方，从家长、同学、老师、长官到社会长期以来的熏陶与压力，最终导致学子无奈地服从的宿命感。当然，在没有受崭新理念洗礼的专业辅导情况下，传统的恶性循环就会产生，新时代的学生对现实也会出现不满及消极地反抗。这群饱受传统教育制度压抑的年轻人在课堂上既不懂自主又缺少自信、缺乏自知又不晓自律，因此不敢发问，也不想表达，更不愿批判，即使受到老师质问也不做响应，只是默默苦读以求考试高分，这种落伍的教育体制怎能激发好知、切问、求证、表达与回馈等科学态度呢？科学态度就是PBL教育理念的内涵，也就是希望通过尊重学生的兴趣与能力去激发大部分年轻人都本应持有的求知本能、学习的热忱与深厚的潜力。其实这不仅仅是科学态度，而且是年轻人在学涯中应有的学习态度，也是他们在社会上应持的职涯心态，更是他们生涯里的座右铭，用之不尽，放诸四海皆准……这就是 PBL 至高的境界——终身学习。因此,不能掌握自主学习的概念,就仅能达到被动的“终身被教”。

六、PBL 与中华文化

我先前曾多次提出近代传统教育理念与体制的缺陷,一方面它不足以应对现今与时俱增的科技及知识爆炸所引起的社会各阶层教育水涨船高的局面,另一方面它又不能弥补学生的学习态度、个人素养、社会与国际观等与其专业的培训学习间日渐扩大的空隙。这些并不是我独特或崭新的见解,而是大家有目共睹却又不知如何应对的现象。比较消极的教育人士亦常无奈地把罪首推到中华文化,或更具体一点,儒家文化的遗孽上。我也不畏地指出近代传统教育理念与体制是推广 PBL 教育理念的绊脚石。不过,PBL 的教育理念与中华传统文化的教育思想真的不能相容而背道而驰吗?还是一些学者断章取义推卸责任?在这个观点上,中央研究院院士、美国加州柏克莱大学教授及上海中国科学院神经研究中心主任浦慕明在 2004 年 3 月份的 *Nature* 杂志期刊上受邀发表论文质疑儒家文化,包括偏重伦理与服从,影响中国科学研究的风格并阻碍科学发展等。他公开质疑“讲求恪遵社会习俗与阶级制度的儒家传统,是近代中国长久以来挥之不去的阴影”。浦院士认为中华大地沿袭儒家文化的大环境无法激发个人的创造力,加上国民对管制当局唯命是从、墨守成规的心态,成为科学发展的一大阻碍。

事隔七年,我也在香港中文大学前副校长金耀基教授所著的《大学的理念》一书中读到他与李约瑟谈话的一个章节,李约瑟的确认为中国不能从“中古科学”跨进“现代科学”的门槛,主要缘于社会政治的结构,但他没有将之归罪于中华文化,特别是儒家文化。其实,李约瑟相当醉心于中国的道家思想,他在研究中国科技史的过程中发现凡是与中国科学技术有关的东西,一定会同时发现有道家的思想及迹印,他缘于“道”的悟觉而发现中华文化中有科学与技术的金矿,甚至认为中华文化中“天地人三位一体”的基本理念是“顺自然”的“经验哲学”,可以药救欧美所带动的现代“科学主义”所产生的“反自然”的“减约哲学”中内源性的弊端,如对自然环境及物种生态的破坏等。西方对生命的现象可以回溯递减到分子或原子的组合,而中国则以阴阳二象为生命现象中相济、相生、共存与互辅的基础,而不会走上“减约哲学”的路上去。这一点也可以在西医的理论及中医的哲学分歧中悟觉出中西科学基础观点的不同。李约瑟的父亲是一位医生,本人也是一位生化学家,因此他认为把中国的传统医学融入现代医学需要具备一种“范式”,且要隶属中国哲理、中华文化的典范,否则中国传统医学不易引起世界科学或医学界注意,也难产生影响力。典范当然会跟着时代演变的,例如,爱因斯坦的宇宙世界改变了牛顿经典的宇宙物理现象,但这不会因此改变了科学探讨中求知和学习的本质与态度。如今PBL在中外的医学教育改革中翻起的热潮并非无中生有,而都被认为是范式的转移与改变的现象,这也是我这两年来致力于将PBL引入中医药教育的缘由。

七、PBL与孔儒思想

以上述及浦院士对儒家文化阻碍科学发展的指控,其实是针对儒家思想在整体中华文化不断演变过程中在后世所产生片面扭曲的现象,不同于以孔学为代表的先秦儒家思想。孔子的教育理念及实务与当今来自加拿大的PBL精神有很多异曲同工之处,我举几个例子比较如下:

PBL所标榜的至高境界是“终身学习”,而孔子是第一位突显出终身学习理念的思想家及教育家,并且身体力行。他对自已终身学习阶段在《论语》中有现身说法:“吾十有五而志于学,三十而立,四十而不惑,五十而知天命,六十而耳顺,七十从心所欲,不逾矩。”孔子亦云:“学而时习之,不亦乐乎?”孔子认为学习是一辈子的事,没有年龄阶层的限制。即使孔子自身始终没有特别提出及发展终身教育这一学术概念,他在2500年前所理解的终身学习内涵也不可能像现在发展出来的终身教育理念那么全面、丰富而深刻,但是孔子的言论和他一生的实践,应该说已初步体现了这种精神。这种学而不厌的精神,不仅成为千百年来鼓舞中华知识分子“活到老、学到老”的座右铭,而且被进一步发展成为在目前高科技的信息时代最有价值、也最富于创造性的教育思想——终身教育思想,也代表了PBL最崇高的境界。

“**自主学习**”是达到终身学习的必要心态,“被动”的心态是不可能把学习贯彻一生的。孔子曾说:“君子求诸己,小人求诸人”,也叹说:“古之学者为己,今之学者为人”。“为己”就是为自己能量的提升做主,也包含了为自己的决定负责与对自己的行为做约束。孔子也谦虚地说:“吾非生而知之者,好古敏以求知者也”,“敏以求之”就是一种自主的行动表现。孔子也说:“学如不及,犹恐失之”也强调了带有责任感、危机感的“自主学习”精神。孔子说“今之学者为人”中的“为人”并不是为了造福人群,而是说现代人的学习动机是为了取悦他人。例如,学生取悦父母、老师,学校取悦家长、上级教育主管部门,下属取悦长官、领导等。其实,我认为有些人“为人”也未尝不可,“为己者”是领导者的材质而“为人者”则是跟随者的料子,古今社会当然要有很多的跟随者和少数的精英分子做领导才能促成社会的稳定性。

有一次,孔子对弟子们说:“予欲无言”,子贡不解地问:“子如不言,则小子何述焉?”孔子回答他说:“天何言哉?四时行焉,百物生焉。天何言哉?”其实,孔子就在训诫弟子说:“我若不说教,你们就不会学习吗?你们天天面对周遭的万物百事的起伏生灭,难道也要老天说教吗?”所以孔子很注重学生的自主学习。论语及后代叙述孔子与弟子的互动书籍中,从来没有孔子上大堂课授教的记载。

PBL 建立在“成人教育”理念的基础上。成人教育是融合经验、实践与行为的综合教育理念。基于这些理念,PBL 的目的是关注学习的过程及培养学习的心态,只要通晓正确的过程及把持良好的心态(to be),知识与技巧的汲取(to know)及应用(to do)当是顺理成章、水到渠成之事,也就是“格物致知”(to know)方能“学以致用”(to do)。成人教育(大学之道,to be)的精髓可以在《大学》的起头就反映出来,“大学之道,在明明德,在亲民,在止于至善”。这种成人教育的过程是有阶段性的,由个人心态的树立(也就是格物致知)到造福于群体(也就是学以致用)。前者包括了正心、诚意、修身,而后者包括了齐家、治国、平天下。PBL 用于医学教育也是追随同样的原则与过程:**“P”**代表了群体(population)的考虑,也就是说医事目的是为了家庭(family medicine)、社区(community medicine)、国家(national health)及全球(global health)的体制与福祉;医事目的必须建立在良好的行为道德伦理基础上,因此,**“B”**代表了行为(behavior)的考虑,也就是医学伦理、生命伦理、专业风范、同理关怀等。当然,**“L”**代表的生命科学(life sciences)是医事目的及医学教育中不可欠缺的内容与工具。

PBL 精神中的精髓是“以学生为中心”。教师若不能认同这个“以学生为中心”的理念,学生也无法发展“自主学习”的精神。孔子认为老师与学生之间的互动存在着一个微妙的关系:“不愤不启,不悱不发,举一隅不以三隅反,亦不复也”。苏格拉底是西方的孔子,然而他的教育思想有些层面异于孔子的教育思想。苏格拉底认为通过教师连续不断的提问迫使学生陷入自疑状态,从而把学生的认知逐步引向深入,使问题最终得到解决,其实这是“以老师为中心”的互动教学;孔子则是由教师或学生自己提出问题,由学生自己去思考,等到学生处于“愤”的心理状态,即遇到思维过程中的第一种矛盾而又无法解决时,教师才去指点引发一下。然后又让学生自己再去认真思考,等到学生进入“悱”的心理状态,即遇到思维过程中的第二种冲击且无法解决时,教师又再点拨一下,而使学生有“柳暗花明又一村”的豁然开朗。以上可见,苏格拉底的对话法实际上是以教师为中心,学生完全被教师牵着手迈步,这种授学式教育虽然也能使学生进入学习的状态,但恐怕对问题难以得到更深入的理解;而孔子的启发式教育则是以学生为中心,让学生在学习过程中自始至终处于主动地位,鼓励学生主动提出问题、思考问题,使学生主动去发掘、去探索,教师只是从旁指点引发,起指导和促进的相互作用。相比而言,两种启发式教育都各有特色,都能促进学生的思维,但是孔子的启发式教育有更深刻的认知心理学基础,较符合学生的认知规律,因为孔子的教学是以学生为中心,这一点完全符合PBL中以学生为本位的精神理念。此外,孔子启发弟子讨论、思考的思维方式也同PBL环境下老师应扮演一个鼓动者、刺激者与协导者的多元角色的理念相一致。

PBL的成效建筑在"小组讨论"的基础平台上。PBL所强调的学习过程一般以"小组"为形式,以"讨论"为动力去进行才会促进学习的成效。在这个所谓的PBL教程里,学生是老师,老师也是学生,是做中学,也是学中做。"教"与"学"不再是传统的对立角色,却犹如"阴"与"阳"相辅、相生的关系。孔子所说的"三人行,必有我师焉"不就有小组讨论的色彩吗?其实,孔子一生虽有学徒三千,七十二门徒,他的言传身教都是以小组讨论的形式生动地显示在《论语》中的。就是因为小组的环境,孔子才能够充分了解经常与他讨教的弟子的能力与个性,而更能实施"以学生为中心"、"因材施教"的方法。孔子说:"性相近,习相远也",他认为每个人先天的禀赋应当是很相近的,但是每个人后天学习成效会可能因每个人的习惯和性格不同而产生很大差异。所以,对小组的学习,孔子接着说:"择其善者而从之,其不善者而改之"。在《论语》中,有不少生动的事例表明,同一个问题,孔子对不同的弟子有不同的教诲,例如在《论语》颜渊篇中记载到樊迟、司马牛、仲弓和颜渊均曾向孔子问"仁",孔子做出了四种全然不同的回应:

樊迟问仁。子曰:"爱人"。司马牛问仁。子曰:"仁者,其言也讱"。仲弓问仁。子曰:"出门如见大宾,使民如承大祭。己所不欲,勿施于人。在邦无怨,在家无怨"。颜渊问仁。子曰:"克己复礼为仁,一日克己复礼,天下归仁焉。非礼勿视,非礼勿听,非礼勿言,非礼勿动。"

孔子的弟子有各自不同的特质,以"德行"著称的有颜渊、闵子骞、冉伯牛、仲弓,以"文学"著称的有子游、子夏,以"言语"著称的有宰我、子贡,以"政事"著称的有冉有、季路……樊迟的资质较鲁钝,孔子对他就只讲"仁"的最基本概念——爱人;司马牛因"多言而躁",孔子就告诫他成为一个仁人要说话谨慎,不要急于表态;仲弓对人不够谦恭,不够体谅别人,孔子就教他忠恕之道,要能将心比心推己及人;颜渊是孔门第一大弟子,已有很高的德行,所以孔子就用仁的最高标准来要求他——视、听、言、行,一举一动都要合乎礼的规范。可见孔子教导弟子用心良苦。做一个PBL的老师也就是要去学习因人而施的学习动力管理技巧。所以PBL的老师必须接受特别的专业训练,他们在高等教育中所负的重任绝不是一般传统授课老师(有些只能称之为教书匠)所能比拟的。

子路闻知某种道理后请教于孔子,他是否可以马上就付诸行动,孔子回答:"你最好先向父兄们请示商量"。后来,冉求也提出类似的问题,孔子却回答说:"可,行之"。有人问孔子为什么同一个问题却给了两个不同的答案,孔子解释说:"求也退,故进之;由也兼人,故退之"(冉求较保守退缩,因此要鼓励他;子路过于一意孤行,所以要劝阻他)。可见孔子的教诲是基于对弟子性情的了解。PBL教师的角色在小组的环境以及"以学生为中心"的前提下,亦当可发挥因人施教的学习功效。

PBL在医护教育中的一个特色就是"早期临床接触",这是为了使问题的探索(基础的建立)与问题的解决(临床的应用)达到知行合一、学以致用的地步,如此才能贯穿所思、所学、所为达到临床思辨的境界。换句话说,除了通过敏以学之而"知其然",还要通过批判性思维而"知其所以然",这也就是孔子说的"学而不思则罔,思而不学则殆","学而时习之,不亦乐乎"。

这节对PBL在过去15年中如何在中华大地上播种、萌芽与成长做了较详尽的叙述。在中国大陆,PBL仍持续在萌芽的阶段,其应有很多的空间去发苗、成长与落实。然而,我要顺便提醒,"苗而不秀者,有矣夫;秀而不实者,有矣夫"。

孔子所代表的先秦儒家思想无可厚非是两千多年来中华文化的源头,虽然历来也受到墨子、荀子等思想家及唯物派的批评、讽刺与责难,但都不像古代秦朝的"焚书坑儒"及近代文革时代"批孔扬秦"那两次规模之大、摧残之重。近年来,随着教育兴国的口号,中国又在各地,甚至于在国外大事兴建"孔子学院"宣扬中华文化,据我了解,McMaster大学的人文学院下也设置了一所"孔子学院"以传授中文,中华文化及贸易。我很好奇McMaster大学有没有将他们PBL的教育特色与孔子教育观串联起来发扬中华文化中的教育思想。

有人曾说十九世纪是欧洲的世纪,20世纪是美洲的世纪,而21世纪是属于亚洲的世纪。广义的来说,亚洲的世纪也就是属于中国的世纪。近年来在国际经济及政治舞台上,中国的城市规划与经济建设的突飞猛进的确受人瞩目,但是这仅突显出"文质彬彬"中表象的"文"。一个国家的素质,也即内涵的"质",却会显现在其国民的素质,也就是高等教育必定的成果上。因此,PBL是最可能达到"文质彬彬"的高等教育思想。

(关超然)

第三节 PBL在中国的发展

一、我国PBL概要

高等医学院校教学模式改革是一个全球性的课题,基于问题的学习(PBL)于1969年在加拿大麦克玛斯特大学问世后,于20世纪80年代已在欧美和亚洲逐步接受，并被推广到全球许多高等院校。20 世纪 80 年代，上海交通大学医学院（原上海第二医科大学）和西安交通大学医学部（原西安医科大学）较早地引进了 PBL；香港大学医学院于 1995 年决定将 PBL 纳入课程，并于 1996 年开始进行 PBL 教学；20 世纪 90 年代 PBL 之风也正式蔓延到我国的台湾地区。同期，浙江大学医学院、第四军医大学、河南中医学院、宁波大学医学院等一大批医学院校部分地进行了 PBL 的尝试，内容主要涉及临床医学、中医学、护理学以及一些基础课程。国家教育部高教司、国家考试研究中心、各省市教育行政部门和医学院校也纷纷立项资助教学法的研究；与此同时，北美、欧洲和日本等地研究、实践的文章也大量被翻译、介绍到国内；2000 年 5 月，我国各主要医科大学的校长等负责人，在香港大学医学院参加了《医学教育改革：香港的经验》研讨会，学习了香港 PBL 经验；2004 年北京大学医学部开始医学教育 PBL 的试验和改革；2008 年 7 月，由中国医科大学承办的第七届亚太地区国际 PBL 研讨会在辽宁沈阳召开，中国大陆地区的 58 所医学院校的代表参加了会议，大会主题围绕着“PBL 的国际化、本土化”展开……从 20 世纪 80 年代引进、尝试及实践至今，PBL 的理念和方法逐步被广泛接纳和采用，现已成为我国医学教育改革发展的关注重点。

二、我国 PBL 的应用

在医学教育改革中，我国目前实施的 PBL 主要有两种形式，一种是将 PBL 应用于某些单一的学科或课程中，只有少数医学院校把 PBL 的理念较全面地应用于教育教学改革。这种模式借鉴了 PBL 小组讨论、案例学习的理念和方法，但学习和讨论的内容局限于单一学科内部，不涉及多学科的渗透和融合，形式是在某一学科或课程的教学中以小组讨论学时替代部分理论授课学时，此种方式应该说是比较符合我国教育国情和学生的思维模式和态度的最初步尝试，有其存在的合理性，学科型的 PBL 实践在目前国内的医学院校普遍存在；另一种是以混合型课程的形式进行 PBL 学习，他们将 PBL 学习同诸如讲课、小组辅导、专门学习模块和研究工作等传统的以授课为基础的学习（lecture based Learning，LBL）结合起来使用，即根据课程或年级的不同，综合地、有侧重地应用问题导向的学习。如针对临床医学专业的学习，在学习医学基础理论阶段，以 LBL 与问题导向的讨论学习模式为主，并加强学生自主学习技能的培训，而在临床学习阶段则以临床问题为导向的模式为主，这样就充分发挥了 LBL 和 PBL 的优势，使培养的医学生既有广博、深厚的医学基础知识，又有较强的自主学习、创新意识和解决实际问题的能力。多年来的实践证明，基于 PBL 的混合模式是一种较理想和有效的选择，得到了国内一批医学院校的认可和检验。

三、我国 PBL 实践取得的阶段性成果

目前,许多医学院校都在积极开展 PBL 学习改革,各大知名医学院校热情高涨,硕果磊磊,这从近年的相关医学教育学术期刊及几次大型的国内外 PBL 研讨会上得到了很好的体现,期刊和会议中关于 PBL 的理念、实施、经验、反思等方面的论文占了相当多的比例,无论是从论文的数量还是质量上均可以看出,国内的 PBL 改革已从初期的探索试行阶段进入总结反思和完善规范的阶段,所以很有必要在此作一个阶段性的总结,以利于推进 PBL 学习改革纵深发展。

(一)各级领导高度重视

PBL 理念和精神顺应了我国当前高等教育课程改革的趋势和潮流,在各项教育改革中起引领作用,教育部高教司和各省市领导高度重视,制定各类保障政策,提供教改专项经费,系统地、有计划地、有步骤地规划和组织全国各高等院校实施 PBL,如进行 PBL 理念的广泛宣教、成立 PBL 改革工作小组、构建 PBL 学习团队、组织和实施相关的 PBL 学习活动等。

(二)制度建设逐步完善

目前国内的一些医学院校正在积极地进行 PBL 改革的相关制度建设,包括课程设置、人员和资源配备、教案撰写、指南制定、PBL 团队建设等。PBL 课程从设计、定位、组织、实施、评估到如何进一步规范,使各个环节有条不紊,环环相扣,形成一套完整的教学体系,从原来的探索试行阶段进入总结反思、完善提高和形成制度阶段将是未来几年内医学教育改革的重点和难点之一。

(三)措施有力、经费保障

有力的政策支持、充足的经费保证和持续的师资培训是 PBL 学习持续深入发展的基础。PBL 学习得到了全国各大院校的高度重视,许多院校投入了大量经费用于 PBL 的课程建设,图书、网络信息等软、硬件建设,师资培训等,比如:中国医科大学 PBL 教改项目由时任副校长亲自牵头,投入大量的教改经费,在 11 门基础课程和 12 门临床课程中全面推行 PBL,先后投入近 60 万元,支持了 67 个 PBL 教改项目,每一个项目经费 0.5 万 ~2 万元不等;华中科技大学仅 PBL 小教室建设的投入就达数百万元;复旦大学医学院先后将 20 多位导师送到加拿大不列颠哥伦比亚大学(UBC)现场培训;北京大学 PBL 的每一个专题都由知名专家教授领衔,精心设计教学环节;上海交通大学医学院近三年来先后邀请国内外有关专家来院讲学,并选送 160 余名有热情、善教学的临床与基础医学的骨干教师或医师到我国的台湾、香港及美国、加拿大等大学学习与观摩,从师资结构上有力地保证了 PBL 改革的顺利实施。

（四）实施效果日渐明显

我国大陆地区对PBL的研究始于20世纪90年代，但PBL改革真正地在医学院校风起云涌还是近五年的事，和国外大多数院校四十多年的实践相比，时间虽短，教学效果却超出了预期。尤其是在临床医学八年制教学中的应用，多数院校反响较好，学生很快适应了PBL的教育模式，初步掌握了自己提出问题、解决问题的方法，在探讨问题的深入性、参与讨论的活跃性以及语言表达的逻辑性等方面有了长足的进步，争论与探讨的学习氛围逐步形成，批判性地收集和筛选资料的能力和效率得以提高，初步培养了临床思维，增强了自信心，学生之间的有效沟通与默契配合也增进了彼此间的了解和友谊。同时，在PBL学习过程中，教师从讲台上走下来，作为一个聆听者，引领者，充分发挥学生的主观能动性，真正做到了基础与临床的有机结合。PBL学习实际上也是一个教学相长的过程，教师在这一过程中也同样受益匪浅，扩大了知识面，更新了知识结构，推动了教师继续学习，不断进取。PBL学习实施效果日渐明显，基本达到了PBL课程的学习目的。

四、我国医学院校在实施PBL过程中存在问题及面临的困难

国内外几十年的实践已证明，PBL学习法有利于调动学生的积极性、主动性、创造性，在培养创造型、开拓型、实用型医学人才的过程中，有传统教学方法无法比拟的优点，值得在国内医学教育领域推广，但相比西方医学教育界应用PBL的状况，我国众多医学院校在引进、尝试及实践的过程中，尚存在许多不适应的现象，同时也面临诸多困难，影响了其优势的发挥。归纳来说，主要表现在以下几个方面：

（一）缺乏深度的交叉融合

近年来，许多医学院校也在医学本科教育中积极推广PBL，但从文献报道中可以看出，绝大多数院校都是在学科的内部或临床教学阶段试行PBL学习法，其本质多属于案例讨论式教学，并未真正实现学科间的交叉融合，也没有形成像加拿大麦克玛斯特大学、香港大学李嘉诚医学院等知名院校所实施的完全整合型的PBL课程体系。

（二）学生不适应新的学习模式

我国学生在PBL的学习过程中也面临着一些困难。传统的教学方法、思维模式和学习态度造就了学生更习惯被动地接受，而非主动地独立地学习。有些学生感到，传统的以学科为基础的教学对获取知识来说还是高效率的（实际上，也许学习效率并不高）。而PBL的学习甚至造成了部分学生发言被动，不能积极地参与到讨论中来。但是，随着近年来PBL在各大医学院校广泛推广应用，我国学生正在逐步地适应，已有研究报道，PBL学习在国内开展有良

好的学生基础。

(三) 教师不适应新的教育理念

PBL 对教师各方面的素质能力是个很大的考验。我国绝大部分教师是在应试教育模式下成长起来的,习惯于照本宣科,而对于要求更高的 PBL 学习会产生知识面不够宽、课堂协调能力欠缺等问题。随着 PBL 学习层次的不断推进,教师需要不断地进行培训再深造,目前各大医学院校虽有很多校级的教师培训项目,并有较多的和港台方面的 PBL 学术交流活动,但我国至今尚未建立起正规、完整的教师培训体系。

(四) 师资和教学资源的相对匮乏

PBL 改革对师资和教学资源有一定的要求。如果将 PBL 大面积地铺开,教师人数势必要大大增加,而受核定教师编制数的限制以及国内学生数大大超出国外学生数的现状,要做到这点是相当的困难的,所以 PBL 在国内较为普遍的做法还是在部分专业部分学生中试点。至今国内关于 PBL 资源的书籍很少见到,对于 PBL 来说,充足和迅捷可靠的教材、图书资料、信息资源和教学设备以及经验丰富的教师都是不可或缺的必要条件,对一些医学院校来说不容易达到。

(五) 没有成熟的评价体系

国内对于学生的评价,无论是用人单位还是学校或学生个人,都看重学生的考试成绩。在评奖、就业当中,把学习成绩作为衡量学生素质的最重要因素。国外已有的评价体系显然无法满足我们的要求,需要对学习评价体系作更系统化、量化、科学化的改进。PBL 的兴起无疑对传统的教学评价是一个挑战。

五、几所医学院校的 PBL 实践

(一) 四川大学华西医学中心的 PBL 实践

四川大学的 PBL 改革尝试始于 20 世纪 90 年代,学校先后派出教师赴北美医学院校学习 PBL,并在组织胚胎学、生物化学、外科学、护理学、检验医学等课程和专业教育中初步使用。自 2004 年开始试办八年制医学教育以来,相关课题组通过会议交流、文献查阅、访学参观等方式以及赴美国华盛顿大学专项学习等活动进行了充分准备,并于 2006 年 10 月正式开课,初步建立了本校的 PBL 课程。四川大学结合教学组织架构、学生人数、师资情况等多方面因素,将 PBL 定位于“方法和能力训练”,重在“探索及解决问题的过程”,而不在于病例涉及的“专业知识和内容”本身。为了促进学生信息管理能力,分析、解决问题能力,团队协作能力,表达、交流能力及教育别人的能力的提高,学校采用了“独立设课、少量病案、持续多学期”的 PBL 学习模式,一般于第 5、6、8、10 学期上课。PBL 课程的学生成绩评定基于过程考核,重视教学反馈,采用等级评分，引导学生关注自身的优势和不足，避免“唯分数论”。相比国内其他医学院校，四川大学的 PBL 学习改革是走在比较前面的，有一个相对比较完整的 PBL 课程体系，包括 PBL 课程安排、课程组织、课程实施及课程评估，可以这样说，四川大学的 PBL 课程的探索与实践独具特色。

（二）中国医科大学的 PBL 实践

中国医科大学于 1998 年在国内率先开始 PBL 学习改革的尝试，2004 年依托美国中华医学基金会 CMB03—793 项目，在副校长孙宝志教授领导下组建成立了“中国北方医学教育发展中心”，同时在赵群校长、医学教育中心于晓松主任的领导下，开始了大规模实施 PBL 学习改革的实践。学校以课题立项的形式鼓励教师进行 PBL 相关实践，截至 2009 年底，共有 113 项 PBL 相关研究与实践立项，投入资金 250 余万元，项目几乎涵盖了基础医学和临床医学学科的所有课程（第一批立项主要集中在临床医学专业，第二批立项包括口腔医学等专业，第三批立项重点在临床医学专业基础医学整合课程），调动了各学科 300 余名教师参与 PBL 学习的积极性，并使 4000 余名学生从中受益。学校借鉴国外医学教育成功经验的同时，根据本校各项资源条件，因地制宜地进行了 PBL 学习项目，总体上形成了三种 PBL 学习模式：学生小组讨论 + 传统大课教学；学生小组讨论 + 整合课程大课教学；学生小组讨论 + 传统大课教学 + 网上讨论。该校对 PBL 学习方法进行了广泛深入的研究与实践，有效地提高了医学生的分析问题和解决问题等应用性能力。PBL 项目实施范围广、深度大，几乎涵盖了基础医学和临床医学的所有课程。该校还多次在国内医学教育学术会议上介绍相关改革经验，产生了一定的影响力。

（三）上海交通大学医学院的 PBL 实践

20 世纪 80 年代初，上海交通大学医学院（原上海第二医科大学）曾在 86 届、87 届和 88 届临床医学专业部分学生中施行“以临床问题为引导的基础医学教程（Clinical Problem-Oriented Basic Medical Curriculum，简称 PBC）”和“以问题为引导的临床医学教程（Problem-Oriented Clinical Medical Curriculum，简称 PCMC）”的改革，促进了基础结合临床，理论联系实际，提高了学生的主观能动性及综合思维能力。这可以说是国内最早应用 PBL 的源头，但上海交通大学医学院真正的 PBL 实践是从 2006 年开始的，2007 年首批教师培训、2008 年初涉尝试、2009 年评估再拓展、2010 年深入推进及相关制度建设，2011 年 PBL 由八年制临床医学专业扩展到 5 年制临床医学专业及其他医学相关专业。多年的 PBL 实践，形成了基础医学阶段以器官系统整合的 PBL 学习，临床医学阶段以循证医学指导的 PBL 整合教学，具有医学院特色的渐进的混合型 PBL 学习模式，改变了医学院传统的教育面貌。教师的培养是 PBL 学习成功的基本要求，开展定期的教师培训已成为学校教育教学质量提升的重要工作之一。四年中有 160 余名临床与基础医学的教师参加了海外的医学教育教学培训,600 余名教师或医师参加了校内教学培训,为学校整个医学教育改革奠定了坚实的基础与可持续发展的动力;PBL 教案的编写与指南制定将是近年来必须推进的基本任务,在实施 PBL 学习前,医学院教务处制订了详细而严谨的教案撰写要求、教案遴选标准、学生评分标准、教案反馈表格等。每位参与培训的教师都撰写了 1~2 个教案,在 PBL 教师会议上经过教师们的多次讨论,从几十个教案中精挑细选出适合本学期学习的 PBL 教案,并经相关临床和基础学科的老师们反复斟酌、修改,再正式运用到 PBL 课程中去。为切实推进 PBL 学习,丰富 PBL 案例,并保证每年有 50% 以上案例得到更新,自 2010 年起交大医学院每年举办了 PBL 教案大奖赛,除设立教案优胜的相关奖励外,还设有学院、系部及教研室的组织奖,以表彰单位的重视、团队的合作和积极参与的广泛性;除了教师培训和案例撰写之外,PBL 的教学安排、教学流程设计及学生培训等也逐步迈入常规化、制度化、规范化的轨道中。在医学院教学改革中,全面实践"基于问题的学习(PBL)"已有四年,良好的学生反映、广泛的教师参与及必备的硬件配套,大大推动了这项工作的深入与普及,初步实现了培养学生终身学习的习惯及提升学生综合能力的教学目的。

六、PBL 展望:一个在原有基础上不断完善不断创造的过程

目前在国内开展 PBL 学习还处在初级阶段,现阶段我们的主要任务是立足于国内条件,充分理解 PBL 的教学理念,充分运用现有教学资源,加快建设新颖教学资源,从小规模 PBL 起步,善于尝试及总结经验,边试验边修正边完善。经过几年、十几年的发展,PBL 一定会运行得越来越成熟,到那时,适合中国国情的 PBL 学习体系才会得以逐步建立和完善。

PBL 学习改革风起云涌,但同时又任重道远。第七届亚太地区国际 PBL 研讨会提出的 PBL 国际化、本土化的目标将是未来若干年 PBL 教改为之努力的方向。PBL 引自国外,如何使 PBL 更适合中国国情,并重新走向世界舞台,将是未来我国 PBL 最为重要的课题。

(黄 钢)

第四节 PBL 在医学教育中的本土化实践及思考

自 1969 年创立以来,PBL 不断在全球的医学院校发展、壮大。20 世纪 70、80 年代主要在北美获得了较快的发展,至 1991 年,美国 70% 的医学院已不同程度地采用 PBL 学习。20 世纪 90 年代,欧洲及亚洲的部分医学院也开始进行 PBL 课程的试验,香港大学医学院于 1997 年正式开始实行 PBL,其后

的1~2年，台湾地区的各家医学院也陆续开展PBL，其中以辅仁大学采用的PBL课程较为深入。2000年，我国各主要医科大学的校长等负责人，在香港大学医学院参加了《医学教育改革——香港的经验》研讨会，学习了香港PBL经验，其后形形色色的PBL学习在中国大陆地区陆续开展并见诸报道，近两三年来尤其蓬勃，本文结合文献报道（主要是中国大陆地区）及自身在参与PBL学习的一些实践经验，略作小结，更多的是一些思考。

一、理念

关超然教授在他所著《问题导向学习之理念、方法、实务与经验》一书中明确提出："PBL是一个教育理念，却往往被当成一种教学形式去看待。"

王冀生教授在《现代大学的教育理念》一文中分析教育理念与教育思想、教育规律的联系和区别中，给教育理念下了这样的定义："教育理念是人们追求的教育理想，它是建立在教育规律的基础之上的。"他又补充说明："科学的教育理念是一种'远见卓识'，它能正确地反映教育的本质和时代的特征，科学地指明前进方向"，当然，"教育理念并不就是教育现实，实现教育理念是一个长期奋斗的过程……"

教育理念的更新对于提高医学教育质量至关重要。由于我国长期以来实行灌输教育和应试教育，至今大多数医学院校仍然采用灌输知识的教学模式，这种方式驱使学生死记硬背，重知识，轻实践，严重地阻碍了学生的独立思考、综合运用知识的能力和创新精神，因此当医学教育者们接触到PBL后，自然而然地把它作为原先教学方法的补充和改进。但纵览有关PBL的文献不难发现，报道者普遍把"PBL教学法"作为主题词，很难寻觅到对PBL更深层次的思考。

单从教学上来说，可以简单分为三个层次，第一层是以教师为中心，即教师以自身的兴趣、爱好、想法、能力为基础来实施教学，这是最为常见的一种教学模式；第二层是以学生为中心，即教学围绕学生对知识的掌握、操作的熟练、就业的完成等来展开，这是近年来普遍关注的OSCE考试以及临床技能训练等教学改革的出发点；最高的第三层是以人为中心，即把学生作为一个完整的人来看待，因此除了以上内容以外，教学中还需涵盖人文精神、终身学习、团队合作、创新意识等有关个人全面综合发展的诸多内容。

反观PBL的设计理念，它是基于问题的学习，以由8~10名学生和1名导师组成的多个讨论小组为单位，围绕某一具体病例的疾病诊治等问题进行讨论，强调培养学生的自学能力、实践能力、团队合作精神，这一设计理念体现了以人为本的现今教育思想，也很好地契合了"医生应促进健康、防治疾病，提供初级卫生保健；医生应遵守职业道德，热心为患者服务和减轻患者的痛苦；医生还应是优秀的卫生工作管理人才；患者和社区的代言人；出色的交际家；有创建的思想家、信息专家,掌握社会科学和行为科学知识的开业医生和努力终生学习的学者”这一国际医学生培养标准。

二、形式

好的理念要有好的形式来实现,经典的 PBL 学习一般指由 8~10 名学生和 1 名导师组成的多个讨论小组为单位来实施,但我有理由相信目前大陆的医学教育界大多数实践者都是根据自己的理解小心翼翼地来逐步尝试的,因为有关文献报道特别是早两年的报道中频繁出现非经典 PBL 这样的词汇,而笔者本人在与 PBL 的接触过程中也经历了从陌生到熟悉、从想当然到略知其所以然的必经之路。

还是在 2001 年,笔者参与外科的教学工作,由于粗略接触到“以问题为中心”的教学理念并深以为然,于是在外科见习带教中以个人理解尝试进行,具体做法为在每次带教前先准备好一堆的问题,在带教过程中逐一抛出,根据学生们回答的准确情况作为见习的评分,到后来我感觉学生们对于这样的上课形式已经有点畏惧了。这是我最初对 PBL 的理解和实践。

2008 年,在上海交通大学医学院的组织安排下,我有幸到香港大学医学院参观、学习,在那里我系统地接受了 PBL 培训,从旁听 PBL 授课、学习病案撰写至与学生、老师沟通,通过这次访问,我对 PBL 有了相对全面的了解。回到上海后,我开始尝试非经典 PBL 的教学,即把 PBL 的病案放在一个 30 余人的班级进行同时授课,不过同学们需进行分组以方便讨论,所有教学内容在一个上午全部完成,缺少自学、再讨论这样的环节,这是一种不得已而为之的模式,原因首先是接触过 PBL 的师资有限,其次是教室资源和授课安排都不允许一步到位,但是学生们对授课效果的评估让我们感觉到了希望。

后来我们还邀请了澳大利亚的老师来给学生上 PBL 课,结果他也是选择非经典的模式。随着交大医学院对 PBL 师资的大力培育,我们逐渐将一个班可以拆成两个班,直至可以小组讨论,教学环节也逐渐覆盖医学基础、临床理论、见习和实习等各个环节,教学内容也是从无到有,其比重逐渐在增加,但总体而言,我们目前仍然是 PBL+LBL 的混合模式,这也是国内文献报道中普遍采用的模式。

三、师资

前文已经提及没有充足的师资是无法实现真正意义上的 PBL 学习,但在 PBL 学习中,教师仅仅是引导者而非主导者,我在香港大学旁听授课时就已经发现,有的教师会适度参与讨论,而有的教师从开始到结束几乎一言不发,而这给我带来的最大困惑是:如何体现一名优秀的教师对学生的那种潜移默化的影响作用?

在北京的协和医学院有这样一句话:“协和的学生不是教出来的,而是熏出来的。”据说有一天,冯应琨教授在黑板上写出“癫痫”两个字,问同学们是否见过癫痫病大发作,同学们回答没有,只见冯教授马上倒地,四肢抽动,口吐白沫,吓得大家都站起来不知如何是好,冯教授这才站起来不紧不慢地说:“这就是癫痫病大发作。”受过这次情景熏陶的人大约是一辈子也不会忘记的了。

从我个人学医的体会而言,曾经给我上过课的一些老师,以其优雅的风度、渊博的知识、平和的态度以及对医学的热爱深深地打动过我并至今影响着我。我的导师张圣道教授在讲授胆道蛔虫症时举了一个例子,说他有个朋友患有此病,突然有一天打电话给他,说自己腹痛难忍、满地打滚,待张教授赶到朋友家,却见他那位朋友正在悠闲自得地与人下棋,一个小故事生动形象地说明了胆道蛔虫症的发病特点,那堂课过去20年了,至今仍深深印在我的脑海中。

相对而言PBL强调了学生们的活动空间而大大压缩了教师的表演舞台,而优秀医学文化的传承离不开优秀教师和学生亲密接触、耳濡目染、潜移默化的过程。爱因斯坦有一段精彩的阐述:“教人一个专业是不够的……重要的是学生能获得、理解并对于价值有生动的感受……这是需要从与教师的个人接触中,而不是通过教科书所能得到的。主要依靠它,组成并保存了我们的文化。”那么如何在PBL这样一个有限的舞台上,尽可能展现教师的个人魅力呢?

通常,大教授们是不屑于参与PBL的导学的(通常教务人员也不敢安排他们上PBL课),我们的经验是让那些热心教学工作、在同学们中具有相当声誉的年轻医生们参加到PBL学习中,一方面增加他们的教学经验,另一方面由于他们的亲和力,更容易引导学生们的讨论和学习的热情。我们的年轻教师在授课中扮演患者现场模拟询问病史、医患沟通等环节,也获得相当不错的课堂效果。当然,参与真正的PBL学习前通常有三个准备阶段:一是参加PBL师资培训班,二是撰写一份PBL教案,三是旁听一次完整的PBL授课或是担任一次助教教师。

四、教案

有教育家指出,“教育不是装满一个桶,而是点燃一把火”,好的教案就是点燃这把火的导火索。PBL教案是学习的焦点,讨论的框架,能够激发学生和他人分享他们已经掌握的知识,在分享和讨论中发现知识的缺陷,从而促使他们课后自学。

我们的经验是好的教案必须具备三个条件:

一是真实。由于大多数 PBL 教师是临床医生出身,积累相当多的临床案例,因此选择一个合适的案例并不难。而脱胎于真实案例的病案具备可信度,教师可以直接将患者的影像资料、相关化验等带上课堂,让学生们真正体会作为一名医生的挑战和成就感,由此也激发学生参与的热情和探究的兴趣。

二是适度的复杂性。针对临床理论、见习、实习等不同阶段的学生,在教案准备中设置相应的难度,既避免一眼识破天机,又要避免学生产生畏难情绪,这是对教案撰写者的一种挑战,当然好的教案同时要经受实战的考验并不断加以完善。

三是学习目标的多元性。一个好的教案不仅仅是疾病知识的学习,更要有相关疾病预防、健康宣教、人文关怀、卫生经济甚至社会热点的内容,希望能够通过一个案例,能够让学生们体会到一名医生的多元角色,最大的希望则是通过合适的案例加上教师的引导,真正实现职业价值在学生们脑海中烙下深深的印记。

PBL 注重的是过程的学习,而不是案例本身诊治的结果,这与通常的临床病例讨论中使用的病历应该是有明显区别的,这一点需要引起大家的重视。

五、学生

有一次,孔子的弟子子路问孔子:“老师,听到别人的建议,自己就立刻去做吗?”孔子回答说:“应该先问问你的父亲和兄长,怎么能听到别人的建议,自己就立刻去做呢?”后来,孔子的另一个弟子冉有同样问:“老师,听到别人的建议,自己就立刻去做吗?”孔子回答说:“是,听到别人的建议,自己就应该立刻去做。”同样的一个问题,老师为什么会有截然相反的两种回答呢?弟子公西华带着心中的疑问,跑去问老师。孔子解释说:“冉有做事谦逊,遇事退缩,所以我让他勇于进取。但是,子路胆大逞强,办事冒失,所以我让他先和父兄商量后再去做。”

以上这个小故事说明,早在孔子时代就已经注意到因材施教了。PBL 也要因人而异,而且要基于学生们学习的兴趣和主动性,缺少这两者,PBL 课堂必然是死气沉沉或是频频冷场。在课堂上我们也会注意到有些学生过于活跃,而有些人则一言不发,如何让所有学生都能够从 PBL 学习中获益是每个 PBL 教师必须面对的难题。

在 PBL 改革中,我曾经发现这样的现象,学生们在第二或第三次上课时会拿着一厚叠打印好的文档来汇报课后所自学的内容,而表达方式往往是照本宣科,几次三番以后,我不得不强求他们必须采用 PPT 形式汇报,一则让他们对网上查找到的资料进行汇总消化,二则也锻炼他们的 PPT 制作能力和演讲能力,经过一段时间实践,发现效果不错,但接下来的问题是他们的汇报往往会重复或是缺少关联，此外每个人只关注自己汇报的内容而对他人的汇报缺少互动。

我不得已再次强求每个人必须对他人的汇报提问，而且内容汇报按 2-3 个模块分工，每个模块由 2~3 个人共同准备，汇报内容要互有交叉，目的是提升他们的合作分工能力以及提问的能力。

就这样，我们的 PBL 课程在不断的摸索中前行，在积累一段时间经验后，我们挑选比较有经验的教师和比较受学生欢迎的内容，取得了不错的学生反馈。

六、评估

对于 PBL 这样一种相对较新的学习方式，缺少客观而量化的评估应该是其软肋。

尽管我们在实践中采用教师对学生、学生对学生、学生对教师的多维评估，但所有这些评估都是主观的。不少文献还进行了对照研究，将学生分为 PBL 组和 LBL 组，然后对比常规考试的成绩，当然不少结论证明 PBL 组的成绩显著好于 LBL 组。看到这样的结果令人不免有些哭笑不得，因为这并不是 PBL 学习的初衷，但这也说明了 PBL 学习的难处和困境，毕竟我们还无法摆脱应试教育的束缚。

当然也有一些研究值得注意，如施密特（Schmidt）对 820 名荷兰马斯特里赫特大学（Maastricht University）PBL 课程毕业生进行问卷调查，结果显示：在合作、问题解决、独立工作、交际能力等方面 PBL 学生较 LBL 学生有优势。另有一项循证研究对 PBL 学习提高医学生毕业后临床实践技能的效果进行系统评价，最终纳入 16 个对照研究，但仅有 1 个为随机对照试验，结果显示：4 个研究的客观评价和 2 个研究的自我评价结果均显示 PBL 学习组医生的综合能力优于传统教学组医生。在卫生保健法律伦理道德、研究及表达技巧和解决问题的能力方面，无论自我评价和客观评价均显示了 PBL 学习法的优势。但在其他方面，PBL 学习法对医学生毕业后临床实践技能的影响尚存在一定争议。

不管国内或国外，对 PBL 评估的研究尚存在许多争议或不足，个人认为在推广 PBL 学习的同时，如何更好地评价 PBL 学习在国内医学人才培养方面的价值将是我们今后所要关注的重点。

（费 健）

参考文献

1. Schmidt HG, Vermeulen L, Molen HT. Long term effects of problem based learning: a

comparison of competencies acquired by graduates of a problem based and a conventional medical school.Med Educ,2006,40(6):562-567.

2. 马彬,张宇龙,吴佳,等.PBL 教学对提高医学生毕业后临床实践技能效果的系统评价.中国循证医学杂志,2010,10(8):905-909.

第二章

PBL 的理论基础

耳听为虚，眼见为实，行之为悟

——孔子

自从 1969 年加拿大麦克玛斯特大学首次倡导 PBL 以来，PBL 已成为风靡全球的教育改革运动，由医学教育发展到工程、教师、商学、管理教育等领域。然而，人们对 PBL 的含义仍有很多误解和困惑，在很多人的心目中，PBL 被等同于一种教学方法。本章旨在从理论层面上厘清 PBL 到底是什么，以多维的视角来解析 PBL 的本质，澄清误区、理清观念。

第一节 PBL 的教育心理基础

PBL 与传统的讲授式教学（lecture-based learning）相对，讲授式教学是教师将要学习的内容讲授给学生听，学生获得的主要是前人的间接经验。而 PBL 强调教师不把现成结论告诉学生，而是让学生自主探究问题，重视学生在探究过程中获得的体验和感悟。本节介绍了不同教育和心理理论中隐含的 PBL 思想。

早在古代社会，孔子和苏格拉底（Socrates）的启发式教学中便隐含着 PBL 的思想，注重教师不要将知识直接教给学生，而要启发学生、让学生自己思考、探索，比如孔子提出的“不愤不启，不悱不发”，苏格拉底提出的“我不以知识教授别人，而是使知识自己产生的产婆”。近代教育家卢梭（Jean-Jacques Rousseau）等人也提倡教师应该启发学生，让理性的光辉照亮人的心灵。卢梭曾反复指出：“不要教他这样那样的学问，而要由他自己去发现那些学问。你一旦在他心中用权威代替了理智，他就不再运用他的理智了，他将为别人的见解所左右。”第斯多惠（Friedrich Adolf Wilhelm Diesterweg）的“一个坏教师奉送真理，一个好教师教人发现真理”已成了耳熟能详的名言。这些大教育家散见的闪光点从不同侧面阐述 PBL 的思想。20 世纪之后，受哲学、教育学、心理学本身的发展影响，针对旁观者的认识论和教师讲学生听的讲授式教学及被动学习,人们提出了新的认识论、学习观和教学观,为 PBL 的产生奠定了理论基础。其中较为有名的有杜威(John Dewey)的反省思维和做中学,波兰尼(Karl Polanyi)的默会知识论以及建构主义学习和教学观。

一、杜威的反省思维和做中学

作为 20 世纪最有名的教育哲学家,杜威提出了参与者认识论和学习观。杜威认为,人在危险的世界中寻求确定性不应该逃避世界而从不可变化的东西中去寻找,而应该介入世界"通过实践的手段寻求安全。"所谓实践的手段是人和自然的交互作用,即"经验"。人给自然一个操作,自然给人以回报。在此基础上,杜威提出认识不是对实在的旁观,而是"参与在自然和社会情景之内的一分子动作",是用来解决问题的操作。在杜威看来,人在工作和生活中难免遇到困难,将此困难明晰化变成一个要解决的问题,提出解决问题的方案或假设,将此方案或假设在理智上进行审慎地推理或论证,在行动中检验假设从而解决问题。这就是一个认识的基本过程。

杜威认为学习是人的经验的改造与生长。经验一定是在人与环境的互动中生成和生长的。人主动地对环境做些什么,环境必然做出相应的反馈,人对自己的行动与行动的结果(环境的反馈)之间的关系进行反思,即是经验的生成和生长。"做"和"反思"的结合与统一是经验的核心。杜威的认识、学习、问题解决、反省思维是一体的,杜威在《我们如何思维》一书中对反省思维进行了深入的探讨。在杜威看来,不同于习惯性思维,反省思维有三种含义:第一,反省思维是一种较好的思维,是连续性的,各种观念之间"来往有序而非混杂共存";第二,反省思维自有其目的,即求得结论,而且这些结论在想象之外能够得到证实;第三,反省思维是依据个人观察、搜集和检验证据等一系列探究过程而得出结论。总而言之,"对于任何信念或假设性的知识,按照其所依据的基础和进一步导出的结论去进行主动地、持续地和周密地思考,就形成了反省思维。"

杜威认为,反省思维并不时时刻刻发生在每个人身上。进行反省思维必需的一个条件就是面临困惑,即"引起思维的怀疑、踌躇、困惑和心智上的困难等状态"。反省思维是在两个情景之间进行的,"思维开始于困惑的、困难的或混乱的情景;思维的结尾是清晰的、一致的、确定的情景。"他举了两个例子,比如冷空气的冲击引起的信念混乱、一个人在陌生的十字路口犹豫彷徨,借此说明不确定性的情景所引起的困惑对思维的意义。除了面临困惑,反省思维的另一个必要条件就是通过探究解决困惑,即"寻找、搜索和探究的活动,求得解决疑难、处理困惑的实际办法"。就科学探究的过程而言,反省思维起始于困惑的、不确定的情景,终结于确定的情景,处于这两种情景之间的反省思维包含五个阶段:①暗示,即困惑的情景阻碍了直接行动,寻找可能的解决办法;

②理智化，即使感觉到的成为有待解决的问题；③假设，即提出解决问题的假设并搜集事实资料；④推理，即对假设从理智上加以认真推敲；⑤用行动检验假设。这就是著名的思维五步。

因此，杜威看来，真正好的学习和教学不是从“听”中学，而是从“做”中学，通过亲自的体验和探究来解决问题，增长经验。杜威批判了赫尔巴特的教师中心、书本中心、课堂中心理念，提出教学应该以儿童为中心、以经验为中心和以活动为中心，教学应该让儿童做实验，令其自己在活动中接触各种事实，从而获得各种有用的经验。依据思维的五个阶段，他提出了教学的五个过程：第一，要有一个真实的经验的情境；第二，在情境内部产生一个问题；第三，要占有知识资料，从事必要的观察；第四，思考解决问题的方法；第五，通过应用来检验解决问题的方法。尽管杜威没有明确提出 PBL 这一概念，但其做中学的教学思想可算是 PBL 的雏形。

二、波兰尼的默会知识论

20 世纪 60 年代，英国哲学家波兰尼对传统的将知识等同于可言传的明确指示提出了反思，并提出了著名的默会知识论。波兰尼认为我们所知道的多于我们所能言传的，在此基础上将个人知识区分为明确知识和默会知识。明确知识是关于是什么、为什么等规则、原理、准则等相关知识，是“以书面文字、图表和数学公式加以表述的”，主要存在于书本当中，可以言传，也可以通过系统的学习掌握；默会知识是关于怎么想、怎么做的知识，是无法通过语言、文字或符号进行逻辑说明的知识，是只可意会、不可言传、未被表述的知识，是人在行动中所拥有的知识。默会知识并不是运用明确知识的结果，而是体现在人做事的行动当中，不能被制定为规则，无法通过系统的传授来掌握，只能通过做中学，经过实践才能掌握。

有人曾用“知识的冰山模型”来概括个人所拥有的明确知识和默会知识。明确知识只是冰山一角，隐没于水中的是大量的默会知识，它们共同构成了知识的连续体。明确知识往往是人信奉的知识，是只说不做的知识，而默会知识则是在行动中起作用的知识，表面不为人所知，却对人的行为起着深层的影响作用。默会知识的提出拓展了学习和教学的新概念，即学习不再仅仅是明确知识之间的转化关系，教学不再仅仅局限于教师讲学生听，学习是由两种知识间的四种转化关系构成：即明确知识向明确知识的转化，通过言传完成，以听讲为主；默会知识向默会知识的转化，通过意会完成，以做中学为主；明确知识向默会知识的转化，通过学生的内化完成，以明确知识的融会贯通为主；默会知识向明确知识的转化，通过外显的方法完成，以默会知识逐步清晰化为主（图 2-1）。

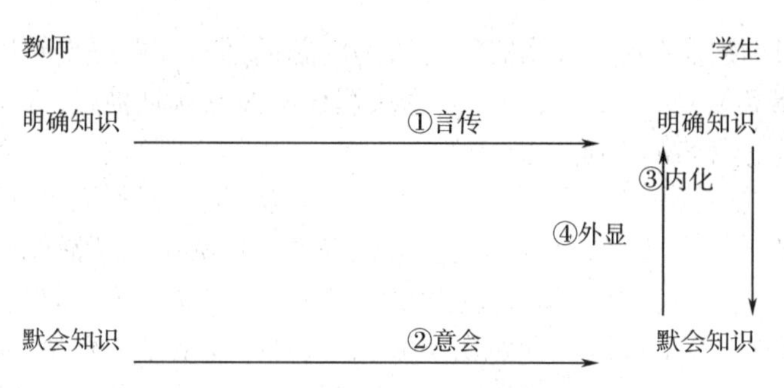

图 2-1 默会知识视野下的学习新概念

可以说默会知识论为做中学、PBL 学习提供了知识论基础。

三、建构主义学习观

建构主义是目前影响较大的一种学习理论,它较为全面系统地阐述了PBL 的教育心理基础。建构主义强调学习者的主体作用以及学习的主动性、社会性和情境性。首先,建构主义认为,世界是客观存在的,对世界的理解和赋予意义是由每个人决定的。学习是由学习者积极主动地建构自己对世界理解的过程。这意味着学习者不是被动地接受刺激,而是要对外部信息进行主动选择与加工,主动地去建构信息的意义,这种建构无法由他人来代替。外部信息本身没有意义,意义是学习者通过新旧知识及经验间反复的、双向的相互作用过程而建构成的。每个学习者都会以自己的原有经验为基础对新信息进行编码,建构自己的理解,原有知识又会因新经验的进入而发生调整和改变。学习不是信息的简单积累,包含新旧经验冲突所引发的观念和结构重组。

其次,建构主义认为学习既是个性化行为,又是社会性活动,学习需要协作和会话。学习者对外部信息的意义建构是借助其他人的帮助,即通过人际间的协作活动而实现的。协作发生在学习过程的始终,协作对学习资料的搜集与分析、假设的提出与验证、学习成果的评价直至意义的最终建构均有重要作用。会话是协作过程中不可缺少的环节,学习小组成员之间必须通过会话商讨如何完成规定的学习任务的计划;协作学习过程也是会话过程,在此过程中,每个学习者的思维成果(智慧)为整个学习群体所共享,因此会话是达到意义建构的重要手段之一。

第三,建构主义认为学习是在真实情景中发生的。建构主义,特别是其中的情景主义学习观,反对学习是个人内部信息加工的认知学习观,认为人的学习是个体与其所处的情景相互作用的过程,人是在与周围情景的互动过程中建构知识的。建构意义最好的办法是让学习者到现实世界的真实环境中去感受、去体验(即通过获取直接经验来学习),而不是仅仅聆听别人(例如教师）关于这种经验的介绍和讲解。例如在莱夫和温格看来，学习不是个人在实践情景之外掌握抽象知识，而是对社会实践的参与。“学习不仅仅处于实践之中——就像它仅仅是发生在某处的一些独立的、可具体化的过程；学习是栖居世界中具有能动性的整个社会实践的一部分。”

在新的学习观基础上，建构主义提出了新的教学观，认为教学应该以学生为中心，以真实的问题或事例为基础，在整个教学过程中由教师起组织者、指导者、帮助者和促进者的作用，利用情境、协作、会话等学习环境要素充分发挥学生的主动性、积极性和首创精神，最终达到使学生有效地实现对当前所学知识的意义建构的目的。在具体的教学方法上，不管是抛锚式教学还是支架式教学，均强调教学应该由创设情境、确定问题、自主学习、协作学习和效果评价等几个环节构成。

第二节　问题、问题解决与学习

为了深入理解 PBL，除了探讨其教育心理理论背景，还需要从概念上分别辨析问题、问题解决和学习的含义。

一、问题探索

依据词典的解释，中文问题有四种含义：一是要求回答或解释的题目；二是需要研究讨论并加以解决的矛盾、疑难；三是关键、重要之点；四是事故或意外。英文 problem 有三种含义：一是疑难问题，令人困惑的事（或人、情况等）；二是象棋的布局问题；三是数学或物理中的习题、作图题。心理学中问题有不同的含义：在早期行为主义看来，问题是机体缺乏现成可以利用的刺激情境；在格式塔心理学看来，问题是完形上的缺口。奥苏贝尔（David P.Ausubel）认为问题是由有意义的言语命题构成的，其中包含了目标和已知条件，一组命题之所以构成问题情境，是因为从已知条件到问题之间包含了认知空隙，而解题者的认知结构中同时又没有现成的可以用于达到目标的步骤和方法。在信息加工学派看来，问题是给定信息和目标之间有某些障碍需要被克服的刺激情境。梅耶曾指出，一个问题有三种成分构成，即给定状态、目标状态以及位于二者之间的障碍。我们采纳词典上中文第二种或英文第一种关于问题的解释，即需要加以研究探索才能解决的难题或矛盾。这种理解包括以下含义：

首先，问题意味着存在差距，障碍或矛盾。正是由于存在两种不一样的状态或情境才得以产生问题。虽然很多人对问题有不同的看法，但他们都一致认为问题以差距的存在为前提。这里的差距总是存在于外部的客观现实和作为主体的人之间。问题总是人的问题，人的主观状态和客观现实之间出现冲突才产生问题。问题既不是纯粹客观的,也不是纯粹主观的,而是主客观的辩证统一。人和客观现实之间的不一致既可能是客观现实达不到人的期望,也可能是人达不到客观现实的要求。前者通常源于事态,源于客观现实存在不足或者出了差错,人要改变现实才能加以解决;后者通常源于心态,源于人的主观状态出了差错,比如人依靠原有的知识无法解释新的现实,需要改变人的主观状态才能克服差距。

其次,差距、障碍或矛盾对人而言,存在一定难度,依赖个人习惯或直觉反应无法解决,须通过持续地研究探索才能克服。依靠习惯能够克服的差距或不一致严格来说称不上问题。问题总是意味着疑难、难题。行为主义者、奥苏贝尔和信息加工学派都提到了问题具有一定的难度,对于个体而言当时无法解决。要解决问题需要付诸理智上和情感上的努力。

二、问题解决

(一) 含义

不同学者对问题解决也有不同的解释。按照《教育大词典》的定义,问题解决泛指机体获得对问题情境的适当反应的过程。在加涅的学习分类中,问题解决指人类学习的最高形式,其中原有的知识经验和当前的问题情境的组成部分必须重新改组、转换,其结果是获得新的规则。按照认知心理学的观点,问题解决就是个人在面对问题情境而没有现成方法利用时,指向于将已知情境转化为目标情境的认知过程。问题解决具有以下特征:

第一,问题解决是一个认知过程,发生于人的头脑中,是内隐的行为,不容易直观地表示。

第二,问题解决需要引用先前的知识。在问题解决过程中,原有知识对问题解决过程有很大影响,问题解决者需要操作引用自己的旧知识,来推进认知进程。

第三,问题解决是目标指向性的活动。在问题解决这一认知过程中,问题解决者需要克服起始状态和目标状态之间的障碍,在探索过程中可能出现失误,但活动目标始终指向目标状态。

第四,问题解决是个人化的活动。

(二) 问题解决的过程

由于问题解决是复杂的心理活动,心理学家对问题解决的过程和心理机制的见解也不尽相同,比如杜威提出问题解决的思维五步(见前);华莱士曾将问题解决描述为四个阶段:准备(包括界定和研究问题)、孕育(解决问题前的相对静止)、明朗(突然想到可能的解决办法)、验证(检验解决办法);20 世纪 40 年代德国心理学家 K. 敦克尔,以大学生为对象进行试验,观察他们如何解决"用射线治疗胃肿瘤"问题。根据试验的结果，他认为：问题解决过程的总趋向是先确定问题的范围，指出可能的解决方向，再逐步缩小范围，提出问题解决的一般方法和具体特殊方法，一步步进行推理以逼近问题的解决。一般而言，问题解决经过以下几个阶段：

1. 发现问题　这是问题解决的第一阶段。我们生活的世界处处都存在着各种各样的矛盾和不一致，当某些矛盾反映到意识中时，个体才发现它是个问题，并要求设法解决它。能否在复杂的情境中发现问题，与个体是否具有主动发现问题的意识以及是否具备与问题相关的专业知识储备高度相关。

2. 分析问题　发现问题之后，要对问题进行编码、登录与加工思考，明确问题的性质，也就是弄清有哪些矛盾及矛盾方面，它们之间有什么关系，以确定所要解决的问题要达到什么结果，所必须具备的条件及其间的关系和已具有哪些条件，从而找出重要矛盾、关键矛盾之所在，并在此基础上将问题以图表、模型等表现出来。

3. 提出假设　在分析问题的基础上激活自己过去的经验、搜索解决问题可能的方法，并提出解决该问题的假设，即可采用的解决方案，其中包括采取什么原则和具体的途径、方法。虽然提出假设是问题解决的关键阶段，但所有这些往往不是简单现成的，而且有多种多样的可能，正确的假设引导问题顺利得到解决，而不正确不恰当的假设则使问题的解决走弯路。

4. 检验假设　假设只是提出一种可能的解决方案，还不能保证问题必定能获得解决，所以问题解决的最后一步是对假设进行检验。通常有两种检验方法：一是通过实践检验，即按假定方案实施，如果成功就证明假设正确，同时问题也得到解决；二是通过心智活动进行推理，即在思维中按假设进行推论，如果能合乎逻辑地论证预期成果，就算问题初步解决，特别是在假设方案一时还不能立即实施时，必须采用后一种检验。在这一阶段，除了对假设进行检验，还要检验整个解决问题的过程，检查推理与结果正确与否，并要对解决问题的经验和教训进行总结。

当然，并不是所有的问题解决都经过这几个阶段或完全按照这几个阶段进行，问题解决并不是完全刻板的实施预先准备好的程序的过程，有时几个阶段会重叠，有时会跳过某个阶段，有时还要恢复到前面的阶段。

三、学习

（一）学习的含义

从词源上看，在我国古代，"学"与"习"两个字一般是分开使用的。古代表达获取知识，提高认识的涵义时多用"学"或"知"字，主要指各种直接与间接经验之获得，有时还兼有思的涵义；表达熟悉和掌握技能、修炼德行等带有实践意义的行为时则用“习”字,“习”指巩固知识、技能,含有温习、实习、练习之意,有时兼有行的意思。最早把学习直接连在一起的是《礼记·月令》:“鹰乃学习”,指小鸟反复学飞。中国传统文化中的“学习”包含“学”与“习”两个环节,“学”是指人的认识活动,而“习”则是指人的实践活动,这也是中国传统文化中长期探讨的一个重大理论问题:知与行的关系,把二者统一起来才构成完整的学习概念。实际上,学习是学、思、习、行的总称。

心理学家对学习有不同的解释,例如行为主义认为学习是由练习和经验引起的行为的相对持久的变化,认知主义认为学习就是认知结构的改变,人本主义认为学习是自我概念的变化,建构主义认为学习是对照内外经验主动建构意义的过程等。一般而言,人们普遍认为学习是指一个主体通过与外界环境相互作用从而使行为、能力或心理倾向等产生正向的、相对持久的变化过程,这些变化不是因成熟、疾病或药物引起的,而且也不一定表现出外显的行为。这一定义有以下几点:

第一,学习必须在学习主体身上产生了某种变化,这种变化包括外显的行为的变化和内隐的能力、倾向、思维等的变化,同时这种变化的方向是正向的,即对学习主体的身心健康发展有利,由于学习活动而引起的变化也是较持久的。

第二,学习活动产生的变化是学习主体和环境相互作用的结果,即后天习得的,排除由成熟或先天反应倾向所导致的变化。

第三,学习活动需要一定的途径与条件才能进行,比如外部刺激、学习主体原有的知识和技能、学习主体的主动加工等。

(二)学习的分类

依据不同的标准,可以将学习分成不同的种类。比如依据学习场所的不同,可以将学习分为社会实践情景中的学习与课堂学习;依据理解程度,可以将学习分为机械学习和意义学习;依据学习方式,可以将学习分为接受学习和发现学习;依据学生互动的情况,可以将学习分为个别学习和小组学习;依据学习的载体,可以将学习分为书本学习和项目学习等。关于学习分类,较为有名的是奥苏贝尔的学习分类。

人们常常把接受学习和讲授式教学作为批评的对象,奥苏贝尔(Ausubel)对这一现象进行了反思,从学习分类的视野提出了著名的有意义学习论。在奥苏贝尔看来,接受学习不等于机械学习,发现学习也不等同于意义学习。接受学习和发现学习,机械学习和意义学习是不同角度下的不同学习类型。接受学习和发现学习是就学习方式而言的,接受学习指学生接受现成的概念、结论、原理,它是课堂学习中教师讲学生听的学习方式;而发现学习是指要学习的内容不是以定论的形式传授给学生,而是在学生内化之前,必须由学生自己发现这些内容。机械学习和意义学习是就学习者是否理解所学内容,也就是新旧知识之间是否建立了直接的非人为的联系而言的,所谓机械学习就是学习一系列相互之间不存在意义联系的材料,或学习者在学习中并未理解材料间的意义联系;而意义学习是指通过理解学习材料的意义联系而掌握学习内容的学习,其中的意义是学习的产物或结果,而不仅仅是所学材料内容的意义。意义学习的实质是符号所代表的新知识与学习者认知结构中已有的相应知识或观念建立起客观的、非人为的联系。

第三节 PBL的内涵

PBL是problem-based learning的简称,一般译为基于问题的学习,也可译为问题本位学习,或问题导向学习等。对于什么是PBL,目前众说纷纭,这里首先梳理有代表性的几种观点,然后提出我们的理解。

一、PBL的定义

(一)关于PBL的不同理解,甚至误解

1. 巴罗斯(Haward Barrows)的定义 "基于问题的学习"的最早创始人之一霍华德·巴罗斯医生和南伊利诺大学医学院的卡尔森(Carlson)把这种新方法定义为:起自于努力理解和解决一个问题的学习,这个问题是学生在学习过程中首次遇到的。他们认为,"基于问题的学习"是教育的一种总的取向。它既是一门课程,又是一个过程。说它是一种课程,是指它由经过仔细选择、精心设计的问题组成,而这些问题是学习者获得批判性知识、熟练的问题解决能力、自主学习策略以及团队合作参与能力所需要的;说它是一个过程,是指它遵循普遍采用的用以解决问题或应对生活和事业所遇挑战的系统方法。最初,他们把这一学习过程描述为以下几个环节:第一,提供给学生一个问题情境,而不是某个具体的问题;第二,让学生以小组讨论的方式,明确问题究竟是什么;第三,给出问题的假设,提出解决问题的设想;第四,充分利用各种学习资源来验证假设;第五,综合各自的想法,提出新的设想;第六,重新查找资源,进行再次验证;第七,最终展示。

2. 伍兹(Woods)的定义 PBL是指一种以问题驱动学习的学习环境,即在学生学习知识之前,先给他们一个问题。提出问题是为了让学生发现,在解决某个问题之前必须学习一些新知识。属于PBL学习环境的例子有:研究项目、工程设计项目(不仅仅是先前知识的综合)等,案例学习不属于PBL,因为前者仅涉及先前知识的综合。伍兹认为PBL有以下特征:即时学习,首先提出问题,授权学生选择学习目标、资源和评价方式,小组合作学习,教师维持标

准,监控过程,学生积极参与、相互学习。伍兹的 PBL 比较接近 project-based learning,而非典型的 problem-based learning。

3. 特里·巴莱特(Terry Barrett)的定义 巴莱特认为 PBL 是这样的一种学习,5~8 个人在一个导师指导下共同学习解决真实世界的结构不良问题。通常有个学生主席、记录员和问题阅读员,PBL 导师的角色不是教或提供信息而是促进学习。巴莱特为 PBL 下了一个操作性定义:①首先学生面临一个问题;②学生小组在导师指导下讨论问题,澄清事实,确定问题是什么,需要学习什么以解决问题,并为解决问题制订具体的行动计划;③学生个人独立研究探索,他们可以利用的资源有:图书馆、数据库、网络和人群等;④学生返回到 PBL 小组在导师指导下分享信息,相互指导;⑤提出和讨论解决方案;⑥评价,所有学生都要进行自我评价、同伴评价和导师评价。这样看来,PBL 不仅仅是一种教和学的技术,而是一种总的教育策略,包含四种成分:PBL 课程设计、PBL 导师制、与 PBL 相匹配的评价、PBL 隐含的哲学原则。

当然,除以上主要的定义外,还有学者从课程、学习策略、教学方式、理念等不同角度解释 PBL。

(二)我们的理解

综合以上大多数学者的观点,我们认为 PBL(problem-based learning)最基本的内涵是基于问题的学习,学生在老师指导下围绕问题进行探究,与传统的以学科知识为基础、以课堂听讲接受为主的学习相对。正如大多数学者所言,PBL 是问题导向、问题驱动的学习,学生首先面临问题情境,然后在尝试解决问题的过程中学习新的知识、技能和态度,而非由教师直接将学科知识传递给学生。下面分别从 PBL 中 P、B、L 的含义和 PBL 作为一种教育取向出发具体解释。

PBL 由 Problem 问题、Based 以……为基础、Learning 学习三个词组成。当然,本书的主编关超然教授认为 PBL 在字面上的定义是 problem-based learning(以基于问题的学习),但在教育上的定义却具有更深奥多元化的内涵。PBL 是建立在成人教育理念的基础上,融合经验、实践与行为的综合教育理念。PBL 的精神涵盖了 P for population(家庭,群体,小区,国家,全球);B for behavior(行为,心态,伦理);L for life Sciences(生命科学,通识)的学习领域。前面第二节对问题和学习的一般含义作过探讨,这里分别对 PBL 中的 problem、based、learning 做一解释。

(1)PBL 中的 P 非常强调问题的重要性:问题是学习的起点,也是选择知识的依据,PBL 的基本信条就是先问题后学习。和一般的问题相比,PBL 中的问题大多是现实中的、结构性低的问题。乔纳森曾区分了结构性高的问题和结构性低的问题的特性,在此基础上定义了 11 类问题,见表 2-1。不同问题类型有着不同的问题解决特性,需要应用不同的教学设计模式,以支持学习者问题解决技能的发展。

表 2-1 问题的分类

结构高的问题◄┈┈┈┈┈┈┈┈┈┈┈┈┈┈┈┈┈┈┈┈►结构性低的问题										
逻辑问题	算数问题	情节问题	规则运用问题	决策制定问题	故障排除问题	诊断问题	策略运用问题	个案分析问题	设计问题	两难问题

一般而言,结构高的问题目标定义与陈述明确,参数受限,逻辑关系较为简单,达到目标的潜在解决路径是已知或比较容易获得的,按照固定程序的思维方式即可求得答案,理化教科书上的练习题,基本上都属于结构性高的问题;而结构性低的问题目标定义与陈述会较为模糊,参数不全或没有限制,逻辑关系较为复杂,解决此类问题往往没有普遍认同的策略,也无任何固定程序可循,需要面对问题,在原有经验的基础上,运用多领域的知识、能力进行分析、解决,一些重要却无确定答案的问题是结构性低的问题,在日常生活中常常会遇到。PBL 中的问题是属于结构性低的问题而非练习题,这些问题非常接近现实世界或真实情景,而且对学习者有一定的挑战性,没有现成答案可寻,也没有现成的解决模式供学习者应用,单靠已有的知识无法解决问题,必须通过仔细研究、探索、分析、论证,并根据需要学习一些新的知识、技能应用于问题的解决方能获得结论。

需要注意的是,PBL 中的问题并不总是需要解决的困难,艺术家和建筑师进行设计也是一个问题,医生的两难问题和工程师面临的挑战也是问题。在专业实践领域,问题并不总是关于如何处理实践中的事务,同时也可能涉及如何理解某件事情。另外,PBL 和一般的问题解决也不一样,学生能运用已学到的知识来解决问题的学习并不是 PBL,PBL 是学生在学习之前发现问题,然后围绕问题进行探究,学习新的知识和技能。巴莱特(Barrett)曾以做蛋糕和宴席为例解释二者的区别,一般的问题解决是将配方和原材料给学生让他们做蛋糕,而 PBL 则是没有任何配方或原材料的情况下让学生准备宴席。

PBL 中的 B,以……为基础,PBL 是基于问题的学习,问题是 PBL 的基础,但这并不意味着 PBL 只是一群学生围绕问题在学习,没有其他课程成分。PBL 中也会有实践、信息搜集、甚至讲课(和传统授课不一样)。

PBL 中的 L,即学习,强调 PBL 是基于问题的学习而非以问题为基础的教学,它属于学习范式而非教学范式,PBL 关注的核心是学生的学习而非教师的教学,属于学生中心的教育价值取向。PBL 强调学生的主体地位,强调学生的自主性、参与性和创造性。但 PBL 不是学生的自学,不是学生个人自发的发现和探究问题,PBL 强调学生组成小组在教师指导下共同发现和探究问题。个人的研究和发现学习受制于个人的知识和经验水平,而 PBL 中的导师指导和小组学习更关注对话和分享。PBL 中的教师不再关注教什么和怎么教,而是关心如何观察学生、倾听学生、促进和激发学生学习。

(2) PBL 是一种总的教育取向:大多数学者都认为 PBL 不是一种教学方法或技术,而是一种总的教育取向,从内容上涵盖了教育目的、课程、教学和评价等方面,从层面上涵盖了可操作性的教育方法、教育模式和教育理念。PBL 的目标、内容、方式和考核都与传统的听讲接受学习不一致,从而引起教育目的、课程、教学和评价方式的变革。PBL 的目的不是学生获得学科知识量的多寡,而是学生发现和解决问题、批判性思考、团队合作、自主学习等能力的高低。PBL 也涉及到围绕一系列真实世界中的、复杂的问题组织课程,并采用导师制,学生的学习过程从被动接受转向主动探究,教师的角色也由讲授传递知识转向帮助促进学生解决问题。由于评价对学习具有促进、导向作用,相应地 PBL 评价方式也应与 PBL 学习过程和学习结果相一致。PBL 不仅是一种具体可操作性的教育方法,一种教育模式,也是一种教育理念,隐含了教育价值观、教师观、知识观和学生观的变革。见图 2-2。

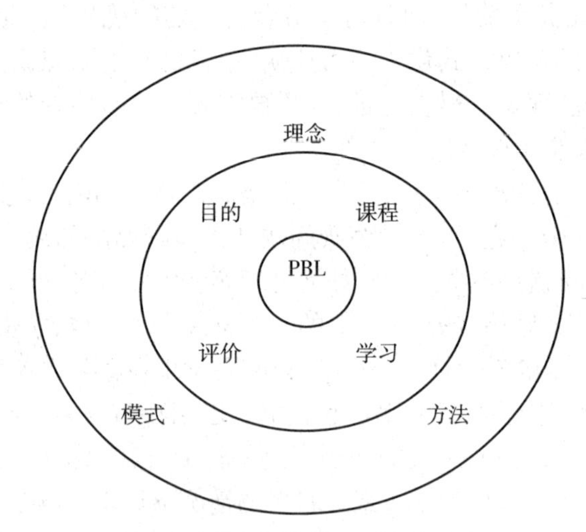

图 2-2　作为一种教育取向的 PBL

总而言之,我们可以把 PBL 理解为面临真实、结构不良且复杂的问题情境中的学生,在导师指导下通过讨论合作解决问题,而学习则隐含于问题背后的知识,形成解决问题的技能,并形成自主学习的能力。PBL 涉及教育目的、课程、教学过程和评价的变革,它不单是一种教育方法,更是一种教育理念。

二、PBL 的特征

基于以上对 PBL 的理解,我们认为 PBL 具有以下特征:

(一) 实践性

PBL 具有实践性,PBL 是以现实世界中的问题为核心的高水平的学习,教师围绕一个完整的实践问题而非学科知识设计安排课程,鼓励学生去学习与现实问题相关的知识,然后解决问题。PBL 中的问题是基于真实情景的问题,与工作场所的真实情景和复杂问题相关联。PBL 是基于散乱的复杂的问题,这些问题非常接近现实世界或真实情境,能够在学习者的经验世界中产生共鸣,问题对学习者有一定的挑战性,能够发展学习者有效地解决问题的技能和高层次的思维能力,这样就能确保学习者在将来的工作和学习中,学习的能力能够有效地迁移到实际问题的解决中。PBL 中的问题应能引出与所学领域相关的概念原理,并且具有足够的复杂性,包含许多相互联系的部分,而每部分又是很重要的,问题能够激发学生的学习动机,鼓励他们去探索、学习。

(二) 自主性

PBL 具有自主性,是以学习者为中心的教育方式。在 PBL 中,学生学习主要靠自己,学生们亲自实践、亲自参与,从一开始面临开放性的问题情境,到需要讨论明确问题,再到确定行动计划,搜集资料,最后到相互分享,自我反思,这都是学生的活动。PBL 强调学生的自主学习和亲身经历,要求学生积极参与到各项活动中去,在“做”、“考察”、“探究”、“体验”等一系列的活动中发现和解决问题,体验和感受生活,发展实践能力和创新能力。这自然而然地会使他们感到学习是自己的事,要对自己的学习负责,主动建构自己的知识,不断反思以及批判性地思考知识。PBL 中,学习者是问题的解决者和意义的建构者,必须赋予他们对于自己学习和教育的责任和培养他们独立自主的精神。教师不再是知识的传递者和答案的提供者,而是学习的促进者和帮助者,教师的作用是创造一种学习环境,激发学生思考,鼓励学生提问,不断引导学生深入地理解并解决问题,帮助学生完善其自主选择的意识和能力,而不是代替学生选择。

(三) 合作性

PBL 具有合作性。在 PBL 中,学生通过解决真实性的实际问题而学习。由于问题太复杂了,学生需要以小组为单位进行工作,PBL 不是个人的研究或问题解决,学生群体具有社会性。在 PBL 中,学生不仅要发挥各自的主体性,而且还要充分发挥小组的社会性,学生作为一个学习共同体,共同承担责任和任务。在小组中,学生共享专业知识,共同处理所含学习议题的复杂性。在小组中,学生需要积极主动参与小组活动,与小组其他成员相互依赖、共同承担责任，进行积极的良性互动，相互交流想法、相互鼓励和沟通。学生不再像以往那样只重视自己与教师的交流而不重视与同学的交流。因此，学习不再只是学生个人的事，而是大家的事。通过 PBL 的学习，最终使学习者成为一个愿意合作也善于合作的人。

（四）探究性

PBL 具有探究性。PBL 是让学生主动探索发现并解决问题。由于 PBL 问题是学生在其未来的专业领域可能遭遇的“真实世界”的结构不良的复杂问题，没有固定的解决方法和过程，教师也没有唯一正确的标准答案，单单运用已获得的知识可能无法解决，需要学生学习新的知识、深入钻研，不断探索，相互交流和彼此分享，因此 PBL 会产生“类创造性”的学习，即产生了对学生而言的新的学习成果，这种学习成果不仅包括通常所说的知识，还包括学习的情感体验、态度，学习的方法，思维方式等。PBL 的探究性不仅意味着学生在学习过程中的探究和学习结果的新颖性，也意味着教师在整个 PBL 课程中的探究，这是由 PBL 的过程取向所决定的。PBL 强调教师要在活动前精心设计问题情境，更注重在学习过程中发挥教育机制，捕捉 PBL 活动展开过程中学生所产生的精彩问题和想法。PBL 是由师生双方在其活动展开过程中逐步建构生成的领域，随着这一领域的不断展开，学生的认识和体验不断深化，创造性的火花不断迸发，新的目标和主题将不断生成，从而使 PBL 趋于丰富和完善。

总之，PBL 具有问题的“实践性”、学习的“自主性”、方式的“合作性”和过程的“探究性”等特征，这几个方面的特征缺一不可。PBL 的这几个特性，并不仅仅为其所有，其他很多学习方式也具有 PBL 的某些特性，比如探究式学习（enquiry based learning）、项目学习（project based learning）、案例学习（case based learning）、团队合作学习（team based learning）等。但只有 PBL 兼具以上几种特性，紧紧围绕着“问题”这一中心，鼓励学生自主地、主动地完成问题的解决。它的意义在于学习方式的革命，它打破了过于重视学生被动接受学科知识学习的传统。学习方式，隶属于文化体系中深层的思考方式和表达方式，是经长期的潜移默化与熏陶才能形成的，而且，几千年来重继承，重接受的传统根深蒂固，PBL 教育改革需要整个教育体系、整个课程体系的革新，也只有这样，才能逐步在我们的文化中融入创新的因子，才能在我们的学习方式、思维方式中融入探究性的成分。

三、PBL 和其他教学 / 学习方式的比较

这里从教育目标、课程、教学策略、学习环境、评价、师生角色等方面对 PBL和传统教学以及其他教学/学习方式进行对照，以辨明其异同。详见表 2-2、表 2-3：

（一）PBL 和传统接受式教学的比较

表 2-2　传统接受式教学和 PBL 比较

比较项目	传统接受式教学	PBL
教育目的	掌握知识、形成技能	能力提升
学习目标	基础医学知识、基本临床技能	除基础知识和技能外，问题解决能力、搜集信息能力、团队合作能力、终身自主学习能力等
课程设计	以学科知识为核心	以医学问题为核心
教学模式	教师备课—教师讲授、学生听讲—学生巩固知识—考试	教师创设问题情境—学生面临问题情境—学生小组讨论，确定问题—学生个人独立研究—学生返回到 PBL 小组分享，讨论解决方案—师生相互评价（学生讨论时教师起指导作用）
教师角色	教学中的主角、专家、权威 教师相互独立工作 主要给学生讲授学科知识	引导者、帮助者、促进者 教师之间相互支持、相互合作 主要指导学生获取解决问题的策略
学生角色	被看成是知识的容器、信息的被动接受者 独立学习、相互竞争 主要是听课、记忆学科知识	主动参与整个学习过程（问题解决过程） 小组学习，相互合作 积极搜集信息、提出解决问题的假设，相互交流分享验证假设最终解决问题，在此过程中既要进行知识建构，又要形成各种能力
书本	教材为唯一的知识权威	教材仅为一种学习资源或参考材料
评价	评价方式较单一：主要是考试 教师为唯一评价主体 仅有终结性评价	评价方式多样、灵活 评价主体多元：教师、自己、同伴 形成性评价和终结性评价相结合

（二）PBL 和其他学习方式的比较

表 2-3　PBL 与其他学习方式的比较

	师生角色	问题的作用和信息源	认知焦点
讲授式 Lecture	1. 教师是专家：引导思维、控制知识、评价学生 2. 学生是接受者，听讲、记忆练习、考试，被动地接受知识	1. 问题结构性高，目的是引起学生注意，拷问学生是否掌握 2. 由教师收集并传递信息	知识：学生被动接受，并在考试时运用；教师指导学生，为学生提供学习策略

续表

	师生角色	问题的作用和信息源	认知焦点
直接指导 Direct Instruction	1. 教师是领导者/指挥者:指挥学习、引导讲述、评价学生 2. 学生是跟随者,做出回应,半主动,等待被引导	1. 问题结构性高,目的是引起学生注意,巩固所学知识 2. 由教师收集并传递信息	知识:学生重复所学知识并进行实践,在测试中运用所学知识;教师指导学生练习,为学生提供学习策略
案例学习 CBL (cased based learning)	1. 教师是顾问:课前引导、课后总结、设计案例、提供建议、评价学生 2. 学生是客户:围绕案例讨论学习、运用理论知识做出响应、半主动地运用自己的经验	1. 问题结构性高,目的是为了提高学生的应用能力和分析能力 2. 信息大部分由教师收集并传递	理论知识与经验运用:学生在案例讨论中运用所学知识与个人经验,把所学策略运用于实际生活
发现学习 DBL (discovery based learning)	1. 教师是神秘作家,教师把独立部分连接起来引导学生发现,提供线索、提示事件,评价学生 2. 学生是侦探:搜集线索、寻求证据,半主动地学习	1. 问题结构性高,提出问题是为了提供一种建构知识的策略 2. 信息大部分由教师收集并传递	发现的过程和方式:学生运用自己所发现的事实(真理)以建构新的结构和原理,并将发现技巧运用于调查研究
基于项目或基于计划/任务的学习 PBL (project based learning)	1. 教师是辅导员,提供问题情境,模范逐步隐退,作为合作调查人参与学习过程、对学习进行评估 2. 学生是参与者,在复杂的形势下积极参与,从问题本质出发研究并解决问题	1. 问题可以在结构性高或低之间,是在还没有得到完全界定的情况下提出的 2. 绝大部分信息由学生收集、整理、综合,由学生建构知识,教师很少提供	项目:学生研究项目、设计作品,解决研究过程中出现的问题,从中获取知识、习得能力,最终完成作品 教师适时给予指导,学生自己找寻、发现适合自己的研究策略
模拟或游戏教学 simulation and gaming	1. 教师是老手/编剧:控制情景、设置动作模拟、游戏,从侧面进行观察、听取关于情景的报告 2. 学生是演员:体验模拟和游戏,对紧急的情形/变数做出反应	1. 问题是适度结构性高的,提出问题是作为一种理解自己和事件的策略 2. 信息大部分由教师提供	学生所学的是与他们自己及在生活中的角色相关的知识以及小部分真实世界模拟的知识

续表

	师生角色	问题的作用和信息源	认知焦点
基于问题的学习 PBL (problem based learning)	1. 教师是辅导员，提供问题情境、示范并逐步隐退，作为合作调查人参与学习过程、评估学习 2. 学生是参与者，也是主导者，在复杂的形势下积极参与，从问题本质出发研究并解决问题	1. 问题是非结构性的，目的是提供一个有待界定的有挑战性的问题情境 2. 绝大部分信息由学生收集、整理、综合，由学生建构知识，教师很少提供	问题：学生综合并建构知识、提出解决问题的方式，并在解决问题的过程中获取知识、习得能力 教师适时给予指导，学生自己找寻、发现适合自己的学习策略

第四节 PBL 隐含的教育理念

PBL 不仅是具有可操作性的教育策略、模式，而且隐含深刻的教育理念。理念是 PBL 之魂，PBL 隐含了与传统教育不一样的教育价值观、知识观、教师观和学生观。在教育价值观上，PBL 不仅关注问题的解决，还关注生命意义的追寻；不仅让学生学会思维，还让学生存在学习；不仅关注科学精神的渗透，更关注人文精神的意蕴。在知识观上，PBL 摒弃传统的旁观者知识观，提倡参与者知识观，认为知识内蕴含着个人的热情投入和参与，知识在对话中生成。在教师和学生观上，PBL 认为学生是自主的学习者和探究者，对自己的学习规划负责；教师是学生学习的指导者、帮助者和促进者，引领学生学习的方向，从旁辅助、引导。

一、PBL 的教育价值观

（一）PBL：在问题探究中寻求生命的意义

PBL 不仅是在方法、技术和技能层面的改变，而且是深层的学习和教育价值观的变革。PBL 关注学习的过程及培养学习的心态，强调以学生为中心的自主学习。PBL 的最终目的不仅是学习知识，寻求问题的解决，更重要的是学会生活，寻求生命的意义。PBL 尊重每一个学生学习方式的独特性，找回学习的内在价值，让学生在学习中获得解放。PBL 中，学习不再是谋生之手段，而是生活的内核、生命的真义。从本质上讲，PBL 必然把问题探究与寻找意义统一于一体，谋求意义与问题的整合。

“问题”是人在世界上思维和活动中所遇到的疑难和困惑。“问题解决”的过程即是反思自我与探究世界的一体化的过程。“意义”是世界的本质，亦即人在世界上的存在方式的本质。意义探究的过程即是理解人与世界关系的过程,体验人在世界上存在方式的过程,是人与世间万物共生、互根关系的体验与理解的过程。基于问题的学习是同人的本性联系在一起的。不能把 PBL 仅视为一种技能加以培养,因为 PBL 通过不断的质疑、探究、解决问题来深化对世界的认识,这一过程练就的不止是一个人的思维能力,还包括一个人的人格完善。学生学习的过程同时是个人的人格成长和生命成熟完善的过程。所以,应把 PBL 作为一种理想的人格和人生态度加以追求。

从问题探究中体会生命的意义,就需要引导学生去理解世界、“看”世界、“体验”世界,理解人生、“体验”人生、理解人与世界的关联,在此“理解”中领悟世界的意义、践行教育的意义、启发人生的意义,从而把知识掌握、问题探究与对生活的理解密切结合,知识与人生经验融合。生活自然地整合教育的影响,教育及时而有效地充盈生活与人生。世界、事物无时无刻不在向我们召唤,向我们“吐露”其本质,我们与其匆忙地基于功利目的地去“改造世界”、“改变事物”,不如驻足倾听、回应召唤。在这个意义上,PBL 不是对“纯粹客观事实”的研究,也不是对“纯粹科学问题”的探索,而是以价值和意义为主导。PBL 不仅具有科学精神,也具有深刻的道德和人文意蕴,这在医学教育中表现得尤为明显。

(二)医学的人文性与 PBL 的价值追求相契合

著名医史学家西格里斯曾经精辟地论说道:“医学的目的是社会的,它的目的不仅是治疗疾病,使某个机体康复,而且它的目的还要使人调整以适应他的环境,作为一个有用的社会成员。每一个医学行动始终涉及两类当事人:医生和患者,或者更广泛地说,医学团体和社会,医学无非是这两群人之间多方面的关系。”医生面临的对象是人,是具有自己的情感、爱好的人,医生看的不是病而是人。医学之所以崇高,不仅在于它攸关人们的生命健康、疾病痛苦,更在于它强烈的人道主义气息和浓郁的人文关怀,从健康、疾病的概念到临床决策过程,都蕴含着对人类价值的肯定和关心。

“健康所系,性命相托”,医生职业的神圣性决定了医学的人文性。古人“医乃仁术”的经典命题至今依然是对“医学”精辟的诠释。医学的精髓是对人的生命本体的同情、尊重、仁爱与体恤,对人的生命健康的维护,对人各种社会需求的满足。治病救人是医生的天职,“医亦人学”正是包涵了人体、生命、环境、社会等要素的“医学”的内涵真谛。医生在为患者治疗时,如何尽量地减少患者的痛苦,在手术中如何尽可能地减轻患者机体的损伤;在诊疗过程中如何为患者节约开支,选择最优化方案等,既是医学技术问题,也是人文的问题。撒拉纳克湖畔(Saranac Lake)镌刻着特鲁多医师(E.L.Trudeau)的名言:“有时,去治愈;常常,去帮助;总是,去安慰”。这句流传世界的名言告诉我们,医师的职责不仅仅是医治患者的躯体疾病，事实上因为医疗技术的局限，很多疾病是治愈不了的，但是医生总可以去帮助、去安慰患者。在医疗过程中，这种对生命的救治、对病痛的解除、对患者情绪的调节等，始终贯穿着以人为中心的，对人理解和关心的，尊重患者、保护患者权益的医学人道精神。

医学的人文性意味着医学毕业生具备人文精神，将患者当人而不是细胞、器官、生物看待，真正尊重人、善待人。医学生不仅要学习治疗疾病的科学知识和能力，更要具备关心患者的爱心。人不仅是肉体的存在，具备细胞、器官、系统等，还是心理、社会的存在，而且是精神性的、灵性的存在，更是有血有肉、有认知、有意志和情感的活生生的存在。患者肉身的痛苦会引起一系列心理、社会和精神性的问题。人文通识、生命伦理、人际关系这些内容以大堂授课、教科书及讲义或被动考试的传统方式难以达到育化的目的，因此要从实际的生活情境中去亲身体验、感受领悟。PBL 课程中学生讨论的每一个病例、每一个问题，都不仅是科学、技术问题，也不仅仅是解剖、生理、病理、药理等问题，还是人文问题、专业伦理问题，是如何体会、感悟患者的痛苦，如何关心患者等生命关怀的问题。医学教育和 PBL 的本质精神是相契合的，均是以人为本，顾及自身和他人，自身就是自知、自学、自律，他人就是尊重和关怀。学生真切地感受到学习的价值和意义，也就是学生自我的成长和服务他人。PBL 最早从医学教育中发起与此不无关系。

二、PBL 的知识观

PBL 和传统的接受式教学隐含着两种不同的知识观：一为旁观者知识观，一为参与者知识观。在旁观者知识观视野中，知识被视为普适的、客观的，与认识者个人无关，也与生活无关，在这种知识面前，个人化理解、个人的热情参与和亲历体验都没有意义，学生只能接受既定的知识结论；而在参与者知识观视野中，知识本身就蕴含着个人的热情投入、隐性知识及见解看法，个人在参与意义的创生中获得知识，人们不必再仰视完备的知识、接受既定的知识，而是在与知识展开平等的、开放的对话中获得新的理解和新的知识。

（一）知识与个人的内在关联

在 PBL 中，知识不再是纯粹客观的、普适的简单规则，而是与观察者、认识者个人的参与相关，个人的热情、探究及见解都构成知识必不可少的组成部分。知识本身就蕴含了个人系数，知识获得的过程就是认识者个人参与知识建构的过程。PBL 关注学生在主动探究过程中所获得的对知识的个人化理解，认可学生在学习过程中的探究价值，同时认可学生探究结果上的多样性和个人化理解的价值。

在传统的知识观中，人们倾向于把“知识”视为客观的、普遍的、确定的结论,做为认识者的个人与知识不能发生任何关联,个人的见解看法不能构成客观知识的一部分,反而被视为对知识的干扰。个人参与和个人见解等只能做为增强动机、“主动”接受知识的手段或媒介。教师需要做的是考虑如何有效地把既定的知识传递给学生,而学生需要做的则是怎样把通过教师传递的知识原样照收,接受过来。评价学习结果的唯一标准就是学生能够保持记忆,在需要时准确无误地把教材中的知识结论再现。这样,传统的教育方式以及学习方式满足于为学生提供确定的、客观的显性知识,学生学习的知识与其个人是无关的。

但事实上,并不存在绝对客观的、普遍确定的知识,知识总是个人的知识。知识不是主体对客观实在的旁观,而是人参与世界的建构。杜威把知识界定为:“知识乃是通过操作把一个有问题的情境改变为一个解决了问题的情境的结果。”这实际上是为知识赋予了个人色彩,使人们从普遍的、绝对化的、静态的知识束缚中解脱出来,让个人在知识面前可以有所作为,而不只是被动接受。知识的个人性决定了它不能像砖头、接力棒那样被传递、讲授或转让。杜威曾说,“思想、观念不可能以观念的形式从一个人传给另一个人。当一个人把观念告诉别人时,对听到的人来说,不再是观念,而是另一个已知的事实。这种思想的交流也许能刺激别人,使他认清问题所在,提出一个类似的观念;也可能使听到的人窒息他理智的兴趣,压制他开始思维的努力。但是,他直接得到的总不能是一个观念,只有当他亲身考虑问题的种种条件,寻求解决问题的方法时,才算真正在思维。”

真正有教育作用的经验总是主动的、个人的经验,真正的教育和知识观认可知识中的个人系数,认识者个人在“亲历”探究“过程”中的体验、情感、个人化理解等共同构成认识者的知识。如果学生不能筹划他自己解决问题的方法,自己寻找出路,即使他能背出一些正确的答案,还是学不到什么。在教育中,“我们能够向学生提供数以千计的现成的观念,而且的确这样做了;但是我们一般并没有尽很大努力使学生在有意义的情境中学习,在这种情境中,他自己的活动能产生观念,证实观念,坚守观念,即察觉到事物的意义或联系。这样做,并不是说教师可以袖手旁观,而是要教师不把现成的教材提供给学生,然后用心听他背得是否正确,替代的方法并不是要他保持沉默,而是要共同参与学生的活动。在这种共同参与的活动中,教师是一个学习者,而学习者,虽然自己不觉得,也是一位教师——总的看来,无论教师或学生愈少意识到自己在那里施教或受教就愈好。”

（二）人人沟通对话成长

在 PBL 中,知识不仅隐含了个人参与,也意味着在对话中生成。个人对事物的认识不再是只能静观事物的“先在本质”而不能改变事物本质的看法。观察者作为参与者已然介入观察的对象,人正是在与观察对象的"互动"过程中获得对世界的认识,去建构和世界的关系,不同的人在认识事物时总是看到不同的"本质"。新的"对话"意味着真理观和知识观转向了开放与多元。知识和真理不再是有待发现的先在本质,而是在对话中生成。一个好的对话者,应是一个不断地推动对话者去反思在真正说着和想着的是什么的人,应是一个不断提醒对话者探究反思种种情况和条件的人。这种向真理的开放需要一种"无知"的态度— "博学的无知"。也就是说,对话中的主谈者,倘若他是真正为真理而发问,他就不可能预先知道真理。新的对话方式预示着一种新的理解方式,理解总是一种对话。对话不是指内心的独白,而是指现在与过去的对话、解释者与本文的对话、解释者与解释者的对话。这种开放性对话展开平等的、自由的聆听与容纳他人对话的过程。实现这种对话中的真理,首要的是放弃对"绝对的客观性"、"永恒的真理"和"唯一确定性知识"的追求。真理在本质上是自由的,这种自由允诺了认识者对意义解释的多元性和主动参与新意义的创生。

对话要求行动和参与,文本意义不是对某种唯一的"先在本质"的认识,不是静观的接受对象,而是一种行动的过程,它要求被书写、被修正。对话者个体要认识世界,就要生活其中,在行动和参与中完成自我发现、自我观照和自我陶醉。认识总在认识者参与和行动中被揭示出来。在真正的对话活动中,不再存在被动的认识者和所谓读者,读者被赋予了与作者同样的权利,读者可以参与文本意义的创生,新的、更有趣的意义将会通过读者产生出来。"读者既是一个行动者,又是一个接受者,既是一个参与着的观察者,又同时是一个观察着的参与者。"

在这种知识观下,学生学习不再是简单地对教材中既定知识结论的接受和记忆,知识不再是从活生生的、丰富的现实生活中抽离出来的普适性的简单规则和既定结论,而成为学生反思、批判、运用并促进学生重新理解的材料。教材只是作为一种媒介、一种手段,教师和学生不再是被动的接受者和忠实执行者,而是作为课程的共同开发者,在真实的课堂教学中丰富课程,获得新知。教师要"用教材"而不是"教教材",学生生活及其个人知识、直接经验也作为课程内容的一部分,一起参与对教材知识的理解。课程的预定目标不是为了限制师生的教学行为,而是促进师生在亲历知识、体验知识的过程中生成更多的不可预料的意义。真实的课堂教学充满了不确定性,真正的知识蕴含了不确定性和个人性。

因此,在 PBL 中,真正的知识是由"求知、探求"引发出来的,反过来说,知识的秘密应该返回到"求知"那里去寻找。这样,知识的用法就由名词脱胎换骨成为了动词。如果说传统教育隐含的旁观者知识观是以名词思维去接受知识,那么 PBL 所隐含的参与者知识观则是以动词思维去操作知识。知识一旦被理解为“求知”,就不再是纯粹认知的活动,而意味着已经与人的情绪、情感、欲望、信仰相关,就很像人们将哲学解释为“爱智慧”或类似杜威将人与环境的“互动”解释为“智慧行动”。传统教育和知识观的危机在于人们不仅忘记了知识是一项关涉“行动”的活动,而且忘记了知识原本是一种“求知”的情绪化、艺术化努力,这使知识丢掉了“求知”欲望和“求知”冲动,知识操作中也没有了情绪、情感、热情与信念,知识体系充斥了冰冷、干枯的概念、判断和推理,成为“他者”而远离了人。而 PBL 关注求知的过程,将知识从纯粹的概念、判断、推理中解放出来,使知识“亲近”每个与知识打交道的个人,令知识与人的“行动”以及人的“热情”密切相关。

三、教师和学生观

教育的目的就是让学生学会学习,学会走好自己的人生道路。教师是学生的引路人,给学生指明前进的方向,并让学生自己朝那个方向走。当学生跌倒,教师扶一把让学生爬起来;当学生走偏的时候,教师进行纠正,最终目的是让学生自己走路。这正是 PBL 中的教师和学生观:学习是学生的责任,学生对自己的学习规划负责,教师是学生的领路人和扶持者。学生不再是被动的聆听者,而是自主的学习者和探究者;教师不再是知识的讲授者、传递者,而是学生学习的指导者、帮助者和促进者,引领学生学习的方向,从旁辅助、引导。

(一) PBL 中的教师观

在 PBL 中教师不是知识的传授者,而是学生发展的促进者、学生自主学习的指导者和学生建构知识、能力和人文精神的合作者和引导者。

1. 教师是学生发展的促进者　教师是促进者是指在 PBL 过程中,教师从过去仅作为知识传授者这一核心角色中解放出来,重心放在促进学生整个个性的和谐、健康发展。现代社会要求教师的职责应该是越来越少地传递知识,而越来越多地激励学生思考,教师必须集中更多的时间和精力从事那些有效果的和有创造性的活动。在 PBL 中,教师作为促进者与学生之间构成了一种认知师徒关系,表现为:学习者像专家那样在解决实际问题的过程中建构知识,教师将专家在解决实际问题中所用的情境化的思维过程和策略展示出来。

教师作为一名促进者应做到:①要积极地旁观,当学生在自主观察、实验或讨论时,教师要积极地看、认真地听,真实地感受学生的所作所为、所思所想,随时掌握各种情况,考虑下一步如何指导学生的学习;②给学生以心理上的支持,创造良好的学习氛围,采用各种适当的方式,给学生以精神上的鼓舞,使学生的思维更加活跃,探索热情更加高涨;③要注意培养学生的自律能力,教育学生遵守纪律,与他人友好相处。在学生的发展过程中,应运用多维指标和多样方法对学生进行评价，给予学生身心发展上的支持，引导学生进行反思或自我评价，让学生最终得到全面的发展；④促进学生形成良好的学习习惯，掌握学习策略，创设丰富的教学环境，激发学生的学习动机，培养学生的学习兴趣，为学生提供各种便利，为学生的学习服务，建立一个接纳性、支持性、宽容性的课堂氛围；⑤与学生分享自己的情感和想法，和学生一起寻找真理，并且能够承认自己的过失和错误；⑥要概括学生认知结构的差异性和非智力因素的特点，及时提醒学生对认知的注意，让学生积极地去学习。

2. 教师是学生自主学习的指导者　教师是指导者是指在 PBL 过程中，教师要引导学生善于发现问题、解决问题，要引导学生学会运用媒体、参考资料等解决在学习过程中碰到的问题，引导学生善于运用表格、图表、统计分析等手段，对提出的问题进行合理解释。

在 PBL 中，作为学生学习的指导者应做到：①教师在指导学生解决问题的过程中，要指明方向并积极创造出一种支持开放性的学习氛围，同时要始终遵循自主性和探索性原则，把自己的一切教育行为定位于支持和帮助学生自主学习和自我解决问题。在学生可能遇到问题之前，进行前瞻性预测，做好先期的调控，避免学生走弯路；在学生感到困惑或遇到难以解决的问题时，给予适度的指导，甚至是个别的指导，分析原因，让学生得以摆脱困惑并作出选择。教师适时地给予学生合理的指导，尤其是在初期，对学生尤为重要；②教师应该注意把提高学生解决问题的创造力引导到正确的方向上，并使之保持正确的方向。因为创造犹如一把双刃剑，既可以造福于社会，又可能危害社会。作为教师不但要引导学生学会创造，而且要引导学生形成一种“有待创造”的正确态度，使其能够把为他人和社会造福作为创造的最高境界，以正确的人生观和伦理规范驾驭自己的创造。总之，在 PBL 的各个阶段，教师的工作就是把学生的注意力集中于他们的学习，及时抓住机会发展他们的思维能力、培养科学情趣。不过教师的指导要适度，要点到为止，将思考和想象的空间充分留给学生，引导学生质疑、探究和创新。

3. 教师是学生建构知识的高级伙伴　在 PBL 中，知识是依靠学生的主动建构获得的，教师不是现成知识的拥有者与传授者，而是学生学习的高级伙伴，要在教学活动中与学生共同建构知识，引导、帮助学生。这就否定了客观主义教学观赋予教师的主导地位，然而这绝不意味着取消或贬低教师的作用。事实上，教师能巧妙而有效的教——这里的教意味着指导、协助学生的学习活动，并没有减轻自身的负担，相反，将面临更为繁重的工作。教师首要的任务是更新观念，要承认自己所拥有的知识不是绝对的、永恒的，不再把自己当作知识的代言人，要努力建设与学生平等的、伙伴式的合作关系，甘愿把教学的主要舞台让给学生，自己则扮演好辅助者的角色。

4. 教师是教育者也是学习者　教师是学习者是指教师在 PBL 整个过程中与学生一起进行学习,并在此基础上对教学过程中出现的问题进行改进。教师成为一名合格、成功的教育者的过程,也就是不断充实、丰富、完善主观世界的过程,故教师的教育者和学习者的角色并不冲突,相反,学习者角色有助于改造教育者的职能,两者统一于教师的言行中。

传统的教学过程中,教师是知识的垄断者和传授者,是学生获得知识的唯一源泉。PBL 和传统教学法相比,不受教材的限定,教师可以不必“照本宣读”,教师对教材也是陌生的;PBL 中所涉及的学习空间和学习内容具有广泛性和不确定性,学生分析得出的答案也具有开放性,学生提出的许多问题甚至超出了教师的专业范围,教师几乎没有专业知识的优势感,常常感到知识贫乏,教师为了具备多学科丰富而渊博的知识需要不断学习,因而教师的知识储备和知识空间应当是丰富和宽泛的。这就要求教师调动自己的智慧做一名“先行者”,不断完善自我,积极适应新角色的知识需要。

5. 教师是合作者　在以往的教学中,教师基本上不与其他学科的教师合作就能独立完成教学工作。但在 PBL 中,教师面临着指导学生“解决问题”的任务,教师指导的内容需广泛涉及科学、技术、文化等其他领域,并且面对的是若干个小组,因此这对绝大多数教师而言,很难独自一人去完成对各个小组学生的所有指导工作。教师若要在更大的空间、以更加平等的方式与更多的教师紧密合作,就必须与其他同事及社会人员建立联系,从仅仅关注本学科走向,到关注其他相关学科;从独立完成教学任务,到和其他教师一起合作完成对学生的指导工作。在教育学生学会合作的同时,教师首先自己要学会合作。教师的合作者角色不仅仅是教育者之间的合作,教师还要走出学校,与社会的相关人士进行合作(如家长、专家、社区人员等)。教师与学生之间应是一种相互合作、相互促进的学习研究共同体的关系。

6. 教师是组织者　教师是组织者是指在 PBL 中,教师对提出的问题、教学材料、教学过程中出现的问题、实验成果及交流等精心组织。由于 PBL 中学生的活动是分散的、自主管理的,同时学习能力具有差异,这样会导致各组织管理和活动质量有较大的不同,在小组中学生还会发生各种意见分歧和情绪波动等,这就需要教师在指导学生的同时,还要做好学生的组织协调工作。具体来说,如创设轻松和谐的学习环境及融洽的课堂气氛,及时组织各学习小组之间的汇报和交流,一旦发现学生在学习中出现问题,要找学生谈话,教育学生相互尊重和相互欣赏、合作,帮助学生克服困难、树立信心并保持旺盛的求知欲、学习兴趣及持之以恒的积极性。

(二)PBL 中的学生观

在 PBL 中,学生角色被赋予了不同的意义。学生不只是学习者,也是合作者和研究者。

1. 自主学习者　在PBL中,学生作为学习者的角色,更须强调其应成为一个自主的学习者。自主学习是一种主动学习、独立学习、元认知监控学习和发现学习,是学生能自觉地担负起学习的责任,不断挖掘潜在的独立学习能力,在学习过程中进行自我计划、自我调整、自我指导、自我强化,不断发现问题、提出问题、分析问题和解决问题,强调有个性的学习活动过程。这种学习有利于培养学生的创新和实践能力。在PBL中,学生需要自我激励、设置学习目标、独立进行研究、进行自我引导的学习,将新建构的知识应用到复杂的问题解决之中,还要监控和反思解决问题的过程。当他们解决问题之后,他们也就学会了成为一名独立自主的思考者和学习者,真正做到了学、思、行相结合。能够自主学习,才能有能力迈向终身学习。

2. 合作者角色　在PBL中,学生可通过解决实际问题来进行学习。由于一些问题的复杂性,学生需要以小组为单位进行工作,在小组中,学生共享专业知识,共同处理解决问题过程中所遇到的各种困难,同时学生需要积极主动参与小组活动,与小组其他成员相互依赖,共同承担责任,相互交流想法,相互鼓励和沟通。小组协作活动的个体可以将其在学习过程中探索、发现的信息和学习材料与小组其他成员共享,甚至可以同其他组或全班同学共享。通过基于问题的学习,最终使学习者成为一个愿意合作也善于合作的人,这不仅有利于提高学生学习的主动性和对学习的自我控制,而且能促进学生之间良好人际关系的发展,促进学生心理品质的发展和社会技能的提高。这种"利他"的心态也是将来成为行医者需具有的心态。

3. 研究者角色　学生的研究不等同于严格意义的科学研究,虽然两者有相似的地方,但学生的研究活动更多地体现为探究的兴趣与过程。探究涉及提出问题、猜想结果、制订方案、观察、实验制作、搜集证据、进行解释、表达与交流等各种活动,这又与科学研究相类似。在PBL中,当学生可以从多种角度看待事物时,问题情境能够吸引并维持学生的兴趣,能使他们积极寻求解决问题的方法。其中,学生是致力于解决问题的人,他们识别问题的症结所在,寻找解决问题的良好方法,并努力探求、理解问题的现实意义。学生作为一名研究者角色,应了解探究的过程和方法,逐步学会科学地看问题、想问题;保持和发展好奇心与求知欲,形成敢于创新的科学态度。

4. 知识建构者角色　知识是认知主体通过主动建构获得的,学生是教学活动真正的主体。学生必须成为知识的主动建构者,这对学生是一个严峻的挑战,要求他们在多方面改变自己,其中最重要的变革包括两方面:一方面,学生必须改变等着教师"喂"知识的习惯,要有主动性,能够积极投入学习之中,对教学保持着强烈的期待,同时应克服畏难的心理,喜欢智力上的挑战,对探索困难问题始终保持浓厚的兴趣；另一方面，学生的思维结构与能力急需改变，现在的学生习惯于背诵、记忆，记住了大量的所谓"知识"，但思维能力普遍较差，只有少部分学生具备一定的分析与综合能力，绝大部分学生缺乏建构性学习，特别是批判性思维、系统性思维和发散性思维。批判性思维要求学生不能盲目地接受知识，而要对事实、知识、经验持审视的态度，通过对之评价和批判发现问题；系统性思维要求学生不能习惯于把整体分割为部分，然后再把它们机械地组合起来，要用系统的观点看待事物，首先着重考察整体，否则提出的问题与建构的解释都可能是局部的、非本质的；发散性思维要求学生能够调动各种知识与经验，从各个不同的角度思考同一个问题，这样才能建构起全面的和意义丰富的知识。当然，学生也需要具备其他类型的思维能力，但这三种思维是基础性的，对于PBL学习具有决定意义。

（张艳萍　李小波）

参考文献

1. 卢梭．爱弥儿．李平沤译．北京：商务印书馆，1978：217.

2. 约翰·杜威．确定性的寻求——关于知行关系的研究．傅统先译．上海：上海人民出版社，2004：22.

3. 约翰·杜威．确定性的寻求——关于知行关系的研究．傅统先译．上海：上海人民出版社，2004：196.

4. 杜威．我们怎样思维·经验与教育．姜文闵译．北京：人民教育出版社，2005：16.

5. 杜威．我们怎样思维·经验与教育．姜文闵译．北京：人民教育出版社，2005：19.

6. 杜威．我们怎样思维·经验与教育．姜文闵译．北京：人民教育出版社，2005：93.

7. 杜威．我们怎样思维·经验与教育．姜文闵译．北京：人民教育出版社，2005：19.

8. 杜威．我们怎样思维·经验与教育．姜文闵译．北京：人民教育出版社，2005：94.

9. 钟启泉．教育方法概论．上海：华东师范大学出版社，2002.

10. J·莱夫，E·温格．情景学习：合法的边缘性参与．王文静译．上海：华东师范大学出版社，2004：5.

11. 汉语大词典编撰委员会．汉语大词典（第十二卷）．上海：汉语大词典出版社，1993：35.

12.《新英汉词典》编写组．新英汉词典（增补本）．上海：上海译文出版社，1985：1049.

13. 邵瑞珍．教育心理学（修订本）．上海：上海教育出版社，1997：122-126.

14. 顾明远．教育大词典．上海：上海教育出版社，1990：269.

15. 孙时进．心理学概论．上海：华东师范大学出版社，2002：166-167.

16. 孙时进．心理学概论．上海：华东师范大学出版社，2002：167.

17. http://cll.mcmaster.ca/resources/pbl.html

18. Donald R.Woods, Preparing for PBL, 2006 http://chemeng.mcmaster.ca/pbl/PBL.HTM

19. Terry Barrett UNDERSTANDING PROBLEM-BASED LEARNING, http://www.aishe.org/readings/2005-2/chapter2.pdf

20. http://pbln.imsa.edu/model/comparison/comparisons.pdf

21. 张华．研究性学习与生活．教育发展研究，2003，23(6):17-21.

22. 张艳萍，秦骏，应小洁，等．医患矛盾的研究与分析．医院管理论坛，2006，23(1):50-54.

23. 张艳萍．我国医学教育课程改革研究．上海：华东师范大学出版社，2007.

24. 高慎英．论学习方式的变革及其知识假设．上海：华东师范大学出版社，2002.

25. 杜威．民主主义与教育．王承绪译．北京：人民教育出版社，1990:170.

26. 罗斯诺著．后现代主义与社会科学．张国清译．上海：上海译文出版社，1998:36.

第三章

PBL 方法与流程

第一节　台中中山医学大学 PBL 方法与流程

一、PBL 的小组组成

PBL 小组讨论的成员包括各小组学生 6~8 人、小组老师一人，另可有观摩实习小组老师一人和小组外课程巡视考评人。小组划分方式大多由医学系办公室随机分组，也可由学生自行分组，但较不推荐。换组的频率约每学期更换为佳，若每个教案结束或每一模块课程结束即更换则显得太过频繁。以下叙述小组成员的角色与功能：

小提示：

PBL 之小组成员及设施：

- 学生
- 小组老师
- 小组讨论室
- PBL 教案
- PBL 学习配套资源

（一）PBL 小组学生的角色

1. 小组学生　每位小组学生都是积极、负责的学习者。
2. 小组学生主席（或称小组长）　可以轮流担任。
3. 小组记录人　可以轮流或自愿担任。
4. 小组评量人　每个人都必须完成评量。

（二）PBL 小组学生的责任

1. 全程参与者　每位小组学生皆有全程参与小组学习的责任。

2. 积极的讨论者　主动地参与小组讨论。

3. 自主的学习者　主动地自我搜集数据、整理数据及参与学习。

4. 快乐的分享者　乐于与其他同学分享意见及数据。

5. 诚信的回馈者　真诚的自我检视及对小组活动提出建言。

6. 终身的学习者　延续 PBL 精神与态度，运用于终身学习。

(三) 小组老师

小组老师(tutor)是一位教育家，帮助一个“任务”导向的“小组”达到课程所设计的目标。这个“小组”由学生组成，他们的“任务”，自然就是“学习”。为要让小组达成目标，小组老师必须担负若干责任，这和传统课程的老师以知识的传授为主要任务大不相同，小组老师绝非单向的教导者(故不可将小组讨论变为小班教学)，也不是领导者或是非评断者，而是学习促进者(facilitator)。

既往的研究并未显示专家型小组老师具有绝对优异性。专家型小组老师较着重讨论的正确性，也较易介入学生间的讨论，以致妨碍学生间的互动。但专家型小组老师会使小组讨论的效率高、议题多，学生也要花更多时间去准备。非专家型小组老师较着重讨论的过程，教师角色更像促进者，小组学习过程效率较差，但学生的脑力激荡多。

小组老师必备的知识包括：(A) 了解“基于问题的学习(PBL)”的原理和实务；(B) 了解课程各相关部分的学习目标；(C) 了解各种学习资源(如台中中山医学大学图书馆网站提供的 PBL 学习资源，如图 3-1)；(D) 了解各种评量学生表现的原则和方法；(E) 了解如何促进小组和各组员获得问题解决的能力和技巧，训练其精密思考，训练其自我引导学习、组内互动和同侪回馈的机转；(F) 解决冲突与促进沟通的技巧。

(四) 小组老师的培训

以台中中山医学大学为例，小组老师(tutor)的训练包括：

1. 小组老师初阶营　了解 PBL 的理念、方法与流程，加上实作训练。

2. 小组老师进阶营　熟悉 PBL 小组讨论的障碍与排除，加上实作训练以及 PBL 与其他领域的结合，如与循证医学(EBM)结合进行临床技能训练。

3. 小组老师共识营　讨论 PBL 之优劣成败与未来方向。

4. 教案使用共识会议　拟将使用的新教案进行介绍与讨论。

5. PBL 之考评训练营　如何对 PBL 进行考评与评价。

6. 小组老师之培训师训练(trainers' training)　训练将来能在各校、各院独立训练 tutor 的人才。

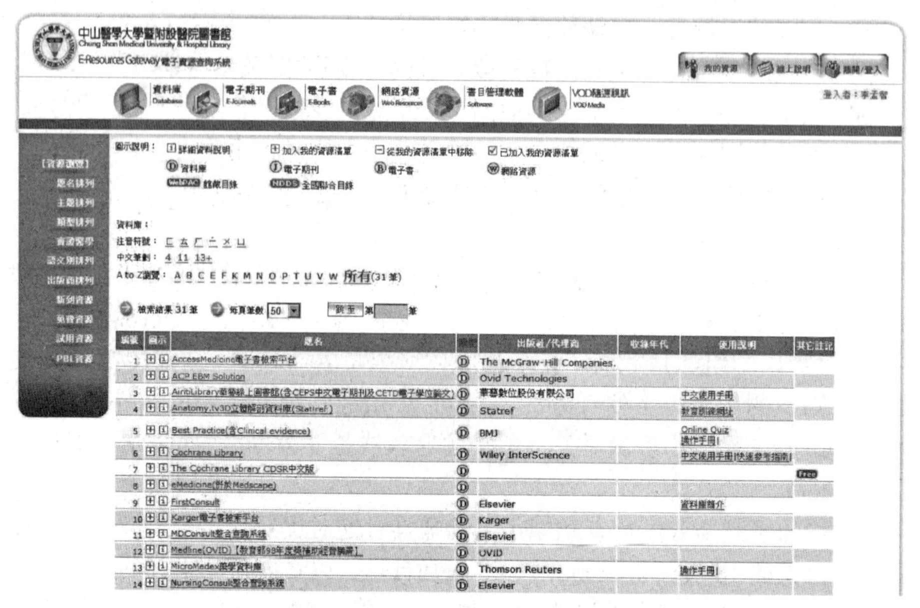

图 3-1 台中中山医学大学图书馆网站提供的 PBL 学习资源

（五）小组老师的征求

以台中中山医学大学为例，本校医学院（护理学院亦然）小组老师的来源包括：

1. 医学院教师 含基础及临床教师，小组老师须是对小组教学有主观意愿并愿接受各级训练者，无意愿的老师仍然须接受训练作为升等的条件，但实务上他们可以参加其他有主观意愿的教学改革项目，如临床技能教学与测验（OSCE），病例写作教学与审查，医学社会服务教育课程等项目。

2. 附属医院主治医师 附属医院无医学院教职的主治医师（临床讲师）。

3. 建教合作医院兼任教师 在本校医学院聘为兼任的各级教师。

4. 研究生（助教） 以领有研究生津贴的博士生为主。

（六）小组老师的奖励

以台中中山医学大学为例，小组老师可获得以下的奖励供参考，其他院校可对小组老师给予不同的支持模式：

1. 升等的必要条件 教师升等至少须有 PBL 初阶师资训练合格认证。

2. 给予优惠的课时计算 PBL 同一门课所有 tutor 均依实际带教给予课时认定。

3. 建教合作医院兼任教员资格的维持 兼任资格的维持规定为每学期至少要带领一个 PBL 小组完成两个教案。

4. 教师继续教育的认定 参加所有 PBL 活动均给予“教师继续教育”时

数认定。

（七）小组老师的评价

小组老师的评价主要是由小组中的学生于某一阶段（如该老师结束阶段带教）进行，其内容与评定方法是以台中中山医学大学医学系为例，呈现如下：学生上网评价，计算机会自动收纳所有对该老师的评价并形成报表，供课程负责人及小组老师本人参考，有关各种纸本及在线评价范例请见本“PBL 之考评”章节。

二、PBL 的流程

1. 师生对 PBL 已先有共识与了解　对学生通常是通过低年级时的共识营（举例而言，台中中山医学大学在医学生一年级寒假办理多场两天的学习共识营）或在某个通识有关学习的课程中（如学习方法、医学教育或医学信息学课程）先行介绍本校教与学方法的突破与方式，如 PBL 的介绍及观摩演练；对小组老师则通过教师成长中心及不同阶层的研讨会与共识营达成教师对 PBL 认知态度与操作能力的培训。

2. 医学系调整 3、4 年级课程　每周腾出两个半天，作为小组讨论和收集数据的时间。校方安排 PBL 小组讨论教室及公共讨论区〔图 3-2、图 3-3、图 3-4、图 3-5〕。

3. 基于问题的学习小组讨论的过程　所有学生均一同参与课程简介，包括复习 PBL 的概念及学习模式，如何收集数据和循证医学，实施 PBL 的基本规定及未来实施评价的方法等。经过课程简介后，135 位学生由医学系以随机分派的方式分成 18 组，进行临床基于问题的学习。我们所选定的每一个教案，大多实施的期限为三周，每周讨论问题的时间约 90 分钟至 2 小时，学生平均搜寻及整理数据约 4~6 小时。

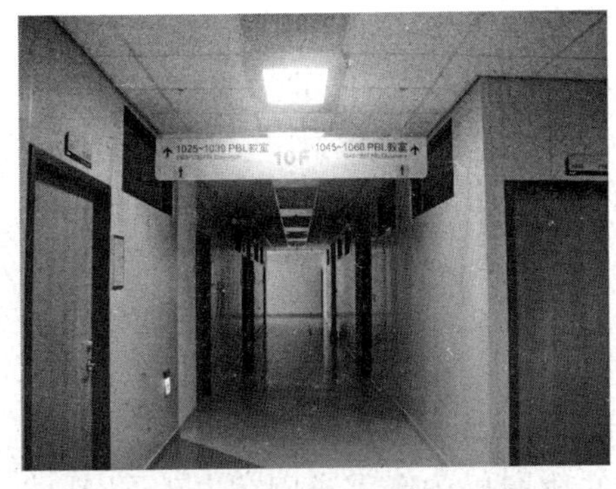

图 3-2　PBL 小组讨论教室

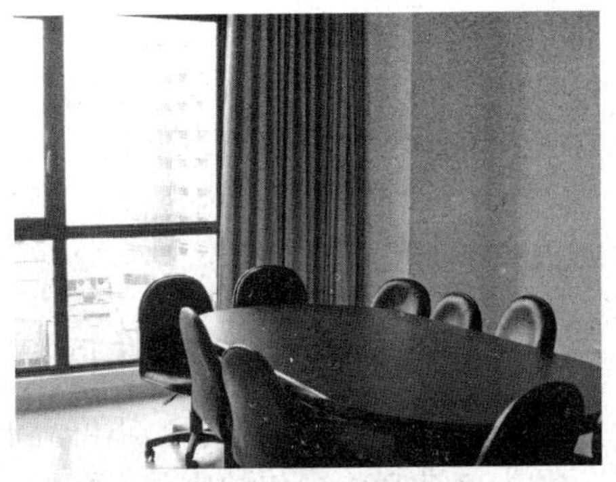

图 3-3　标准 PBL 小组讨论室

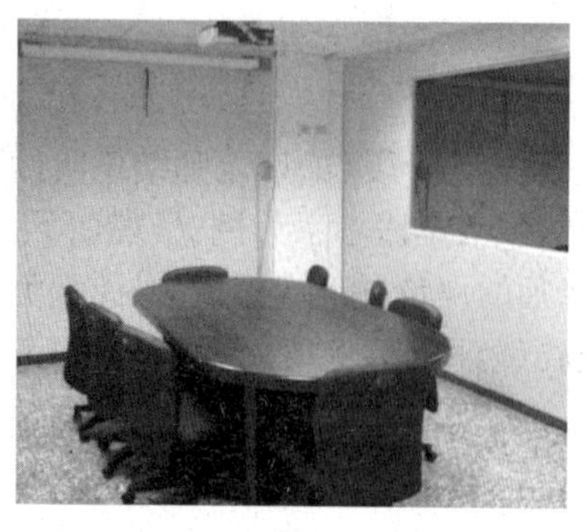

图 3-4　观摩用 PBL 小组讨论教室：圆桌、椅、白板、屏幕、计算机联机槽、观摩用双面镜及隐藏式麦克风

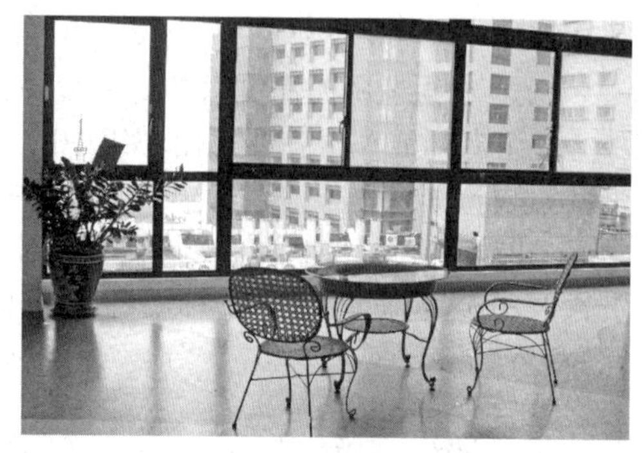

图 3-5　小组讨论教室外可无线上网的讨论区

小提示：

PBL 小组讨论基本规定：

- 要有专业的行为(professional behavior)
- 要彼此尊重(respect)
- 讲求沟通技巧(communication skills)
- 相互支持(support of others)
- 对学习要有责任感(responsibility)
- 自我导向、自我评估(self-directed/self-evaluation)

4. 全组全程参与　为了让学生能够学习到团队合作的精神,每一学生均应参与讨论,不可流于分包或独角戏。数据搜寻及讨论能突出基础与临床并重和整合,并除了顾及生物医学的知识外,还能够兼顾心理、社会人群层面的探讨。

5. 每学期重新编排学生的组别　让学生能够在不同的学期跟不同的同学互相地学习、讨论;在此同时,小组老师每学期要开会检讨,包括期中检讨一次、期末检讨一次,检讨内容包括:课程的相关配合是否合宜,教案的使用情形以及学生的反应与表现。

三、PBL 的资料查找与回报

每一学生均应参与讨论,不可流于分工完成或唱独角戏。

为增进 PBL 模块的质量,教师在一年级时已为医学系同学上了 EBM 课程,并提供完整的 EBM 五个步骤与范例,故要求小组同学在回报收集资料时,尽量要能说出如何搜寻数据以及所报告数据的证据等级，最后该组同学应呈交一份以组为单位的 PBL/EBM 窗体，如下表 3-1 所示。此外，台中中山医学大学图书馆网站同时也提供了 PBL 学习资源字段。

表 3-1　中山医学大学附设医院循证医学中心 PBL-EBM 学习记录单

中山医学大学附设医院循证医学中心 PBL-EBM 学习记录单 组别 / 小组成员： 单位 / 系所： 小组老师（tutor）： 教案名称与编号： 日期：　　年　　月　　日
临床个案摘要（problem list）：
学习目标（learning objectives）： 小组主要学习目标 major（group）： 小组次要学习目标 minor（personal）： 此次 pbl-ebm 演练所选择学习目标中的问题是：
循证医学（EBM）： Answerable question（问问题，须以 PICO 方式呈现） ***P***atient/problem（病患或问题）： ***I***ntervention（介入处理）： ***C***omparison（比较）： ***O***utcome（临床结果）： 用一句话写下您的问题：
关键词（Keywords）：
寻找文献之过程（包括数据库名称、搜寻出几篇、关键词、年代等、篇数如何缩小）：
主要文献之精要内容（Abstract for major citation）：

续表

评读并总结主要文献 Critical appraisal for the major citation(Valid/Important/Practice): 相关文献及其证据等级(EBM Levels of Evidence and Grades of Recommendation): (亦可搭配各类型文献评读记录单进行文献评读与总结,并将评读记录单附于后)
如何应用于临床照护(Apply to your patients):
自我评估(Audit): Step1: 1. Am I asking any clinical questions at all? 2. Am I asking well-formulated(PICO)questions? Step 2: 1. Do I know the best sources of current evidence for my clinical discipline? 2. Have I achieved immediate access to searching hardware, software and the best evidence for my clinical discipline? Step 3: 1. Are the critical appraisal guides becoming easier for me to apply? 2. Am I becoming more accurate and efficient in applying the critical appraisal measures? Step 4: 1. Am I integrating my critical appraisals into my practice at all? 2. Am I becoming more accurate and efficient in adjusting some of the critical appraisal measures to fit my individual patients? (such as pretest probabilities, NNTs etc)
学习心得:(请描述您学习 PBL-EBM 的心得):

四、小组老师于 PBL 小组讨论中必备的技巧与应变

小提示:

- 小组老师于 PBL 小组讨论中的技巧总结

好的部分要加以鼓励

不好的要帮助他们找出原因与解决方法

当小组功能障碍时,小组老师应:

1. 以身作则,建构友善的讨论环境,允许争议并存异求同。
2. 设法让小组产生共同之努力目标。
3. 针对争议的事与原因,而非针对人。
4. 建设性,而非批判性地介入争议。
5. 介入的目标是解决问题而非评断是非。
6. 有需要时重回小组讨论基本法则,或重订小组互动法则。
7. 如自认带领该组仍有问题,应另请其他小组老师替换。

小组讨论,常见的小组互动障碍与解决如下表 3-2:(出处:加拿大马克马斯特大学,经作者改编及提出解决方案)

表 3-2 常见小组互动障碍与解决表

问题	描述	解决
冷场	讨论冷淡或沉默太多	由学生组长或小组老师引导同学发言(如某某同学您赞成某某人的意见吗?您有其他的看法吗?)
过热	针锋相对或互相攻击	1. 如利用转移的技巧或请中立的第三者发言的技巧 2. 分析争议(问题)的本质,请学生对此去探讨解决
无凭无据	内容不据实证,马虎应对	回归到证据学的素养当中
时效不佳	没有办法如期完成学习事项	提醒时间管理的重要性、或定出每个学期讨论事项的时间
因人论事	针对个人而非针对学习	回归 PBL 之基本精神与基本法则
跑题	讲太多与此次学习事项无关的内容	提醒时间管理的重要性
打转	被一两个问题困住,无法继续向前	先行记录日后再讨论的技巧
争议	1. 对学习议题的设定意见不一 2. 所搜集的资料答案不一	1. 指引他们如何存异求同或如何统整(synthesizing and distilling) 2. 询问其他组员的意见以及请他们评核数据出处及质量
依赖	不时的要求老师说明或征询老师的意见	请他们自行搜寻答案
比较	其他组有提出更多的议题或资料	请同学专注本组之学习议题,最终大家应获得一样的成果
时间不足	因考试或其他活动,学生要求缩短讨论的时间或减少小组讨论的次数	可改变时间,但不宜减少学生学习时间

续表

学生个别问题		
问题	描述	解决
表现始终不佳		1. 应与学生个别讨论 2. 通知该课程主任处理
提出个别要求		请学生在小组讨论中提出需求的讨论

小提示:

以下小组讨论中或许会发生的情境,您会如何处理呢?

1. 无故迟到　某同学在小组讨论中才姗姗来迟,一进门后自行坐下,并未交代迟到原因即参加小组后续活动。

2. 代罪羔羊　在小组学习过程中,当产生争议或学习停滞时,小组成员大多将目标集中在某一同学身上,责怪他/她准备不够或就因为他/她才引发争议。

3. 组内分派　在小组学习过程中,小组同学分为两、三个小团体,属于同一小团体则相互支持与认同,反之则攻击其他小团体的发言或表现,彼此互动也以小团体为主。

4. 议题过多　某小组列举相当多的学习目标,但讨论了一半的时间才完成第一个学习目标,面对剩下诸多议题,大家都不知如何是好,有的建议直接删除,有的建议直接由小组老师指定议题。

五、PBL的临床应用

PBL源发于医学院临床前课堂教学的自主学习模式,其精神与态度也可扩展到通识课程与临床学习之上,特别是在临床学习上,我们总结了他校及台中中山医学大学的经验发现。PBL应用在临床上有以下优点:具有临床推理的刺激性、主动学习性、真实的病例以及实时的互动性;但实施的困难包括:每单位的实习医师人数少、常常只针对临床的一两个点去讨论,故知识获取效率低、讨论及搜寻上所需时间会与临床繁重的工作相冲突,再者临床教学免不了以临床主治医师为核心以及较着重在临床问题解决,而非问题之探讨(如下表3-3)。

表 3-3 临床教学与 PBL 的比较表

项目	临床教学	PBL
内容	临床医学涵盖基础医学	临床导向的基础医学
地点	门诊、病房、小区	教室
方式	门诊教学、会诊、讨论	小组讨论
参与人员	患者、家属、医护人员	同学、小组老师
重心	临床推理诊断与治疗	问题分析与知识获得

如何突破 PBL 在临床应用中的困境?

- 强调 PBL 的态度 / 精神:如小组学习、临床问题为导向、自主学习等。
- 可以不同面貌展现,如:

(1) 问题学习法(problem-centered learning):采用发问、要求同学找寻答案回报、再进行总结的模式。这个方式注重的是发问的技巧。

(2) 问题(病案)教学法(problem(case)-based teaching,PBT):采用临床实际的患者进行个案探讨与分析,以求达到教学效果。

(3) 问题导向病历记录教学法(problem-oriented medical record,POMR):以问题导向病历记录,与其 S(主观数据)、O(客观数据)、A(评估)、P(计划)四大要素进行讨论分析。

(4) 学习历程记录学习(portfolio-based learning):以多元性及多时间点的学习记录与评量(如学习护照)进行关照下的自主性学习。

(5) 任务学习为导向学习(task-based learning,TBL):各临床部门订立该部门的学习目标,学生可以该部门为学习对象,若在临床轮转时恰巧没有遇到这些患者,则以该部门所准备的标准既往病例数据含病历、各种检查及影像报告等进行学习,并由该部门指定的教学总医师进行考核与解答。

六、PBL 中的总结与回馈

根据华人社会实施 PBL 的经验总结,同学对 PBL 感到满意的范畴包括小组老师在每次小组讨论结束后的总结与回馈部分,因此我们应特别强调小组老师有关总结与回馈的必要性与精进性,使得每个教案及每次的小组讨论均画下完美的句点。

1. 总结的依据 根据每个教案每次小组讨论终结时,小组老师或学生主席(小组长)所做的总结加以编整,加上小组老师的提示,再加上可供学生进一步学习的资源和学习通信者。

2. 回馈的流程与内容　通常由小组老师邀请同学主动地提供对这一次小组讨论、教案、资料查找、同学互动、小组老师表现等的心得与想法，也可以提些建议。基本上并不要求每位同学每次都必须提供回馈，他们也可利用纸本的回馈调查表以及在线评价系统(online evaluation system)进行评价及回馈，兹以某校医学系及护理系学生对 PBL 的纸本回馈意见调查表供参考。范例 -1(医学系)(表 3-4)较注重对 PBL 学习法之回馈，而范例 -2(护理系)(表 3-5)较注重对自我的评价。

表 3-4　PBL 回馈意见调查表范例 -1

	问题	1	2	3	4	5	意见表达
1	PBL 学习法有明确的学习目标						
2	PBL 学习法有明确的学习内容						
3	PBL 学习法更能激励学习兴趣						
4	PBL 学习法操作内容生动						
5	PBL 学习法能提高学习的积极性						
6	PBL 学习法能培养团队协作精神						
7	PBL 学习法能增强人际关系						
8	PBL 学习法能培养语言表达能力						
9	PBL 学习法能扩展知识面						
10	PBL 学习法能提高查找文献能力						
11	PBL 学习法能提高解决问题能力						
12	PBL 学习法只能作为传统教学法的补充						
13	PBL 学习法适合本课程之学习						
14	我喜欢 PBL 学习						
15	PBL 学习法对思维与批判有所帮助						
16	总的来说，我喜欢 PBL 学习法						
17	如果可以选择，我会选择有 PBL 学习法的班级						
18	我相信 PBL 学习法不会耽误我的学习成就						

续表

	问题	1	2	3	4	5	意见表达
19	PBL 学习法的成效与教案最有关						
20	PBL 学习法的成效与 tutor 最有关						
21	PBL 学习法的成效与小组同学的努力最有关						
22	PBL 学习法的成效与自己的努力最有关						
23	对本次教案满意						
24	对本次 tutor 满意						
25	对本次小组同学的表现满意						
26	对本次自我的表现满意						
27	本课程日后继续实施 PBL 小组学习法						
28	您对本次 PBL 整体宝贵的建议：						

1= 完全不赞成，2= 不赞成，3= 还算赞成，4= 赞成，5= 完全赞成

编者点评：

1. 本表格第 1~22 个问题是对 PBL 学习法的回馈，第 23~27 个问题特别针对某一教案的回馈，但问卷设计的并不好。目的不同，两者应该分开。前一部分只要在学期初及学期尾测试就可，而后一部分每一份教案完成之后都要填。

2. 关于表格中的“问题 1：PBL 学习法有明确的学习目标”，PBL 通常由学生去设立目标，所以目标一定会“明确”；关于表格中的“问题 2：PBL 学习法有明确的学习内容”，PBL 若有明确内容就可以有明确目标；表格中的问题 4 建议改成“PBL 案例内容生活”。

3. 关于表格中的问题 6 和问题 7 不需要分成两个问题，团队协作要靠人际关系；关于表格中的问题 14 和问题 16 也不需要分开，说的是一个问题。

4. 关于表格中的“问题 24：对本次 tutor 的满意”，满意在哪里呢？是介入？还是不介入？还是提供学习材料？帮助学生解决难题？

5. 关于表格中的“问题 26：对本次自我的表现满意”，哪一方面的表现？是互动沟通？还是寻找资料？还是提供材料？帮助他人？澄清问题？

表 3-5 PBL 学生自我评价表范例 -2

台中中山医学大学护理系“问题为导向学习”学生自我评价表

台中中山医学大学护理系课程委员会研拟 2004/01/07

自我评价:

1. 我上此课的“出席率”如何?

 □没有缺席 □ 80% 以上出席率 □达 60% □达 40% □达 20%

2. 上课前,对主要学习议题查找资料的准备情形?

 □会看完指定参考书、课本及上网、阅读相关期刊 □会看完指定参考书、课本及上网 □会看完指定参考书及课本而已 □连指定参考数据都没看完 □不做准备

3. 上课前,对次要学习议题的准备情形?

 □会看完指定参考书、课本及上网、阅读相关期刊 □会看完指定参考书、课本及上网 □会看完指定参考书、课本而已 □连指定参考数据都没看完 □不做准备

4. 我在分享时,表达及说明非常清楚?

 □非常同意 □同意 □尚同意 □不同意 □非常不同意

5. 我在分享时,时间掌握很恰当,能善用自己的分配时间说明?

 □非常同意 □同意 □尚同意 □不同意 □非常不同意

6. 我不作分享时,听讲的态度?

 □很用心听讲 □还算用心听讲 □普通 □偶尔听一下 □根本不听

7. 我对别人的分享,可以适时简要地提出和内容相关的问题?

 □非常同意 □同意 □尚同意 □不同意 □非常不同意

8. 同学或老师对我的分享提出问题,不会觉得受挑战而生气?

 □非常同意 □同意 □尚同意 □不同意 □非常不同意

9. 在讨论时,我能阶段性整合自己的意见和其他人的看法,寻求合理共识?

 □总是如此 □经常如此 □尚可以 □不太能如此 □不能如此

10. 在我当主持人时,我能以中立的角度让大家皆有公平表达的机会?

 □非常同意 □同意 □尚同意 □不同意 □非常不同意

11. 我对自己在 PBL 课程整体表现(从 0~10 分),评价为____________分。

课程评价:

1. 研修本课程,个人觉得受益良多?

 □非常同意 □同意 □尚同意 □不同意 □非常不同意

2. 我感到从 PBL 课程中,收获最多的为下列五项:(请依序排列)

 ______,______,______,______,______。

 (A) 临床问题解决能力 (B) 团队合作精神 (C) 自主学习能力 (D) 分析表达能力 (E) 增加自我的自信心 (F) 激发潜能 (G) 没有收获 (H) 其他:

3. PBL 上课时间外,平均每一教案,我会花费________小时。

4. PBL 课程最令我失望的是:______________________________。

同伴评价:

我对小组整体表现(从 0~10 分)评价为________分。

(李孟智)

第二节 同济大学医学院 PBL 实施流程

同济大学医学院自 2006 年开始尝试探索 PBL，经过派骨干教师赴台湾阳明大学医学院医学系随课堂学习、组织指导教师（tutor）培训、教案编写、教学流程设计、考评体系制定等，于 2007 年开始在临床专业课程教学中采用 PBL。PBL 有效实施不但取决于教案的水平、tutor 的经验、评价的导向，还决定于 PBL 实施的过程。科学设计的 PBL 流程将会最大化发挥教案的作用，实现总体教学目标和每一幕的目标。同济大学医学院 PBL 实施的流程如下：

一、PBL 实施的课前准备

1. 教案的遴选　按照 4 幕编写教师版和学生版教案，依据教学目标，遴选合适的教案。

2. tutor 培训和备课　教师具备 tutor 资格，并担任 PBL tutor，必须经过 tutor 训练、作为 Co-tutor 参与带教、参加 tutor 会议（tutor 备课）的过程。

3. 学生培训　中国学生适应了传统的教学模式，知识主要来源于教师的传授，所以在 PBL 开始前，先向学生介绍 PBL，帮助他们尽快投入到 PBL 中，有利于完成学习目标。

4. PBL 小组讨论的环境　讨论的环境有利于为学生头脑激荡提供便利，激发学生的思维拓展。如合适的小教室、围坐的桌椅摆放、书写大白板、投影设备等。

5. 确定流程　通常情况下，主要采用 4 幕，共分为 2 次，每次 3 学时（2 小时 15 分钟）。第一次完成第 1、2 幕，第二次完成第 3、4 幕，必要时增加第三次，解决未决问题。

二、PBL 实施流程

1. 第 1 次，课上 3 学时，完成第 1、2 幕

第一步，组成小组：每组 8~10 人，确定每个小组的学生主席和书记员，每组配备 tutor 1 名，Co-tutor 1 名（tutor 培训需要）。

第二步，熟悉教案：下发第 1 幕资料，tutor 就案例进行简要说明，包括讨论的范围及涉及的知识点；学生主席带领小组成员了解第 1 幕临床资料。

第三步，列举问题：从教案第 1、2 幕中依次列举问题，并初步聚焦，对所有提出的与案例相关问题进行总结与整理，找寻解决问题的假设，并从假设中决定学习的主要问题。

第四步，学习目标：应用已有知识解决目前的问题，确认需要进一步学习

的范围;对学习目标进行分类,确定每位组员必须学习的议题,分派任务。

2. 课外学习,完成分派的学习任务

第五步,资源利用:讨论如何利用各种资源,如教科书、参考书、杂志、图书馆、网络信息、临床教师等;根据分工,分头寻找信息,获取、积累新知识。

3. 第 2 次,课上 3 学时,完成第 3、4 幕

第六步,知识分享:小组成员回报所分派的学习任务,分享获取的新知识。

第七步,解决问题:下发第 3 幕,利用得到的新知识解决教案中的问题,绘制机制图,列出未决问题;下发第 4 幕,解决教案中的问题,完成机制图。

第八步,检查反省:根据教案中的学习目标,检查学习目标的完成情况。

第九步,评价反馈:随堂完成自我评价、相互评价、对 tutor 的评价、对教案的评价以及 tutor 对学生的评价、对教案的评价;随堂进行反馈。

4. 课后完成作业

第十步,学习报告:小组成员轮流负责,收集大家的学习资料,根据 PBL 小组讨论的情况和机制图,撰写学习报告,上交到课程负责人,并与小组成员分享。

PBL 的思想是以学生为中心,学生是学习的主体。学生根据教案引导,自主获取知识,实现教案要求的学习目标是 PBL 的核心任务。在这个过程中,自主学习能力、团结协作能力、沟通能力等获得训练。以上流程是个相对的过程,不同的教案、不同的学生、不同的 tutor 可以根据实际情况分配时间和突出重点。tutor 在 PBL 讨论中充分发挥 PBL 学习小组主席的领导作用,调动每位小组成员在学习过程中的参与和分享,围绕着学习目标灵活地把控、适时地引导非常重要。在 PBL 学习过程中,一份围绕着学习目标科学设计的教案尤其重要。客观有效的评价反馈会有利于 PBL 学习成效的提高。

(蔡巧玲)

第三节 上海交通大学医学院 PBL 实施流程

一、PBL 概述

PBL 是以问题为基础,以学生为主体,在辅导教师的参与下,围绕某一具体病例的诊断、治疗所涉及的基础医学和临床医学以及社会人文等诸方面问题进行研究性学习的过程。

首先,学生针对具体医学概念或病例提出问题,确定自己的学习目标,随后进行资料收集、自学、研究等工作,最后回到小组中进行充分的讨论,并对提出的问题予以回答。

这种教学体系突出了以学生为主体，使学生在提出问题、解决问题以及寻找答案的过程中获取知识，培养能力。其特点是打破学科界限，围绕问题进行学习，以塑造学生的独立自主性，培养创新能力，通过获取、理解新知识和解决新问题的能力培养达到教学目标。

二、PBL tutor 遴选

1. 热爱教育事业，积极投入教育教学改革，自愿报名参加 PBL 改革。
2. 有丰富的教学经验，接受过 PBL 培训。
3. 接受过境外 PBL 培训。
4. 撰写 PBL 案例 1~2 个。

三、PBL 导师团队的构建

Tutor meeting 是参与 PBL 改革的 tutor 在每个案例开始应用前的集体备课。交大医学院的 tutor meeting 包括两方面内容：选择适合当前学生学习讨论的案例；由案例撰写者介绍案例的要点、教师注意事项、课时安排等。每个案例必须经过两次 tutor meeting 才会被运用到学生讨论课中去。

四、PBL 课程内容

（一）第 1 次课（2 学时，小组学习）**：下发案例第一部分**

1. 学生根据案例提出问题，设定主要和次要学习目标，由学生主席把须回答的问题分工给每个同学。

2. 每个学生根据问题和学习目标到图书馆、网站、教科书或课堂上寻找答案，提交书面材料。这当中需要大家发挥协作的精神。

（二）第 2 次课（3 学时，小组学习）**：讨论学习**

1. 回答第一次提出的问题和讨论。

2. 组内同学和教师进行简短评议。（1 学时）

3. 在第一次讨论基础上，下发案例第二部分。

4. 学生根据案例再次提出问题，聚焦主要和次要学习目标，由学生主席把需回答的问题分工给每个同学。（2 学时）

5. 每个学生根据问题和学习目标到图书馆、网站、教科书或课堂上寻找答案，提交书面材料。这当中需要大家发挥协作的精神。

6. 组内同学和教师进行评议：对该案例是否通适用本次学习目标进行评议；对同学参与整个学习的过程进行自评、互评；教师也对学生的学习情况进行评议。

(三)第 3 次课(1 学时,全体学生)**:小结**

编写教案的教师与学生们面对面地对案例所要达到的学习目标进行小结,并反馈学习情况。

五、PBL 评分、评估说明

1. PBL 学生成绩评分说明

每个案例评分(总分):100 分

教师评分(最高):50 分

学生互评(最高):25 分

学生自评(最高):5 分

每组作业打分(最高):20 分(加在小组每个学生的总分内)

2. 教师填表

(1)学生评分表(PBL 小组讨论每个学生的评分表)(表 3-9)。

(2)PBL 教案评估表(教师版)(表 3-6)。

3. 学生填表(表 3-7)

(1)学生评量表

1)小组成员互评表。

2)学生自我评量表。

(2)PBL 教师评估(表 3-6)

1)PBL 教案评估表(学生版)。

2)对小组指导老师的反馈意见表。

表 3-6 上海交通大学医学院八年制 PBL 教案评估表(教师版)

教案名称:

教案编号:______________

组别:__________________

序号	项目	非常同意(5)	同意(4)	尚可(3)	不同意(2)	非常不同意(1)
1	病史部分清楚易懂					
2	影像学、实验室检查所提供的资料准确					
3	能引起学生兴趣,能引导学生逐渐深入学习					
4	此教案适合架构完整的机制图					

续表

序号	项目	非常同意（5）	同意（4）	尚可（3）	不同意（2）	非常不同意（1）
5	教案中教师注意事项提供的资料充足					
6	教案预设的学习目标适当					
7	学生能学到有用的知识					
8	教案难易适中					
9	此教案明年可以继续采用					
其他意见： 此教案可以改进的部分：						

教师签名：

表3-7 上海交通大学医学院八年制PBL教师评估表（学生版）

教案名称：组别______________ 日期______________

1. 教案评估表

序号	项目	非常同意（5）	同意（4）	尚可（3）	不同意（2）	非常不同意（1）
1	病史部分清楚易懂					
2	影像学、实验室检查所提供的资料准确					
3	能激发我的学习欲望					
4	此教案适合架构完整的机制图					
5	讨论后，我能掌握此教案的学习重点					
6	我能从此教案学到有用的知识					
7	此教案难易适中					
8	此教案明年可以继续采用					
此教案可以改进的部分： 其他意见：						

2. 对小组指导教师的反馈意见表

序号	项目	非常同意(5)	同意(4)	尚可(3)	不同意(2)	非常不同意(1)
1	老师准时到达教室					
2	上课时老师能全神贯注于小组讨论					
3	能给予我支持,鼓励我发言					
4	会在适当时机给予提示					
5	会让我们修正小组做的错误推断与假设					
6	在讨论过程中是引导而非教导					
7	能引导我们达到教案的学习目标					
8	重视我们对病理生理或机制图的创作					
9	能避免教案讨论变为小讲课					
10	在小组讨论后进行小组反馈					
11	反馈内容有助于我们改进学习方法					
其他意见:						

表3-8 上海交通大学医学院八年制PBL学生评价表

组别:姓名________　　教案名称:日期________

小组成员互评表

学生姓名	所提议题具有创意	耐心聆听组员发言	发言时陈述有条理	提供的材料正确有依据	整体而言,主动参与有贡献	得分

评量标准:每项最高5分,总分25分;请按实际情况,在每个空格内打分

很好:5分,好:4分,普通:3分,还可以:2分,待改进:1分。

学生自我评价表

评量项目	0.5	0.4	0.3	0.2	0.1
1. 我会将生活中的实例与所讨论的案例相结合					
2. 我会通过各种途径收集资料					
3. 我能判断数据的可靠性					
4. 我会分析各类数据，理解后用文字表达					
5. 我会将资料分析整理后，归纳出自己意见					
6. 遇到问题，我会不断分析，直到解决为止					
7. 我能与组员共同讨论，倾听别人意见					
8. 我能主动参与，并尽力完成所分配的工作					
9. 我会学习其他组员的长处（优点）					
10. 我能提出引发小组讨论的议题					

评量标准：每项最高 0.5 分，总分 5 分；请按实际情况，在合适的空格打“√”
很好：0.5 分，好：0.4 分，普通：0.3 分，还可以：0.2 分，待改进：0.1 分。

表 3-9　上海交通大学医学院 PBL 小组讨论每个学生的评分表

组号：　　　　　　系统 / 模块：　　　　　　指导教师签名：

评价指标 \ 学生姓名							
参与态度	1~3						
	4~5						
	6						
	7~8						
	9~10						
交流表达	1~3						
	4~5						
	6						
	7~8						
	9~10						

续表

评价指标 \ 学生姓名							
准备情况	1~3						
	4~5						
	6						
	7~8						
	9~10						
批判性思维	1~3						
	4~5						
	6						
	7~8						
	9~10						
团队精神	1~3						
	4~5						
	6						
	7~8						
	9~10						

如在 5 项指标中有 <5 分或 >9 分者,请在下表中说明理由

(马　骏)

参考文献

1. Kwan CY, Jamal H, Jha N, et al.Problem-based learning in medicine: the first 12weeks of

tutorial.J Med Educ,2001,5:372-581.

2. Kwan CY.So you will be a PBL tutor in a medical school.J Med Educ,2003,7:313-322.

3. Kwan CY.Problem-based learning and teaching of medical pharmacology.Naunyn Schmiedebergs Arch Pharmacol,2002,366(1):10-17.

4. Achike FI,.Kwan CY.Problem based learning:why,what and how.Journal of the University of Malaysia Medical Center,1999,2:89-93.

5. 邹国英、黄玉珠、林玉华.PBL学习实务:在台湾实施问题为基础课程的经验与反思.台北:辅仁大学出版社,2008.

6. Zanolli MB,Boschuizen HPA,De Grave WS.Students' and tutors' perceptions of problems in PBL tutorial groups at a Brazilian medical school.Education for health,2002,15:189-201.

7. 李孟智,翁国昌,陈进典,等."临床问题导向学习课程"之评估.医学教育,2003,17:282-290.

8. Lee SH,Lin YJ,Yen WJ,et al.Learning experiences of junior nursing students in a pilot problem-based learning program.Chung Shan Med J,2010,21:79-89.

9. 林真瑜,曾惠珍,李子奇,等.问题导向学习评量表之建构.医学教育,2010,14:36-48.

10. Chen JY,Lee MC,Lee HS,et al.An Online Evaluation of Problem-based Learning(PBL) in Chung Shan Medical University,Taiwan-A Pilot Study.Ann Acad Med Singapore,2006,35:624-633.

11. Chou FH,Jian SY,Tseng HC,et al.Assessment of students performance for applying problem-based learning to a nursing course.Taipei:National Sciences Council,2004.

12. 田金徽,刘爱萍,申希平,等.PBL学习法在循证医学教学中的应用效果评价.中国循证医学杂志,2011,11:39-43.

13. Williams SM,Beattie HJ.Problem based learning in the clinical setting-A systematic review.Nurse Education Today,2008,28:146-154.

14. 关超然、李孟智.问题导向学习之理念、方法、实务与经验——医护教育之新潮流(修订版).台湾:ELSEVIER TAWAN LLC,2010.

第四章

PBL 的考评

第一节　漫谈 PBL 教育体系中的考评

McMaster 大学在 1965 年筹划新的医学院时，有鉴于传统医学教育的种种弊病恶习，决定要以建构创新、脱胎换骨的教育概念兴学，这个在当时非常崭新的概念就是 PBL，也包括了配合 PBL 的考评制度。McMaster 大学强烈地意识到传统的考试制度是教育改革的绊脚石，因为考评的性质可以牵动性地决定学生学习的心态。考试，尤其是笔试，是最古老也是传统教育最典型的对学生的评量。几十年来，从学生年代跨到教师生涯，我们一直听到“一试定江山”或“考试驱动学习”的负面叹语，然而我们却显得爱莫能助，无奈地同叹一声之后，又再继续我们传统的教学、传统的考评、传统的体制，循环不息，同时，更牵动了补习班如雨后春笋般的兴起，用假性安全感来安慰无知的学子及家长，一代跟随着一代恶性地往社会基层扎根。考试导向学习从社会风气形成了群体文化，上至职场下至小学，考试完全习以为常，一般人毫不质疑地顺从地传承下去。

前几年芬兰的教育部长来台湾参访时，看到台湾小学生早上 7 点半到学校，下午 4 点放学，接着被接到安亲班、上才艺班、去补习班，一直到天黑才可回到家，他很惊讶地问：“你们的孩子什么时候玩耍呢?”虽然这只是几年前的事，但我可以见证五十几年前我在台湾上小学时就是这么度过我的童年的。虽然家境并不允许我去安亲班或才艺班，但还是要参与课后的恶性补习及晚间的家教复习，加上周末的补习班，压着我透不过气来。每天我要带两个饭盒(在台湾称作“便当”)，我的午餐及晚饭，还要带一只手电筒为了晚上回家照明用；回到家后还要赶写作业，通常是模拟考试卷的考题；小学好不容易熬完了也没有考上名校中学，于是就被父亲送到香港上中学，最终脱离了“苦海”而给予了我“重生”的机会。在香港，“背井离乡”的我不能不自主，起居、洗涤、选课、学习、交友、购物、健康等全部自己负责。在香港的学校虽然也有考试导向学习的现象，但学习的兴趣、意愿、方法与内容还是由我自己主宰，从初中一年级到大学毕业,我蜕变成为一个有纪律及原则、快乐、自由的年轻人。

近来我在台湾一本杂志看到一篇调查在台湾居住五年以上的外国人对台湾整体的十大印象,例如对台湾全民健康保险的褒扬,对交通混乱无章的厌恶等,其中一项是老外很不理解为什么台湾的老师要给学生那么多的考试,有课前考、课后考、随堂考、周考、月考、期中考、期末考、模拟考等。老师出题、考试、改卷还有时间教课吗?到底老师给学生考试的目的在哪里?

我从未在中国大陆有持续教学的经验,但从在我的实验室进修过的大陆学者及研究生身上和我断断续续到大陆的讲学中分析,我认为中国大陆与台湾,以及中国香港的医学教育过去虽然在不同的政经体系之下,也经过俄、英、美、日等列强的熏染,同根同源的传统中华文化所延伸的"考试文化"似乎还是大同小异。PBL 与传统的考评有区分吗?教师与教学单位也要有考评吗?这个章节就是要探讨这些问题。因为个人经验的局限,我仅能以我在台湾做医学教育及推展 PBL 多年来的心得来叙述我对医学教育考评的看法。我不愿以方法、教条、手册的权威性形式去展现,那样可能会误导部分读者不加思考而依样画葫芦,加之各医学院校对引入 PBL 的理念与 PBL 的实施都有相当程度的落差,因此我希望读者在体验、感受及内化以下的叙述之后能够自己领略对教育考评或 PBL 评量的标准,并适用于自己校园学术文化的定位与执行。

一、教育考评的目的、标准与方法

"考评"是测试教育成效的手段。考评是"考"与"评"的组合。中华传统的教育文化让我们对"考"实时的直觉就是"考试"的"考"而非"思考"、"考虑"的"考",而考试的联想就是"考题"与"笔试",考题所引申的就是"标准答案",笔试所要求的不外是"反刍知识"。那么"评"呢?评的意义与诠释比"考"较为广泛,如评分、评比、评论、评估、评价、评量、评鉴等。"评"比"考"更具有反馈性、比较性及标准性。当"考"与"评"放在一起时,我们就很直觉地把学生考卷所写的答案对错多寡打个分数(这就是"评分"),然后依分数高低将之排名(就成了"评比")。

传统的教育理念建筑在"求知"与"力行"的两个层面上,所以要"敏而求知"经过"穷其理而致其知"达到"学以致用";先秦的孔儒以"仁"作为"知"与"行"的标准,但是后期的俗儒则用苦读来追求书中的"黄金屋"及"颜如玉"。很自然地,近代传统理念下的考评当然会以考评当时的知识多寡及技术的熟练为标准。在 PBL 的理念下,除了要评量"知"与"行"之外,还要评价上述的"仁"。"仁"是先秦春秋战国时代孔儒的中心思想,孔子对个性不同的弟子问"仁"而给予的诠释也不同,却又不失其精髓,因为"仁"本身就是一种"软技能"

(soft skills)。在本书别的章节我已提出 PBL 是培训基本素养及个人核心能力的教育;只要具有持之以恒的能力,知识与技术皆可水到渠成,唾手可得矣。这些个人的基本素养及核心能力都是些软技能,需要自主性的体会、感受与内化才能掌握得到的。

诺贝尔化学奖得主,台湾“中央研究院”前院长李远哲几年前也曾感叹地说大学如果想招收有道德、有理想、有创造力、身体健康、可以一起合作解决问题的人,这些能力不是笔试能考出来的,大学的招生方式,会影响整个教育。他感慨现在的学生外务太多太忙,样样都要学习,却没有时间思考,也没有时间成长,大学生要学习“举一反三”能力,而非样样都学。然而,李远哲这种教育思维在他协助台湾“教育部”推动的十年教改中,却影响不到整体教育评量制度的改善。加上在台湾这样的弹丸之地,竟然有一百六十多所大学,即使有大学的评鉴制度,大学生的素质仍然逐年下滑,归根结底因为多数大学的评量还是以考评知识为主而忽略了人品、心态及素养的评量。

近十年来,医病纠纷、医事伦理问题逐年不断地攀升,一方面是群众及患者对自身权益的意识提高,另一方面是医护人员在专业素质的教育、培训及考评的欠缺。医护人员应持有什么素质能力?医学教育有什么素质能力的管控机制?传统的教育及考评已与现今及未来的时代脱轨,因此才有 PBL 的产生。PBL的宗旨是利用教案及Tutorial的学习过程,通过知(to know)、行(to do)、仁(to be)的实践,对群体(population)、行为(behavior)、生命/生活(life/living)的认知来培育学生们以下的核心能力:博学广闻、解决问题、团队精神、专业操守、沟通技巧、领导潜能、自主学习等。因此 PBL 的考评应对学生的软技能特别重视。若一所实施 PBL 的医学院校对学生的学习成效仅以传统的考试去评量,该院校的 PBL 策划者对 PBL 理念一定是一知半解或把 PBL 误当作传统教学的手段。

评量的设计一定要注意四种特质:可信度、相关度、形成性及总结性。这四种特质的基本定义,一般综合性评量的书籍都会有详细的叙述,不在此赘述,仅引用几个与 PBL 有关的例子如下:

假如对学生整个学期的所学仅以一两次笔试评量,而且又是选择题,这类型的考试可信度高吗?即使用问答题考试,问题的用字与方式与要求的答案之深浅广度,主观性也非常高,除非有很严谨的计分法,老师很难维持公信的原则,问答题考试的结果可信度高吗?例如,两位学生都答对了考题,一位学生可能答案写得较长,字写得漂亮,就很有可能会多得几分。这就触及相关度的议题了,若答案写对了,就没有必要再写多余的内容,画蛇添足;写答案的字体美感应与问题的答案本来就没有关联(除非写的字像涂鸦看不懂),就不应列入计分。试想看,如果要选拔一位运动员选手,却用笔试去考核该运动员的数学或化学，作为选拔的标杆，是否根本毫不相干？很多医学院校老师评量学生大都是传承过去或一般的传统习惯，很少会去质疑考评的可信度及相关度，因而失去考核应有的公平性。

另外一个传统考评的弊端就是将所有大大小小的考试都算分，全都记在总学期平均分数的账上；换而言之，每一次考试都是总结性的评量，令学生对任何考试都有“生死攸关”的重要感，因此学生为了准备考试而逃课，轮流抄写共同笔记或上夜间补习班，而且“分分必争”。相反地，形成性的考评是为了测试学生的进度所做的回馈性的评量，一般是不计分的，或是计分而不算在总平均分中。虽然形成性评量以回馈改善的出发点很好，但由于不算分的关系，一些没有自律自主的学生就不认真，而会考试的学生（并不表示思考力成熟的学生）也因失去得高平均分的优势机会而反对不计分的考试。在 PBL 课程的学习流程中，学生会有很多机会接受形成性的考评（包括口头与书面的回馈与评价），让他们自知、自律、自省地改善自己学习的方法、态度与内容。即使如此，在亚洲鉴于面子文化，对于面对面的形成性的自我评判或同行评量，师生两方最初都会感觉很不自在，更谈不上要学生评量老师或给予老师回馈，有些团队索性就避开了在 PBL 小组讨论结尾时或教案完结后的反馈评量。如何有技巧地而且面对面地表达出不中听或不易说出口的话，是医学生将来在临床医疗过程中必会经历的事，也是对建立将来良好医患沟通的必要挑战，在 PBL 课程中就应及早接触训练。下一节的论点更加强调软能力层面的评量在有成效的 PBL 教育及临床技巧中的必要性。

二、PBL 课程中评量的层次、领域与方法

图 4-1 是有名的布鲁姆（Bloom）认知分类层次的金字塔。布鲁姆对认知的整体分成了六个层次，知识（knowledge）本身位于最低的基本层次，所谓“知之谓知之，不知谓不知，是知也”；再上一层是内化理解（comprehension），也就是“知其然，并知其所以然”才算是学到了；接着是否能应用所学到的知识（application）去解决问题；若懂得分析（analysis）与问题相应的信息，是否可以将这些信息统整、合成、建构起来（synthesis）；最高层次的认知是能有效地批判，评估整个学习的流程并做出回馈（evaluation）。

因为 PBL 医学教育的学习可分为三个主要领域，即“知识（to know）”，“力行（to do）”和“素养（to be）”，对学生的考评也应当考虑分流到每个领域，而且每个领域都从以上的六个层面（由肤浅到深层）去考虑。读者可以参阅以下表 4-1 规划的层次与领域作为 PBL 学习流程成效的评量标准：

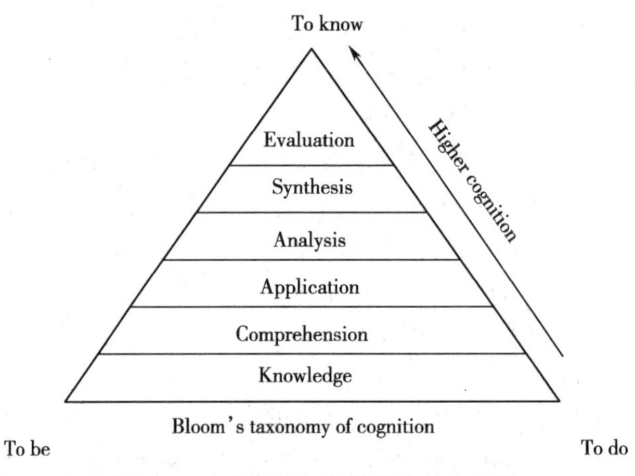

图 4-1　布鲁姆认知分类层次的金字塔

表 4-1　PBL 三个领域六个层次的目标

认知(cognitive;to know)	力行(psychomotor;to do)	素养(affective;to be)
1. 知识反刍	1. 临模仿效	1. 感受接纳
2. 明了理解	2. 唯命是从	2. 表达反应
3. 学以致用	3. 惟妙惟肖	3. 形成价值
4. 理据分析	4. 统整完善	4. 整合价值
5. 建构创新	5. 自成一家	5. 内化价值
6. 评量回馈	6. 技术转移	6. 影响别人

有了 PBL 考评的目的、缘由、领域与层次,我们才可以考虑对不同的领域和层次"对症下药"设计考评的方法。在这章节中,我要强调的是设计评量方法时一定要仔细考虑该方法的可信度(reliability)及相关度(validity),也更应该考虑其目的,即是为了让学生改善的形成性(formative)考评?还是对学生果断判决的总结性(summative)考评?PBL 教育既然是以学生自主为本,以老师协导为辅,就应当尽量给予学生多次机会去调整,改善及进步,因此,PBL 考评就应以多元化及形成性的考评为原则。例如将选择题作为考评的方法,若适当地设计,使其成为在知识领域中最基本的记忆及反刍的层次上的测试,其可信度及相关度都可以很高,而且花费低廉;但是在高一点的层次,如"明了理解"或"学以致用"的层面上,或评量到别的领域,其可信度及相关度就很低了。面试或口试(个人或团队)应当可以用到以上的三个领域,但是因面试的安排与条件以及面试考官一致性的落差及提问的高变异度,其可信度及相关度亦

很低，面试的花费（时间、人力与金钱）相对比笔试更高。另外一种在医学专业常用到而且较新颖的混合性多元化考虑 OSCE（客观建构化的临床测试），近几年在亚洲日渐风行，而且也应用在基础医学教育的评量。2012 年起 OSCE 在台湾将列入"国家医师执照考试"项目之一。正是因为 OSCE 的多元化、标准化、公正性、灵活性及相关性使得 OSCE 的可信度很高，不过实施 OSCE 需要不断地培训（观察测试员及模拟患者），所以比较昂贵。图 4-2 展示一般由基础医学到临床医疗常用的考评方法，读者可以参考并"择其善者而从之，其不善者而改之"。

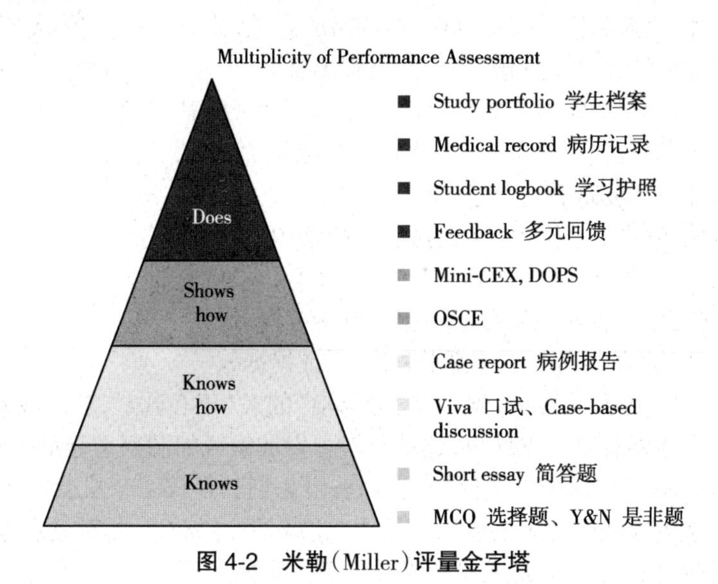

图 4-2　米勒（Miller）评量金字塔

三、对学生 PBL 学习成效的评量

传统的考评常注重知识的多寡，而知识的多寡则以考试的分数去评量。当然名校录取学生的门槛分数很高，尤其以医学院为甚，而且在台湾首屈一指的大学及医学院非台湾大学（台大）莫属，因此在台湾若能跻身台大医学院是人皆羡慕的天之骄子。但是竞争考试分数与应变处世能力完全是两码事，我的执教生涯也见过不少"高分低能"木讷呆板的书虫，我也绝不会将自己或家人的生命健康交付给全靠传统考试高分训练出来的医生。近年来，台湾高等教育的调查及一些企业界大佬，如张忠谋、林百里等也都一致认为台湾的大学生素质差强人意，这与以知识为本、考试驱动、被动学习、功利主义等为导向高等教育有密切的关系。

台积电讯总裁张忠谋向来很关心台湾学子的教育，他在台湾交通大学新生入学演讲时强调，"我可以保证，这个世界跟你父亲二十几年以前读大学之后所面临的世界完全不同”。当跨国间人才、企业、国家间的竞争较以往快速且全面时,要清楚掌握未来的潮流,大学生必须打破三个迷思:第一就是“名校的迷思”,认为顶尖大学毕业就是铁饭碗的保证;第二是“本土的迷思”,以为自己的竞争舞台只局限在台湾,却成为井底之蛙;第三是“传承的迷思”,以为忠诚传承接棒,不必创新也会成功。张忠谋觉得台湾大学生缺少领导能力,也就是全面与通才管理的能力。他认为大学生要能做到十一件事(括号内是我加注的个人诠释):

第一件,养成一个终生的、健康的生活习惯(充实自我,终身学习)。

第二件,培养志愿,为自己许一个细微的志愿(志高气远,宏图大展)。

第三件,要用功学习(敏于求知、自强不息)。

第四件,学习的时候不要仅背书,要彻底了解(穷其理,致其知)。

第五件,学会独立思考(自主性心态,批判性思维)。

第六件,学创新(营造特色,拥抱未来)。

第七件,学中文(强化本土沟融,齐家、治国)。

第八件,学英文(提升国际人脉,平天下)。

第九件,学习世界(放眼四海、接轨国际)

第十件,学演讲、学辩论(勇于表达,循证提据)。

第十一件,也最重要的,做一个“诚与信”的人(正心诚意,忠信待人)。

我认为还要有第十二件事,那就是学习发展敏锐的洞察力与危机感,洞察力与危机感不但是一种自我保护的机制,也为创新开辟一个机会。张忠谋也表示东方学生太依赖外来的刺激与要求(也就是外源动机,是被动属性),好像一定要透过外在的系统或规范来逼练自己。美国人不讲这一套,他们比较注重自己培养自己、自己训练自己的能力(就是内源动机,是主动属性),这也是为什么美国顶尖大学的学生终身学习能力比较强的原因。如果年轻人能及早建立起有目标、有系统、有纪律的终身学习习惯,在毕业后的日子里,依旧会持续的成长。张忠谋已年近八旬,我相信张忠谋从未接受过 PBL 的洗礼,而他对学习的见解却完全符合 PBL 的理念,说穿了,他就是一位有远见、有魄力、相信并实践“自主学习”的企业家。若不知、不能、不愿“自主”,何来“创新”?何来“领导”?何来“终身学习”?

广达董事长林百里最近痛批台湾教育太死板,没有教导学生创新,甚至可能严重阻碍成功,并点名母校台湾大学、直言“超恨台大电机系”,因为那里的教学一点都没有创新性,念书就像念经一样,老师教课的方式,完全是错误的。他还讽刺地批评现今台湾的教育,学生只要照本宣科、好好读书就会及格,这让他无法认同。台大教务长蒋丙煌打圆场地回应指出,林百里说的应是“开玩笑的话”,林百里毕业了四十年,台大早已脱胎换骨,课程和教法很多元,教学也从过去的单向，转变为互动、个案教学、分组讨论等形式，已不像林百里说的“教育太死板，没有教学生创新”的状况。虽然台大的教务长给了台大一个台阶，台湾大学四十年的教育现在是否真的发自内涵地脱胎换骨了？还是换汤不换药仅做了表面方法上的调整？最近，台湾中央大学认知神经科学研究所所长洪兰在评鉴访视时观察到台大医学生在课堂上不能让她认同的行为素养，并很生气地在《天下杂志》写了一篇文章《不想读，就让给别人吧》来痛批台大医学院的教育。以下是媒体对此事件的报道，造成了社会舆论的轰动与冲击。

四、洪兰：台大医科学生的素养

全世界大学都在抢顶尖人才，台湾的大学生有危机意识吗？中央大学认知神经科学研究所所长洪兰撰文痛批，台大医学系学生上课迟到、打瞌睡、吃泡面，散漫的态度令人摇头。她严词炮轰，“如果不想读，何不把机会让给想读的人呢？尸位素餐是最可耻的。”这篇文章《不想读，就让给别人吧》刊登在近日出版的《天下杂志》，提及她担任医学系评鉴委员，上月底到“台湾最顶尖医学院”的评鉴访视经验，虽未指出系名，但外界普遍联想到台大医学系，洪兰也向媒体证实。

上课吃泡面、啃鸡腿、睡大觉

洪兰描绘她亲眼见到的台大医学系学生的上课情形：已经打钟了，学生才姗姗来迟；进来后，有人吃泡面、啃鸡腿，或打开计算机看连续剧、趴在桌上睡大觉，打手机、传简讯的情况更不用说。迟到的同学不是悄悄在后面找位子坐，而是大大咧咧走到自己的座位前，丝毫不尊重其他同学的上课权，视授课老师为无物，让知识的殿堂有如菜市场。洪兰感叹，她实在看不下去了，决定离开，但让她惊讶的是，再回到教室查看时发现，不但原先睡觉的同学没醒，又有更多同学“阵亡”。“假如这是我们大学生的上课态度，我们拿什么去和别人竞争？”

医生纪律松散也令人咋舌

不只台大医学系学生不敬业，洪兰文中也批评，医生也一样不敬业。她说，早上八时开晨会，评鉴委员发现医生不但迟到、没穿白袍，也还没巡房；即便来开会了，也是坐在后面做自己的事，“纪律松散令人咋舌”。敬业是最基本的做事态度、是个人操守，不敬业的人，能力再好也不会成功，对医生来说，还会害死人。洪兰强调，学生应做好本分，好好学习，那些上课不认真的学生形同“尸位素餐”，“如果不想读，何不把机会让给想读的人？”洪兰直指，国际竞争如此激烈，但台湾学生未感受到这股压力，若不及早觉醒，下一代当“台佣”的担忧，可能不是杞人忧天了。洪兰说，她也是台大人，但知识分子要说真话，看到不对的事就要讲,不然就变成共犯。她向台大喊话,政府花五年时间、五百亿资金拼卓越大学,台大不能只拼世界百大,却没把学生的品德教好。这样的教育不仅走偏了,而且很危险。

这篇新闻当然也触及到了更深入的教育政策、学术文化及学习与教导的考评议题,也都是棘手无策的问题,每隔一阵子就被媒体掀风播浪地"新闻"一番之后,又回复风平浪静的我行我素。除了台湾中央大学的洪兰教授痛批台大,南部的成功大学(成大)新上任的校长黄煌辉也在近日讽刺台大人"眼睛长在头顶,常常会去撞到电线杆",即台大人与他人难相处,常常因为态度高傲,使对方不想理会、不愿配合而遭遇阻碍,无法完成事情。

洪兰也进一步批评说台大医学系学生不敬业,医生一样不敬业。这也道出了医学教育必然的因果关系,尤其在这种同构型与传承性很高的团队中更易发生。很明显的例证发生在 2011 年 8 月 24~26 日,台大医院闯下了重大的医疗事故,一名邱姓男艾滋病感染者坠楼脑死亡,家属不知他有艾滋病,善心捐出器官,当时检验死者结果呈现艾滋病病毒阳性,但台大医院器官捐献移植小组人员在确认过程时,竟将协调人电话通报时说的"reactive"(阳性)误解为"negative"(阴性)而又未追加确认,致使台大医院 4 名病患及成大医院 1 名心脏移植病患被移植艾滋病患者的器官,其中受赠的 4 名病患都已验出病毒,而且肺移植的病患病毒浓度最高。作为台湾的"龙头医院"竟然摆出如此乌龙,犯上震惊社会的医事错误,实在匪夷所思。虽然院方辩称是协调人与移植小组的沟通失误(特注:PBL 教育强调团队组员之间有效沟通的重要性),但这仅是冰山一隅,还预警了隐伏在医学教育、医疗培训、风险管控、通报机制、医务管理各层面种种"不注意细节"的危机。

不同于昔日动荡的年代,现在我们生活在一个政治经济稳定的环境里,可以很清楚地意识到社会医疗行为的原则,不断地标榜"以病人为中心"的基础观念。为什么会有如此的改变呢?一方面可以回溯到近十年来,群众对医学教育缺乏人文素养及医疗行为缺乏人性关怀的厌恶,加上基于全民建康保险带动的"以人为本"关怀主义及效率导向医务管理的"顾客至上"企业主义的抬头,另一方面也因为通讯科技与知识传播日新月异、快速地发展与普及化,促使社会群众觉得对自身的健康需要拥有更多的健康自主权与被告知权。现今华人(甚至亚洲整体)社会的高等教育,包括医疗体系中各个健康专业的教育,似乎跟不上时代的巨轮,仍然滞留在死板知识内容的汲取;更可悲的是很多老师仍然被视为(或自视为)学生知识的源泉。其实,大部分老师所拥有的专业知识也仅是冰山一隅而已,在知识科技全速暴发的新纪元里,不出几年就过时了。这本书很多处都提到 PBL 重视培养非知识层面的能力(即所谓的软能力),但是这些软能力是些什么样的能力?又怎么样去考评呢?美国的医学教育协会制订了目前全球部分认可的临床医学教育的六大核心能力:患者照顾(competent patient care)、医学知识(medical knowledge)、临床技巧(clinical skills enhancement)、人际沟通(communicative skills)、专业素养(professional ethics)、体系运作(systems-practice skills)。

除了要提升医学专业知识及临床技巧的二项,其他四项核心能力都是属于做人的软能力,也就是 PBL 医学教育精髓之所在。以下,我提供了在这四项软能力中一些较仔细的行为表现,并把医护专业人员临床的表现与 PBL 教学中学生组员的表现(叙述于括号内)做个比较。

五、临床人员应具备的软能力(PBL 组员的互动能力)

(一) 视病犹亲、尊重患者

以语言或非语言的行为聆听,而且能体现为仔细聆听(对 PBL 组员亦能表现出仔细并诚心地察言观色)。

不应以无礼、骄傲或自负的语言行为及非语言的行为表达意见(在 PBL 教学时的沟通亦应以相互尊重为本,而不显示傲慢不屑的态度)。

专业临床人员应让患者表达意见,提供信息,不要使患者难堪(对 PBL 组员之间的交流互动,亦应彼此礼让不要使其他组员难堪)。

专业临床人员应协助患者清楚表达出对医患关系的看法(PBL 组员亦应协导其他组员清楚表达出对教案中问题的看法)。

专业临床人员应清楚地表达自己对医患关系的专业观点(有专业背景知识的组员亦应清楚地表达自己的专业经验及观点)。

专业临床人员应懂得与患者交涉协调医疗行为(PBL 组员间的协商亦应彼此交涉协调学习内容与流程)。

专业临床人员在患者说话时不应打断患者(别的组员表示意见时,尽量不要打断他们的思维)。

专业临床人员看诊时要专心于患者(每位组员在讨论时要专心于 PBL 中的组员互动流程)。

若看诊迟到,专业的临床人员应该勇于道歉(若在 PBL 教学时迟到,也应持着基本礼仪,勇于向团队道歉)。

专业的临床人员不可对患者有性歧视或性骚扰的行为(对有男女混合的 PBL 小组,甚至单性的团队在言行上应注意性别平等的言行礼节)。

(二) 表达通顺、沟通完善

以下项目,将“患者”改为“组员”即可应用在 PBL 小组讨论中。

直接与患者沟通。

使用患者听得懂的语言及字眼。

清楚表达讯息给患者。

清楚地解释给患者听。

给予清楚的指示。

给予患者足够的时间回复。

消除与患者之间的误会(若PBL组员之间有误会,要尽快澄清)。

适时地使用开放式的问题(要懂得提出可以延伸议题的问题)。

认知和响应患者非语言的沟通(很多的人际沟通是以非语言的形式显现)。

表现出对沉默的包容度(沉默并不表示不愿分享或无知,应明辨)。

非语言的行为与语调和语言的沟通内容一致。

接受及讨论有关情绪的问题(PBL互动中若遇上情绪的问题,不躲避、压制,应予关怀性疏导与宣泄)。

在适当的情况可以表达自我的情绪(正负情绪的表达应当合情合理)。

解释患者看诊过程的逻辑性(尝试解释自己看教案情境中的逻辑性)。

(三)自律自守、克己尽责

1. 准时,不无故缺席(PBL迟到、缺席是不负责、不尊重的心态与行为)。

2. 遵守对患者的承诺(遵守对PBL组员所做的承诺)。

3. 做好自我的情绪管理以免失态误事。

4. 不可服用禁药或酒精。

5. 探索与患者相关的问题(探索与PBL组员相关的问题)。

6. 与患者讨论所安排的计划,例如:检验项目、心理咨询、治疗计划等(与组员讨论在PBL中得到的学习目标以及所安排的学习计划)。

7. 提供信息给患者,让患者在了解自身状况的前提下同意接受治疗(向其他组员分享自己搜寻得到的讯息或成果)。

8. 提供讯息给患者让他们知道在实施的计划中患者该行使及遵守的责任(提醒组员PBL学习计划中各组员该做的行动及遵守的责任)。

9. 尽可能告知患者后续或其他的安排(与组员们商讨后续或其他与PBL相关的学习活动安排)。

10. 告知患者还有哪些检查结果仍未收到(例如:检验结果、心理咨询),这些报告稍后会送到患者手中(提醒组员还有哪些学习目标仍未完成,稍后会确保能管控做到)。

11. 确定患者已经了解所给予的讯息(确定组员间了解彼此已交换的信息)。

(四)反省意识的自我评量

愿意公正无私、以改善为目的、对事不对人地提出回馈。

承认自己对认知有欠缺的地方。

检讨自己在专业知识上的不足。

在讨论或处理某些为难议题时，愿意承认自己感到不自在。

在适当的情况下有节制地表达自己的情绪。

以敞开心胸的方式接受主管、同事或患者给的评语（虚心接受其他PBL组员评语，包括tutor的反馈）。

（五）体系为本的医疗行为

在PBL的小组讨论中，PBL团队的本身及医学院的学术行政单元就相当于医疗体系。

明确医疗体系的使命并以其任务为主轴（以团队的使命及任务为首）。

认清自己的职责及在医疗体系中的角色（弄清自己及团队的角色）。

熟悉体系制度，灵活并有效地利用体系中的资源（善用每位组员的优劣）。

尊重及配合医疗体系链中其他单元的需要（配合及尊重其他组别）。

善用权职，协调团队，以患者安全及权益为上（以团队的学习意愿为主）。

由上可见，非但PBL医学教育是完全根据医学生将来成为临床医师时的所需及所为而设计的，医学生的素养及其核心能力其实就是执业医师的素养及其核心能力。因此，医学院的基础医学教育与医院的临床教育若能以PBL去贯穿实施（孔子也说“吾以一贯之”），则可以缩短基础与临床教育管理的落差。但是在现实的生活中，医学院与医院却往往有楚汉分界或同床异梦的现象。例如，刚从医学院校的PBL洗礼出来，载着赤子之心的医学生，进入医院以后，尤其在以企业式管理、着重绩效营利的医院，他们所学到的软能力，也可能在自知、自主、自律的能力不足的情况下，被现实社会里的冷漠、白色巨塔内的斗争、医病纠纷中的丑态及是非善恶间的穿梭日益消磨殆尽。因此，若要PBL的学习精神长存，在求学时PBL精髓的自主精神要依靠扎实的考评体制才会生根，即使在传统的职场环境下，亦能自我成长、洁身自爱、随遇而安。很可惜，很多在亚洲实施PBL的医学院校，仅以点缀形象的心态将PBL置入以传统为主轴的课程，在学生学习的态度上根本产生不了显著的成效，加上医院对实习医生或住院医生的教育也没有秉承医学院的PBL学习精神，白白浪费了很多的资源。

六、对教师及学术单位的评鉴

医学院校的评鉴访视是对“学校校风、学习文化、师生素养、专业管理、行政成效”的观察及考核。我在此分享过去在加拿大McMaster大学的经检：全医学院的学系每三、五年就有一次常规的评鉴，也是例行地将平常所做的教学、研究、行政、服务综合分析，由学系主任及智囊团员（从不同的教授级别中邀请或选出,我就担任过系主任 advisors 之一)共同撰写报告。因为每年每位老师都要向系主任缴交年报并与系主任有 30 分钟的约谈,报告中列出自己的教学、研究、行政、服务职责之贡献及成效(包括地区性及国际性的邀请及名誉奖励和教学中学生对老师的课程及教学的正式评量表),并告知下年度的运作计划,改良措施及对系所的期望,在 McMaster 大学医学院,这称做 Faculty Annual Academic Review(FAAR)。FAAR 之后,系主任会在二、三天内将约谈的内容摘要笔录下来并让受约谈的老师确认并共同签署完成一年一度的考评流程。在长期 PBL 理念的熏陶下,自发自主的精神也会耳濡目染地渗入老师的学术行为及心态,而不需系主任的督促;正式考核及非正式自我反省、成长、提升都已是常态,不会引起教师间不安的骚动。每位老师的年薪绩效加给(平均加入月薪)每年递增 0~6%,都是由系主任及院长凭考核的证据向校长推荐。这种在系所层级就有结构性、自主性及形成性的教师考评,在台湾碍于人情、面子、阶级的学术组织文化,简直是不可思议,遥不可及的事。

去香港大学受任为讲座教授兼系主任时,我也特别将以上对老师的考核制度引入生理系;若老师提出需要,我会阅读老师的研究基金申请计划,并做出建设性的改正及建议。我对老师们的协助也换取了他们协助。我拓展由生理系起头的 PBL,虽然有些老师最初不习惯而绷紧神经,但是这种考核的确提升了本系的师资教研能力,也使香港大学医学院的 PBL 在华人大地成为先锋,起到了领导的作用。

作为一位学术主管,我的学术及行政绩效则由校长每年直接考评并决定我下一年度薪资的加给调整(就是加入月薪,每年递增;五年内,我的年薪几乎翻加一倍)。因为我在教师考核制度上建立了良好的口碑,香港政府的大学及以上学院的管理机构也邀请我参与了第一届的"大学研究考评委员会"(Research Assessment Exercise),协助研制香港各大学整体研究水平的评鉴标准。

二十年前台湾有五六十所培育精英分子的大学,1994 年一些教育家推动高等教育改革,将过去大学的精英化转变成普及化,使人人都有机会上大学。如今仅有二千三百万人口的台湾已有一百六七十所大学,全世界没有第二个地区有如此比例,大学一般的质量因而每况愈下。台湾"教育部"及医学专业每年都限定一千三百名医学毕业生名额,因此还是处于精英教育的范畴。我服务了七年的台中中国医药大学,于 2003 年也在大学普及化的声浪下由过去中国医药学院晋升为大学。它原本在国际舞台上既沾不上光也仅列名在台湾医学院校的尾阵,不过,过去十几年中,大学及医院的董事会通过多次大兴土木扩建医院校舍、广纳各方人才、教职主管"换血"、增强管理效率,决心脱胎换骨、改头换面,终于在聘任台湾前"教育部"长黄荣村教授成为校长之后,黄校长的管理手段、个人风格与行政经验帮助本校在“医学教育评鉴”及“卓越教学计划”中出人头地,重见天日。然而教师的考核及升等及学校单位的评鉴却仍然受“教育部”官僚的保守思维及整体传统学术文化的牵制(注:校长也曾是“教育部”官僚体系的主管),很难突破创新,尤其欠缺欧美及中国香港高等学府的自主性及积极性。这也造成存在于所有台湾医学院校日益严重的“同构型”,各大学除了可以展现出历史性不同的光环,根本反映不到出类拔萃的学术特色。当然也造就了一般学生及家长对“名校”趋之若鹜的迷思与社会文化。

台湾各大学教师的升等考核向来以研究绩效为主(最近才开始有分流升等机制,其标准仍然很随意机动化、公式化及表面化),研究的绩效又以论文的Impact factor(IF 值)及署名人数排序为依据进行复杂计算,却对 IF 值的意义及公平度一知半解,发表研究论文的鼓励亦以“重金之下,必有勇夫”的奖金形式执行,因此每篇学术论文都染上了不同程度的铜臭味。在这个狭小的学术圈子里竞争,每间医学院校就在体制办法上以“人云亦云,人有我有”的心态相互仿效或抄袭,将已存在的“同质感”的恶性循环推向极致。过去,在加拿大我也连续十五年在全国性的竞争气氛下,以得到 Fellowship 或 Investigatorship(研究基金加上我大部分的薪资,大学再补加)的形式来呈现我的教研荣誉奖,但我以往从未看到过有专为发表论文而颁发奖金的行为。在台湾的七年,我坚持一贯的原则,在发表论文后绝不申请论文奖金,因为我深信发表论文本来就是大学教研人士的专业职责及对社会的责任,也是个人的成就。学校对鼓励年轻老师在研究及教学考核上的提升应以“培训”、“启发”去引发内在动机(就是 PBL 的自主概念),而不应以“金钱利诱”作为外源动机(也就是传统的被动习性);即使设置奖金也应将之当为阶段性的鼓励,以免“领取奖金”成为常规性的寄望。从另一个层面来看,中国台湾的一般大学教授薪资比较微薄,平均低于一般美国及加拿大教授年资的一半,是中国香港及新加坡的三分之一,而且加薪制度欠缺或不完善。例如,我过去六年来的薪资从未因我的学术贡献或行政绩效增加过,虽然有所谓的三节(春节、端午节及中秋节)奖金及年终奖金,这类“奖金”是普及到每一位老师,而非真正绩效性加薪,因此应算是额外薪资补贴。但是对教学及行政人员绩效的奖励,除了一些特别少数的主管教师,一般老师是没有奖金或薪金调整的。为了缩减与国际的差距及人才流失,台湾最近有设置“弹性薪资”机制的建议,但是在体制条例办法尚未完善之前,弹性薪资最大的受益者大概只是为其量身订制的特殊人士罢了。近几年,教学优良老师、研究优良老师,优良导师、优良教材等选拔制度也都纷纷建立,提供额外“薪源”,但是这些评量方式需要不断修订、改良并趋于完善,才能摒除早期所见到的一些内定指派、轮流提名、尊老敬贤、游说选票等不公正的黑箱作业恶习,这些恶习往往会触犯学术伦理,也是金钱利诱在制度办法尚不健全时会产生的现象。

在体制管理的层面,仍有相当不成熟的一面。医学院的二级主管如系所主任很多并无行政培训经验,谈不上"学术行政领导",而仅仅能充当系所总务经理的角色。这也符合我听到的不同医学院系所主任异口同声的抱怨:系主任既没有学术实权也没有分配资源的权限,只是听命把被交代的事执行出来就是了,况且行政费时费力影响教学及研究,亦得不到升等所需要的绩效。因此难怪很少老师愿意参与行政工作。所以繁重的行政工作就都压在"不需升等,不需受评"的教授级老师的肩头上了。

我在台湾各地做 PBL 培训讲座时,见到参加的老师在行为上与上课学生的行为同出一辙:他们都尽量往后排坐,鲜有提问。报了名的老师有 20%~30% 没有报到参加,若是校级的 PBL 培训,主管级老师也很少来参与。在这个由上往下,一个口令一个动作,大家长管理制度的教育体系中,若主管既不懂又不屑参与,PBL 当然就不会在那位主管的单位里引入执行。即使在该单位服务的部分老师很认同 PBL,他们也欠缺自主的魄力,仅唯命是从,不敢质疑、不愿挑战去说服单位主管采纳 PBL,不过,这些认同 PBL 的老师却很愿意去其他实施 PBL 的系所担任 tutor。对这类老师在教学上的贡献,单位主管会如何去评价呢? 举个既是假设,又很现实的例子:一位拥有博士学位,对 PBL 很认同也很投入的老师,除了尽了班系教学任务的职责以外,也常帮助他系做统合性 PBL 的课程,不但担任 tutor 而且以其学术专长设计了一个 PBL 的核心通识课程,同时也发表了几篇 PBL 用在通识的论文,除此还很热心推广 PBL 于医疗临床业务,培训种子教师。若是该系主管有宏观思维一定会很重视这位老师,给予她鼓励并视她为系上的精英分子,让她的学术专长融会到系上的教研特色中;但是学术狭隘、缺乏宏观远见、对 PBL 教育不甚了解的主管就可能在考核上批评:"花时间去做系外的事,会压缩对系上的贡献"。这个情境也许在挑战我们的思考,在鼓励合作统整化的现代环境下,考核老师对教育的贡献时,是应以整体的大我,还是以学系的小我为重? PBL 流程中对设计评量的重视就是为了提升批判性的思维与能力。

为了教师的自我提升,"教师培育暨发展中心"每年举办很多培育发展的活动,鼓励教师参与发展活动(常以参加的时数换算为积分),也是常见的对教师升等评鉴考核时的要求。在这些活动中也不难看到一些现象反映出一些教师缺乏自省自评的能力及绩效熏心的态度。例如,有些老师看到活动公布之后会先打电话来确认时数积分才决定参加与否;有一部分老师签到后就离去,等培训将结束时再来签退;也有少数老师或教学医师根本不参加却派学生或助理代为签到。以上的行为只不过是为了要取到培训时数认证(因为升等条件的需要)。以下是我亲自见到的两个例子:一位医师及一位系主任很遗憾地因为以上的行为被拒绝颁予证书,而对在场的工作人员及工读生态度傲慢、恶言以对,非但在同侪前出尽了自己的洋相,而且在学生面前更暴露为人师表的负面形象,同时也触犯了学术的伦理。由此可见,在没有创新的长期传统教育下,常会有相当长远的后遗症。在台湾民生繁华的社会,传统的功利绩效主义的心态广泛地浮现弥漫,评量考核的目的很容易就会被扭曲成为竞争、排名、升等、入名校、拿奖金、取证照的"手段",甚至不择手段。教育界真的需要刻不容缓地强化 PBL 的培训,建立起合理、公平、有效的考核制度帮助学生及教师竖立"终身学习"的心态及技巧;除了知识、技巧的评量,软能力如心态、沟通、伦理、关怀等也应考虑列入评价。

(关超然)

第二节　台中中山医学大学 PBL 考评

一、考评的意义与重要性

考评引导学习,这在亚洲国家犹然。事实上,评价依据教学目标除了达成学生成就评定的传统任务外,最重要的是指出学习上的困难、改善学习的成效,并订出未来教与学的方针与策略,对教或学均至为重要。考评依时程可分为形成性及总结性考评,依使用测量方法可分为量性〔如百分计量〕、半定量〔如 ABCD 评等〕和质性〔如观察、访谈、描述与分析〕测量。

小提示:

首先,要厘清三个名词

1. 考试(test or examination):千年传统的考评方式,主要是取得成绩与排名。

2. 评价(evaluation):针对软硬件,过程及结果的评估,主要是评定等级及找出优缺点。

3. 考评(assessment):20 世纪 80 年代起开始使用的字眼,属全面性的评价,并积极地订出改善方针。

基于问题的学习之主动学习、互动学习、情境学习等优势均已获得肯定,唯在学生的学习成效及如何考评上,仍有令教学行政单位及课程负责老师感到疑惑之处。很重要的原因是,在加拿大麦克玛斯特大学或欧、美医学院,普

遍针对 PBL 学习给予通过〔pass〕、不通过〔failure〕或待观察〔pending〕之评定，然后就承认取得该 PBL 课程学分，但不计入整体评分系统〔GPA〕中。但在亚太国家，这个方式则很难融入以百分成绩计量法为主的成绩评量体系中，或许需要某些调整如本文以下将举出的范例，以适应事实上的需要。

整体而言，PBL 的考评系统包括：

（1）对学生的考评；

（2）对小组老师的考评；

（3）对小组讨论过程的考评；

（4）对教案的考评；

（5）对整体课程的评价。

本章将集中讨论对学生的考评及对小组老师的评价，至于学生对课程的回馈请见本书“第三章　PBL 方法与流程”。

二、考评人及考评内容

传统教学由老师命题、学生作答的考试加以计分。现代 PBL 的考评可经由多面向和多元化的方式进行形成性或总结性，短期或长期性结果评价，包括：

1. 学生自评
2. 同学互评
3. 小组老师考评
4. 课程考评负责人进行考评〔如小组讨论巡视、课程考试等〕
5. 课程考评负责人或小组老师对缴交学习报告之考评
6. 学校实施之段考、年级考试、实习前资格考
7. 临床实习阶段的表现与“国家执照考试”
8. 终生的能力与成就考评

考评的内容基本上是建筑于 PBL 的五个重要假设：①学习发生于自身相关的情境；②学生必须是学习的主人；③学习是不断面对问题及解决问题的过程；④学习取决于主动参与；⑤学习必须内化才能成为真正的知识。

基于以上 PBL 的五个假设，学习要达成以问题为主轴、运用批判性思考、强调自我导向和自我负责学习以及着重团队合作精神的方式来完成学习。故可将 PBL 的考评或教学评价总归为国内外共同认可之五大面向，包含自我导向学习（self-directed learning）、批判性思考（critical thinking）、独立学习（independent study）、团体互动及参与（group interaction and active participation）和推理技巧（reasoning skill）。至于各大面向的细分项则可略为不同，但应有一定的信度与效度。目前使用较广泛的量表包含：由加拿大 McMster 大学

所发展的自我导向学习量表(self-directed learning scale)及批判性思考量表(critical thinking scale)。此外,另由 McMaster 大学及其他大学共同发展的基于问题的学习引导课程之实作量表(students performance in pbl tutorial sessions questionnaire)以及由 Sherbrooke 大学所发展的 Tutotest 量表,此量表涵盖 PBL 学习技巧、团体工作的效能、沟通能力与自我学习四个层面,并有台大医学院梁氏等人所开发的中文版本。

三、PBL 的形成性考评

形成性考评在学习或教学过程中进行评价,除了解学习者现阶段的学习动态外,更能实时提供回馈意见和进行调整,使得学习或教学在监控中不断改善,以期达成教学目标。此外,由于能够累积学习前后不同阶段的状况,了解其改变的速度与优势,所以更能就每个人学习的障碍或优势,加以分析并提出适时改善或加强的计划,如此可掌握评价的及时性效益。

总的来说,形成性考评的功能包括:强化学生的学习、改进学生的学习、确定学生学习进度、给教师提供反馈。形成性考评与总结性考评在内容上并无太大差异,只是目的不同。形成性考评比较注重其学习过程,而总结性考评通常会包括较完整考评及评价内容,比如对整体课程的反馈(表 4-2)。

表 4-2 形成性考评与总结性考评比较表

形成性与总结性考评之比较		
类型	形成性(formative)	总结性(summative)
目的、用途	1. 帮助师生把注意力集中到提高教学质量上 2. 提供给那些正在实施教学活动的人参考	作出教学教果的判断,从而区分优劣,分等级或鉴定合格与否,为决策部门的决策提供依据
考评的时间点	直接指向正在进行的活动〔过程性〕,以改进教学活动为目的,是在过程中进行的评价	考察活动的最终效果〔结果性〕,一般在过程结束后进行,对教学活动全过程的检验
评价的特质	分析性的,不要求对评价资料作高度概况,较具体	综合性的,对最后获得的数据有较高度概况
实务上的难点	1. 多次测量,耗时耗力 2. 资料分析较为繁琐 3. 目标较不明确	1. 要求全面性 2. 要求做出结论与建议 3. 通常为量性与质性混合搭配

试举某医校在每个 PBL 教案讨论结束时所做的形成性评估量表,经百分量化如下:

1. 积极参与(50%)　包括准时出席(25%),积极发言(25%)
2. 分享数据内容(25%)　包括言之有物(15%)、数据有据(10%)
3. 互动与回馈(25%)　包括人际互动(10%)和所缴交书面数据(15%)

此评量表仅列大项和分项比分,由小组老师评分。该整合课程(2 学分)中有 3 个 PBL 教案,每个教案 3 学时共 9 学时,故 3 次形成性考评的平均分数占该课程总分数之 25%。

有关考评或评价系统,为了方便评价的进行,台中中山医学大学首先开发了在线 PBL 课程评价系统,内容涵盖小组老师对学生评价(表 4-3)、学生自我评价、对小组其他同学评价、对小组老师评价、对教案评价、对整体课程效益评价。以下为小组老师对学生评价的在线评价范例,此范例可以是对学生形成性的考评,也可以是总结性考评。

表 4-3　PBL 小组教师对学生评量

评量科目	问题式导向式学习	评量名称	PBL 小组教师对学生评量	分组名称	第 18 小组	评量期间	2009/03/03~2009/03/24
小组教师	××× 老师	受评学生	8 人	已评学生	7 人	未评学生	1 人

题号	评量题目	(1)非常同意[100 分]	(2)同意[85 分]	(4)不同意[50 分]	(5)非常不同意[30 分]	平均分数
一、脑力激荡						
1	具发现教案重要事实资料的能力	1 人	6 人			87.14
2	具拟订假设与议题的能力	1 人	6 人			87.14
3	具拟定并决定学习目标的能力		4 人			78.57
4	拟定的学习目标涵盖各种不同的观点		4 人			78.57
5	分享内容具建设性	1 人	6 人			87.14
二、搜寻数据解决问题能力						
6	选用参考数据源多样性		7 人			85
7	熟悉网络信息或证据医学搜寻		5 人			80.71

续表

评量科目	问题式导向式学习	评量名称	PBL 小组教师对学生评量	分组名称	第 18 小组	评量期间	2009/03/03~2009/03/24
小组教师	××× 老师	受评学生	8 人	已评学生	7 人	未评学生	1 人

题号	评量题目	(1)非常同意［100 分］	(2)同意［85 分］	(4)不同意［50 分］	(5)非常不同意［30 分］	平均分数
8	有效运用数据逻辑思考解决问题	1 人	4 人			82.86
三、分享所学						
9	课前有效准备教案	3 人	4 人			91.43
10	主动分享想法与意见	5 人	2 人			95.71
11	愿意分享数据源	6 人	1 人			97.86
四、互动与沟通技巧						
12	口头表达清楚易懂	2 人	5 人			89.29
13	提供适当的回馈		7 人			85
14	运用简报工具的能力良好	2 人	5 人			89.29
15	处理同侪间互动或冲突的能力良好		4 人			78.57
总平均分数						86.29

四、PBL 的总结性考评

总结性考评是在学习告一阶段或终了时，进行教学成效或对课程的全面评价，如此可以看出整个教育或训练课程的成效，有助于课程及教学方式的改进，并可作为未来策略制定的依据。总结性评价除了包括形成性评价的内容，还可包括对完整的能力和知识层面的考评、学生对整个 PBL 课程之评价与反馈以及学生成就之结果评价（outcomes evaluation），分别试举例说明如下：

（一）对学生考评

试以某医校护理系根据文献及国、内外相关量表所建构之“基于问题的学习评量表，PBL Evaluation Questionnaire”为例说明对能力之总结性考评，该量表经测试具有良好的内部一致性信度和再测信度，以及建构效度和效标效度，此量表共 44 题，主要涵盖 PBL 学习考评之 5 大方面，包括：自我导向学习〔10 题〕、批判性思考〔10 题〕、独立学习〔8 题〕、团体互动及参与〔10 题〕和推理技巧〔6 题〕。该评量表由刚完成某混合式 PBL 护理课程,正要进入临床实习之高年级学生自行填写。笔者试着将其转化为量性评分,运用方式可为每题 0~2 分〔0 分 = 很少做到,1 分 = 有时做到,2 分 = 经常做到〕,此评量表共计可得 0~88 分,再由小组老师及学生互评的平均分数对自己所作评定的分数相加减,成为该课程一定比例的成绩。

有关小组老师对学生总结性考评范例,已于上一节呈现。

(二)对整个 PBL 课程的评价

以下以某医校医学系某整合性模块课程结束后,要求同学填具对本模块 PBL 整体课程的评价所得结论如下:

1. PBL 课程之优势依序为:

(1)整合知识;

(2)自主学习与团队合作;

(3)临床决断与问题解决能力;

(4)表达能力。

2. PBL 课程之劣势依序为:

(1)时间压力;

(2)小组老师过度干预;

(3)教案不良与资源有限。

3. 小组同学对课程最满意的部分

(1)小组老师的引导;

(2)小组老师的总结与回馈;

(3)同学间的回馈;

(4)轻松的学习环境;

(5)自主学习能力及沟通技巧的提升。

4. 小组同学在课程中最常见的困扰

(1)搜寻数据的时间不足;

(2)搜寻数据的资源不足;

(3)表达的能力不足;

(4)小组讨论的时间管理不佳;

(5)学习重点的掌握困难;

(6)教案不够明确与适用。

以下是台中中山医学大学护理系单一课程中实施混合式 PBL 课程模式,于课程实施前及实施结束后所做的 PBL 课程质性与量性评价,其摘要为:本研究目的在于评估运用“基于问题的学习”于护理学系二年级基本护理学课程的学习。研究设计为 96 位学生分成 8 小组,经历为期 8 周 4 个教案的“基于问题的学习”方式，于实施前及实施后填写问卷，共有 85 位学生（88.5%）完成完整的前后测试。问卷内容包含：自我导向学习、沟通技巧及团队合作等向度的结构式问题与对“基于问题的学习”方式的质性回馈。结果显示：学生于实施后所测的自我导向学习与团队合作两项之平均得分均比实施前所测的平均得分高，且达到统计显著水平。实施后所测的自我表现及团队表现的满意度亦较实施前所测分数高，且达到统计显著水平。本研究之结论为：研究结果显示学生对于“基于问题的学习”经验有正向的响应，可继续推广于其他护理课程。

（三）学生成就的结果评价

试以台湾某大学医学院针对该校医学系全面实行 PBL 学习方式，于临床实习阶段和实习结束参加医师执照考试的结果，进行结果评价分析。结果发现：医学生于 2007 年医师执照第一阶段考试（医学系四年级结束时），通过率为 75.0%（当年全台湾第一阶段通过率为 50.3%），同年该校医学系通过第二阶段考试（七年级实习结束后）为 100%（全台湾第二阶段通过率为 98.8%），此外该校七年级实习生在某公立医学中心实习的各科实习平均成绩均不低于其他学校实习医生，甚至有所超越。又根据某采取混合式 PBL 课程教学的私立医科大学所做的结果评价，2007 年第一阶段医师执照考试通过率为 62%（当年全台第一阶段通过率为 50.3%），同年该校第二阶段通过率为 98.8%（全台第二阶段通过率为 98.8%）。如此看，PBL 学习方式的结果并不低于传统学习方式，此与欧美经验符合。

小提示：

参考既往对 PBL 成效评估的文献显示：

1. PBL 学员的短期学术成就不亚于传统教学模式的学生
2. PBL 学员的专业执照考试成绩不亚于传统教学模式的学生
3. PBL 学员的长期学习能力及研究能力高于传统教学模式的学生
4. 完全 PBL 课程较能落实 PBL 的上述效益

编者案：阅读相关文献要注意这些研究的对象、响应率及问卷的信度、效度

（四）小组老师的评价

小组老师的评价主要是由小组中的学生于某一阶段（如该老师结束阶段带教）对小组老师进行评价，其内容与评定方法试以台中中山医学大学医学系为例，呈现如下：学生上网评价，计算机会自动收纳所有对该老师之评价形成报表，供课程负责人及小组老师本人参考（表 4-4）。

表 4-4 PBL 学生对小组教师的在线评价

评价科目	问题式导向式学习	评价名称	学生对教师评价	分组名称	第 18 小组		评价期间	2009/03/03~2009/03/24
小组教师	××× 老师	参评学生	8 人	已评学生	6 人		未评学生	2 人
题号	评价题目		(1)非常同意［100 分］	(2)同意［85 分］	(3)无意见［70 分］	(4)不同意［50 分］	(5)非常不同意［30 分］	平均分数
1	教师对 PBL 的理念清楚		1 人	5 人				87.5
2	教师会适当地鼓励学生的学习动机		2 人	4 人				90
3	教师会适当引导学员逻辑思考与判断		3 人	3 人				92.5
4	教师对课堂时间运用恰当		2 人	3 人		1 人		84.17
5	教师引导 PBL 的进行方式适当		1 人	5 人				87.5
6	教师对 PBL 具有热诚的态度		1 人	4 人	1 人			85
总平均分数								87.78

另外,试以台中中山医学大学护理系学生对小组老师以纸版评价表进行评价,如下表 4-5。

表 4-5　台中中山医学大学护理系小组老师评价表

台中中山医学大学护理系小组老师评价表

台中中山医学大学护理系课程委员会研拟　2004/01/07

1. 小组老师对上课时间掌握恰当?
   □非常同意　□同意　□尚同意　□不同意　□非常不同意
2. 小组老师讨论时自己不会将内容作过多的陈述?
   □非常同意　□同意　□尚同意　□不同意　□非常不同意
3. 小组老师只在紧要的关头,提醒或提示同学下一步之讨论?
   □非常同意　□同意　□尚同意　□不同意　□非常不同意
4. 小组老师能注意学生间彼此之互动,而给予适当的引导?
   □非常同意　□同意　□尚同意　□不同意　□非常不同意
5. 小组老师使用的时间及进度管控良好?
   □非常同意　□同意　□尚同意　□不同意　□非常不同意
6. 我对小组老师之整体表现(从 0~10 分),评价为________________分。
   最后请提供您对小组老师之具体建议(请叙述)
   ____
   ____
   ____
   ____

(五)各种考评的讨论与前瞻

根据以上论述,尤其是总结性考评的实例结果,我们可以确信不论是经由全面性 PBL 课程还是混合性 PBL 课程洗礼,医学生的短期结果评价,包括离校实习阶段和毕业医师执照考试阶段的成就皆不逊色,甚至超越常模成就。展望未来,我们更可追踪受 PBL 洗礼的医学生,评价其毕业后住院医师训练甚而终生学习态度与成就如何,更可为 PBL 教育模式提供参考。

台中中山医学大学首先开发了在线 PBL 课程评价系统,学生最早被要求在每个 PBL 教案结束后即进行评价,但本校实施多年 PBL 后已改为每一整合性模块课程结束后再进行评价。通常每位学生登入学生系统后花费 15 分钟完成此在线评鉴,若不完成则无法在线选择下学期课程,这种在线评鉴的好处为:具匿名性、便利性、强制性等优点,并可利用计算机进行各种统计分析报表,甚至可针对个别学生做出学习历程记录。

台大梁氏另有探讨具有明确标准外显行为的评估方法是否可以提高医

学生“基于问题的学习”自我评估的准确度。其研究对象为某大学医学院医科二年级至四年级的学生。评估工具包括 Tutotest 的中文版问卷之学生版(S-Tutotest)与教师版(T-Tutotest),分别由学生与教师填写。该问卷评估学生在 PBL 中的学习表现,此外,教师另外给予每位学生一个 PBL 学期总成绩。学业成绩由学生在学期末的整合课程测验评估,整合课程测验大部分为选择题,主要目的是评估学生的医学知识。学业成绩较差的学生会高估自己在 PBL 的表现,而学业成绩较佳的学生会低估其 PBL 表现。性别因素与自我评估的准确性无关。本研究未能证实利用有明确标准的外显行为来评估学生表现可以增加学生自评的效度。评估会受到很多因素的影响,教师评估结果亦会因评估方式不同而有差异。未来研究应找寻其他影响评估的因素或结合多种方式来增强评估的准确性。

总结而言:考评引导学习乃千古不变的道理,虽然 PBL 所强调的是学习的精神与态度,但在华人社会中也未能免俗地要加以量化性的考评,显然我们要走出有别于西方考评的一条道路来。我谨以我们实践的经验来与大家分享,也就是说:公平的计算 PBL 到底占了多少学时,这些学时又占了这门课多少比例,然后给予 PBL 一个成绩去乘以占该课的比例,即成为该课部分的成绩。至于 PBL 分数的组成,可由小组老师考评,加上斟酌学生自评、学生互评及该组所缴交的报告,甚至加上该 PBL 欲达成的学习目标的测验也不妨。

(李孟智)

第三节　同济大学 PBL 考评

从中国传统考试的科举制度,经过 20 世纪初期桑代克的教育测验阶段,直至 1942 年发表的“史密斯 - 泰勒报告”正式提出了教育评价的思想和泰勒模式。泰勒模式是以目标为中心的模式,又称“行为目标模式”,是现代西方最早出现的一种教育评估模式。而 1966 年斯塔弗宾提出了使整个评价领域为之震惊的 CIPP 模式,超越了泰勒模式,并提出了“形成性评价”的概念。

PBL 在医学教育中的应用,是对传统教学模式理念、方法、过程的改变,必须有相应的评价方法进行质量的控制,提供反馈信息以提高教学效果并对学习者进行客观评价。

一、形成性评价和总结性评价

评价分为形成性评价和总结性评价。形成性评价,是指对学习者学习过程的全面测评,也是对学习者课程学习成果和学习目标的阶段性考核,是课程考核的重要组成部分。形成性考核成绩的评定是对学习过程的质量控制,建立健全有效的控制系统就必须首先设立科学合理的评定原则,这些原则不仅是形成性考核成绩控制的依据,还是教学管理部门评价控制系统效能的尺度,同时也是判定形成性考核成绩真实性和权威性的标准。其评价原则:

(1) 目的性:形成性评价是课程考核的重要组成部分,其目的是在开放教育下能保证教学过程的如期完成,而考核评价成绩的评定就是实现这一目的的有力手段之一。

(2) 完整性:形成性评价是对学习者学习过程的全面测评,其内容及成绩的构成应能体现开放教育的特征,达到素质教育的要求,因此,其内容应由作业(大作业、平时作业)、自主学习、讨论、小组活动等构成一个较完整的体系,以全面反映其学习过程。

(3) 达标性:形成性评价是对学习者学习目标的阶段性测试,其各项内容须有一个完成达标的标准。

(4) 时间性:形成性评价是对学习者学习成果的阶段性考核,必须强调形成性考核内容完成的时间性。

(5) 真实性:真实性是形成性评价工作和成绩的生命。

(6) 创新性:形成性评价内容的设计还应体现素质教育的要求和特点,在确定考核成绩时对那些创造性解答问题、分析问题、研究解决问题的学生应有一个奖励,以鼓励学生的主动性、创造性,激发学生的学习潜能,提高学习积极性。

总结性评价又称结果评价,是在某一相对完整的教育阶段结束后对整个教育目标实现的程度做出的评价。它要以预先设定的教育目标为基准,考查学生发展达成目标的程度。总结性评价的内容范围较广,概括性水平较高,它可以发挥多种作用,主要体现为:第一、考查学生群体或每个学生整体的发展水平,为各种评优、选拔提供参考依据。正是因为总结性评价具有这种功能,这一评价形态在我国历来都受到重视,而且在相当长的一段时间内成为学校对学生评价的唯一方法;第二、总体把握学生掌握知识、技能的程度和能力发展水平,为教师和学生确定后续教学起点提供依据。

二、PBL评价

教学评价必须建立在对教学目标的实现程度上,采用教师、学生双向动态的过程评估,注重学生的自主学习能力的形成,不拘泥量化的评价。PBL评价应能促进学习和支持教学,能为每一位学生提供平等的学习机会,能反映出对学生学习最为重要的内容。一个完整的PBL评价体系包括三方面的内容:对学生、辅导老师和整个课程完成情况的评价。而对学生学习结果的评价是PBL评价的核心,其中心环节就是评价衡量学生自我发展学习能力、推理技巧和团队合作精神。

对学生评价的原则,包括以下几个方面:①评价学生在课程中的表现而不是对学生本人进行评价;②评价的依据是学生的客观行为而不是老师的感觉;③具有明确的评价目标和相应的测评环境;④评价应该遵循课程的总体设计目标,通过使用客观的标准,在整个教学过程中持续进行。

(一)对学生的评价内容

评价内容包括:知识的获取能力、自主学习能力、发现问题与解决问题的能力、团结协作与交流能力和人文关怀与职业行为五个方面。PBL 实施机构或部门可以根据实际情况和关注点设计评价量表,通过不同的权重比例体现以上五个方面的评价内容。

1. 知识的获取能力　评估学生通过研究临床案例,自主探索和获取知识的能力、建构知识的能力以及理论与实践相结合的能力。

2. 自我导向和自主学习能力　能自我设定明确的学习目标,有效地应用各种方法自主学习,有自主应用学习资源的能力。

3. 发现问题与解决问题的能力　以问题解决来评定学生的学习进展是有效的办法。评价学生善于发现问题的能力,善于利用多元的方法和资源制定解决问题的计划,循证推理和进行临床思维的能力。

4. 团结协作精神与交流能力　交流能力可从以下几个方面进行评估:语言表达的逻辑性、连贯性;板书及书面表达方式的条理性;与大家合作、共享资源、接受不同观点的能力;能耐心有效倾听、帮助同学,乐于为小组贡献的能力。

5. 人文关怀和职业行为素养　包括职业的纪律性;职业的责任感;在 PBL 讨论时表现的职业道德素养;应用医学伦理的能力等。

(二)PBL 评价方法

对学生 PBL 学习结果的评价,贯穿于学习的不同阶段。可以通过教师评价(tutor evaluation)、学生互评(peer-evaluation)、学生自评(self-evaluation)来完成。这三方面的评价结果可以来源于以下评价阶段。

1. 随堂评价　随堂评价是形成性评价的方式之一,可以达到及时有效反馈的目的,使得学生在以后的学习中能够改进。根据具体情况和需要有如下形式:①指导教师的评价:指导教师在 PBL 实施时的重要任务之一就是观察小组每位学生的表现,在必要时进行引导,并通过书面记录和口头评价,给学生做出评价并有效反馈;②小组成员间的相互评价:团队协作探索和分享知识是 PBL 的精髓之一,小组成员相互之间的评价能够体现相互的期待和帮助;③自我评价。

2. 阶段性评价　阶段性评价是 PBL 进行一个阶段以后或模块化教学内

容完成后,对学生的学习过程和阶段性收获进行评价。阶段性评价可以由课程组织者来组织评价,也可由指导教师根据阶段性PBL实施情况进行。形式可如下:

(1)理论考试:通过考试评价学生对理论知识的掌握和知识应用的能力。

(2)临床能力考试:考核学生收集临床资料、分析思考问题的能力;医学基础知识应用能力;关爱患者的能力;临床工作能力和病例书写质量等。

(3)综合评价:是由导师经过观察学生在PBL课堂上的表现和评价学生的学习报告对学生进行评价。

(4)执业能力和素养考核:此类评价有助于促进学生行为表现符合一个执业医生的标准。

应用客观结构式临床技能考核(objective structured clinical examination,OSCE)对临床工作所需要的各种能力进行阶段性考核,是对PBL学习效果的很好评价。为了能有效地配合对PBL学习效果的评价,应该对OSCE有如下改进:① OSCE站点的设置以及各站点案例的设计,应该把PBL学习的目标体现其中;②把沟通技巧、职业行为、人文精神和整合应用知识的能力融入到OSCE案例中,并设计在考核打分表内;③对不同阶段的(PBL后,实习后)OSCE,设定不同的标准和要求,体现在站点设置、案例设计和打分表中。

3. 长期效果评价 PBL的重要意义就是为医学生未来执业打下自主和终生学习、团结协作、解决问题的能力。长期效果的评价主要是评价毕业生的能力和素养。在毕业后3年、5年、10年通过问卷调查来了解学生在科研、临床工作等方面的表现情况。

应该明确的是,必须是形成性评价与总结性评价相结合、学生自我评价与相互评价相结合、教师与学生相互评价相结合、书面评价与口头评价相结合对学生和PBL的教学过程进行综合评价。评价首先要制定评价量表,通过权重比例体现关注点。评价结果必须及时反馈给学生、教师、教学组织者。

三、PBL考评与传统考评模式的区别

传统的教学方式,教师的传授是学生获取知识的主要途径,对学生的评价是以笔试为主。受教学方式和笔试形式的限制,考试内容重在知识的掌握,而难以评价能力。这样的评估方式引导学生们只以记忆知识为学习结果和考试目的,无法了解学生对知识的掌握和应用能力、解决问题的能力等。

而在PBL中,学生是求知的主体。学生的求知行为,建构知识的能力,交流、应用知识的能力比获得知识多少更重要。因此,PBL课程弥补了传统教学方式的不足,使得学生提高自我思考与表达能力。在评估上,PBL更加注重学习过程中学习行为的评价,包括出席率、参与度、收集资料、整合分析、交流与

分享五个方面。考核形式上,更加注重过程以及师生的相互评价。PBL 考评的特点如下:①注重能力的考核;②体现个性化的考评;③师生互评,较为客观、公平;④考评影响教学的多方因素,包括学生、教师、教案;⑤考评与反馈将直接改善学生的学习方式和效果。

综上,PBL 考评与传统模式考评的区别在于:

1. PBL 考评注重过程的考评,以形成性评价为主,能够及时反馈给学生以帮助学生改进;而传统模式考评以总结性考评为主,无法做到在学习过程中的反馈和改进。

2. PBL 考评结果来源于学习过程,其形式多样,有利于综合评价学生的学习态度、学习能力和结果,能够客观地反映学生的状态;而传统模式的考评,形式较为单一,不可避免评价结果的偶然性。

3. PBL 考评的结果一部分来源于指导教师的考评和同学的互评,这样的形式能够为学习态度、团队协作、沟通能力、职业行为提供客观评价结果。这是传统评价模式无法达到的。

4. PBL 考评注重学生参与度和能力,包括对获取知识和知识的应用能力的评价;而传统模式考评以理论和技能考评为主。

四、同济大学 PBL 考评

同济大学 PBL 的考评包括三个方面:即对教案的评价、对教师的评价和对学生的评价。

(一) 教师和学生对教案质量的评价

好的教案是确保达到教学目标的良好载体。同济大学对教案的评价包括两个层面,即专家评价和学生评价。专家评价首先由 PBL 教案专家委员会成员从教学目标、难易程度、教案语言、撰写逻辑性、辅助资料充实程度、能否体现对学生临床思维、医学生人文伦理、医患沟通、职业素养的培养等方面对教案进行评价(表 4-6),通过专家评审的教案方可在临床教学中应用。在教学实践过程中由带教 tutor 和学生对教案的运行情况做进一步反馈评价(表 4-7)。学期末 PBL 学习专职管理人员将各类评价汇总后反馈给教案撰写教师,逐步修正完善为成熟教案。

(二) 对带教 tutor 的评价

同济大学的 PBL 带教 tutor 由硕士以上学历、中级以上职称的教师,经过 PBL 理论培训、作为观摩 tutor、co-tutor 实践培训合格后可以获得正式 tutor 资格。在 PBL 带教后,学生将对带教老师做出相应评价(评价表见表 4-8)。PBL 专家委员会成员也将不定期听课,对 tutor 带教做出评价。学期末 PBL 学习专职管理人员将各类评价汇总后反馈 tutor 本人。

表 4-6 同济大学 PBL 教案评价表（专家用）

教案撰写者姓名		教案名称							
所属教研室		所属学科							
评价项目及内容	分值	15	12	10	8	6	4	2	
	教案总体教学目标明确；每幕均有明确教学目的，确保总体教学目标的完成。（10 分）								
	教案内容符合教学大纲，适合该学年学生的教学。（10 分）								
	教案难易适当，学生通过头脑风暴和课后资料收集能够完成绝大部分预设教学目标。（10 分）								
	教案语言符合 PBL 特点，通俗生动，可以激发学生学习兴趣，非临床病历的简单拼切。（10 分）								
	教案整体设计编排合理，每幕知识比重分配合理，与学时数对应。（15 分）								
	教案撰写逻辑性强，环环相扣，层层递进，适合架构完整机制图，能体现对学生临床思维的培养。（15 分）								
	提供丰富的辅助资料（实验室、影像、腔镜、病理等资料），有利于学生知识能力培养。（10 分）								
	教师版提示性问题合理，对非本专业带教 tutor 具有指导性，参考资料简明充分。（10 分）								
	教案体现对医学生人文伦理、医患沟通、职业素养的培养。（10 分）								
总分									
综合评价及建议									

评价专家：

日　　期：

表 4-7 同济大学 PBL 教案评价表(tutor 用)

<table>
<tr><td>教案名称</td><td></td><td colspan="2">教案撰写者</td><td colspan="2"></td></tr>
<tr><td>所属学科</td><td></td><td colspan="2">教学对象</td><td colspan="2"></td></tr>
<tr><td colspan="2">评价等级</td><td>优</td><td>良</td><td>及格</td><td>差</td></tr>
<tr><td rowspan="6">对教案的评价</td><td>预订教学目标是否能够达到</td><td></td><td></td><td></td><td></td></tr>
<tr><td>教案难易程度(是否适合本年级学生)</td><td></td><td></td><td></td><td></td></tr>
<tr><td>教案编排是否合理</td><td></td><td></td><td></td><td></td></tr>
<tr><td>教师版教案提供信息对指导您带教是否充分</td><td></td><td></td><td></td><td></td></tr>
<tr><td>教案实际运行效果</td><td></td><td></td><td></td><td></td></tr>
<tr><td>综合评价等级</td><td colspan="4"></td></tr>
<tr><td>对教案的建议</td><td></td><td colspan="4"></td></tr>
</table>

评价人:

日 期:

表 4-8　同济大学 PBL 带教 tutor 评价表

<table>
<tr><td>教师姓名</td><td colspan="2"></td><td colspan="2">教学对象</td><td></td></tr>
<tr><td>教案名称</td><td colspan="2"></td><td colspan="2">授课日期</td><td></td></tr>
<tr><td colspan="2">评价等级</td><td>优</td><td>良</td><td>及格</td><td>差</td></tr>
<tr><td rowspan="4">评价指标</td><td>对教案熟悉程度</td><td>非常熟悉</td><td>比较熟悉</td><td>一般</td><td>不熟悉</td></tr>
<tr><td>对小组干预度</td><td>恰到好处</td><td>比较好</td><td>一般</td><td>干预过度或完全不干预</td></tr>
<tr><td>是否能适时引导</td><td>总能在适当时候给予恰当引导</td><td>比较好</td><td>一般</td><td>完全不予引导(当同学讨论进展困难或过于离题时仍不施以引导)</td></tr>
<tr><td>对小组的关注程度</td><td>非常专注,关注到每个同学</td><td>比较专注</td><td>一般</td><td>带教不集中,做自己的事情</td></tr>
<tr><td colspan="6">综合评价和建议:

评价组别:
日　　期:</td></tr>
</table>

(三) 带教 tutor 对学生的评价

学生是 PBL 的主体,是 PBL 课堂的主导者和灵魂。需要学生充分发挥主观能动性,通过自主性小组学习、自由争论、逻辑性思维等实现自我建构新知识。带教 tutor 在课堂上观察每个学生在学习过程中在主动获取知识的态度及能力、沟通协作和领导力等几方面的表现给予评价和描述,并对小组最终上交的 case-report 进行等级评价,形成学生在 PBL 学习中的形成性评价(评价表见表 4-9 和表 4-10)。

表 4-9 同济大学 PBL 学生学习表现评分表(级 年制第 组)

学号	01	02	03	04	05	06	07	08	09	10	11	平均分
姓名												
(1) 个人在小组内的效率影响力(总分 20 分)(优≥17; 良 13-16; 中 10-15;差≤10)												
(2) 个人在小组内的沟通领导能力(总分 20 分)(优≥17; 良 13-16; 中 10-15;差≤10)												
(3) 个人对知识的追求性(总分 30 分)(优≥26; 良 21-25; 中 15-20; 差≤15)												
(4) 与小组互动及专业态度的表现(总分 30 分)(优≥26; 良 21-25; 中 15-20;差≤15)												
(5) 调整前总分(由教学办计算)												
(6) 小组整体表现评估(在 86-90 分之间选择,可取至小数点后第一位)												
(7) 调整后分数(由教学办计算)												
(8) 担任主席同学的评估(该教案加分 1-3 分)												
(9) 担任记录同学的评估(该教案加 1-3 分)												
总分												
学生 CASE REPORT 总体评价:(从 case report 的机制图、核心内容是否反映出该组学生已掌握了该病案所要求的知识点,并体现了学生的临床思维能力) CASE REPORT 评价等级:优( ) 良( ) 中( ) 差( )												

请根据同学在该教案的课堂表现评分。

教师签名:

日 期:

表 4-10　同济大学学生特质描述表

年级：　　　　组别：　　　　教案名称：　　　　教师：　　　　日期：

学号	姓名	特质描述

因同济大学医学院各系部 PBL 学习开展情况尚不均衡，因此如何将 PBL 学习的成绩与学生课程总结性考评挂钩，可能还需要从医学院层面做出统一标准。

（蔡巧玲 杨文卓）

参考文献

1. Kwan CY.Is problem-based learning a quality approach to education in health sciences? Ann Acad Med Singapore，2001，30：341-346.

2. Kwan CY，Tam L.Commentary：hybrid PBL-what is in a name? J Med Education，2009，13：157-165.

3. 林真瑜、曾惠珍、李子奇，等．问题导向学习评量表之建构．医学教育，2010，14：36-48.

4. 邹国英、黄玉珠、林玉华 .PBL 学习实务：在台湾实施问题为基础课程的经验与反思．台北：辅仁大学出版社，2008.

5. Leung KK，Wang WD.Variable Results of Using Explicit Behavioral Criteria to Improve Validity of Students' Self-Evaluation in Problem-based Learning.J Med Education，2008，12：216-224.

6. Zanolli MB，Boschuizen HPA，De Grave WS.Students' and tutors' perceptions of problems in PBL tutorial groups at a Brazilian medical school.Education for health，2002，15：189-201.

7. 李孟智，翁国昌，陈进典，等．"临床问题导向学习课程"之评估．医学教育，2003，17：282-290.

8. Lee SH，Lin YJ，Yen WJ，et al.Learning experiences of junior nursing students in a pilot problem-based learning program.Chung Shan Med J，2010，21：79-89.

9. Mark Newman.A pilot systematic review and meta-analysis on the effectiveness of Problem Based Learning.London：Middlesex University，2003.

10. Chen JY，Lee MC，Lee HS，et al.An Online Evaluation of Problem-based Learning（PBL）in Chung Shan Medical University，Taiwan-A Pilot Study.Ann Acad Med Singapore，2006，35：624-633.

11. Chou FH，Jian SY，Tseng HC，et al.Assessment of students performance for applying problem-based learning to a nursing course.Taipei：National Sciences Council，2004.

12. Des Marchais JE，Vu NV.Development and evaluating the student assessment system in the preclinical problem-based curriculum at Sherbrooke.Academic Medicine，1996，71：274-283.

13. Leung KK，Wang WD.Validation of the Tutotest in a Hybrid Problem-Based Learning Curriculum.Adv Health Sci Educ Theory Pract，2008，13：469-477.

14. Yuan H，Kunaviktikul W，Klunklin A，et al.Improvement of nursing students' critical

thinking skills through problem-based learning in the People's Republic of China: A quasi-experimental study. Nursing and Health Science, 2008, 10: 70-76.

15. Lee RMKW. Monitoring the outcome of problem-based learning in medical education. J Med Educ, 2002, 6: 215-223.

16. 关超然、李孟智. 问题导向学习之理念、方法、实务与经验——医护教育之新潮流（修订版）. 台湾: ELSEVIER TAIWAN LLC, 2010.

第二篇 案例篇：

医学教育 PBL 教案典范类型、格式与设计

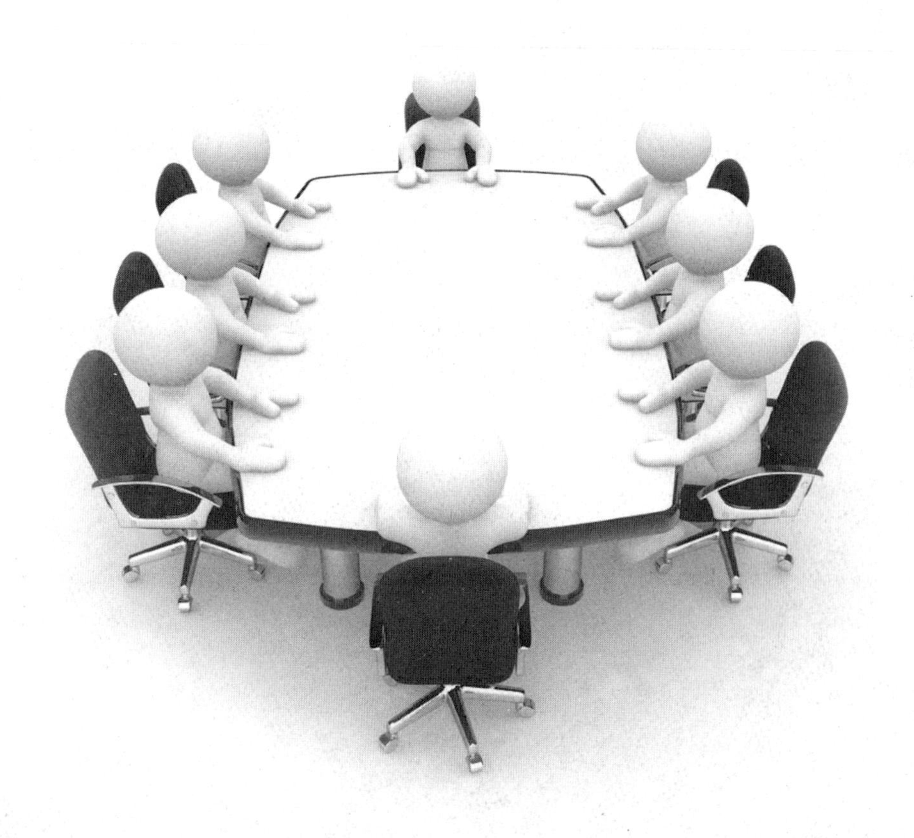

第五章

PBL 教案规划概论

第一节　PBL 教案的设计、撰写与审核

一、教案是学习平台

医学教育的“基于问题的学习”是通过以情境来启发问题中的议题及通过描述问题的教案（PBL cases 或 health care problems，有些学校称之为 triggers）去诱发学员主动与广泛地探讨问题的本质、整合各领域知识及发展出解决问题的周全性方案。教案虽通常源自真实的医疗状况的病历，但绝非像在一般医院晨会上，医师用来练习做报告的病例。PBL 教案也可以是模拟某些特定问题的情境。病历比较适用在临床实习医生的训练，通过临床推理（clinical reasoning）并以“解决问题”为前提；而教案比较有教育的灵活性，很适合基础医学时段的学生做较深入的对“问题探讨”的培训。整体而言，PBL 教案情境呈现的方式较经济且具广度与深度的灵活性，还是以纸本的模拟情境为主流。不过，在特殊情况下，教案也可以由视讯、多媒体、标准化患者甚至可用真正患者加以呈现，这类情况用于评量学生在 PBL 学习效果方面的应用比较多。重要的是，教案能够催化学生主动学习与独立思考的动机及策略。

因为教案就是 PBL 的学习蓝本及促进催化的力量，故教案之设计、撰写、审核、使用与评估十分重要，通常应在课程委员会中设立 PBL 工作小组负责 PBL 教案的研发与审核，而对撰写该教案的专家老师们必须要经过适当的 PBL 培训（但小组老师不需要是涉及该领域的专家）。但撰写教案者通常会是教案里所述主轴议题的专业医生或老师，难免缺乏广面化及多元化，会有不必要的精专深探，过犹不及的现象。因此，编撰及审核者需要熟悉 PBL 的理念与操作、了解教案情境之间的逻辑性、并能融合整体课程与 PBL 教案的相关性。撰写教案绝对不是一件轻而易举的事，指派一些缺乏 PBL 训练的临床教学医师仿照现成的病历写成 PBL 教案交差，而无课程规划且无审核机制，会是件草率之事。应鼓励那些对 PBL 教案的撰写、审核及规划作出贡献的老师，且应有

奖励机制,如将教案视同学术成果计分、给予奖金或作为升等的部分依据。此外,教案不应公式化或样板化般的千篇一律而应随课程的进展循序渐进地提升其内涵目标及结构的复杂性;应定期每年检视学生对 PBL 教案的回馈意见,每 3~5 年进行教案的规划检讨与修正。

二、撰写要点及原则

(一) 符合医学的宏观目标

一个设计良好的教案所描述的情境应能引发出学习议题(learning issues)、促使内化(internalization)、统整(integration)及达到最终的学习目标(learning objectives),刺激学生去探讨的问题应当能涵盖该课程所要求学生达成的学习目的(objectives of the curriculum),并可与该课程其他部分的课程与教案相衔接。不应像传统的教科书仅以片段生命科学(life sciences)知识层面为主,而要考虑到对社区、群体(population)与制度,并顾及行为(behavior)、信仰与伦理。简而言之,要着重全人化、全方位(holistic)能力的培育与激发。PBL 医学教育有个 4-C 的宏观目标,那就是医事的学习应建筑在 compassion(关怀利他)、context(真情实境)、competence(称职能力)及 constructivism(统整建构)的基础上。

(二) 早期基础与临床整合

整合医护教案相关问题的人群医学、行为科学、基础医学及临床医学等知识与技能内涵,不是仅强调临床问题的解决或仅以获取最后诊断或治疗为目标的,更要注意基础问题的探讨(problem-exploration)。因为处理一个问题,若不懂得内化探索问题又如何会应用解决问题呢?不过,针对当下使用该教案学生的背景程度,可以有不等程度的调整。如在医学系,给低年级学生用的教案可以强调个案的通识人文及基础医学知识(如结构、功能、判断、说理与品德素养);而高年级医学生用的教案可以增强临床知识与技能的内涵与讨论,并加入社会科学、人群医学和行为科学,如法律、伦理等问题的叙述与讨论。有些医护院校除了 PBL 以外亦同时配合临床沟通及简单的临床专业技巧,如问诊、叩诊,望诊、听诊、抽血、测血压等。

(三) 以生活化诱发学习兴趣

教案除了应有学习议题去完成该课程赋予该教案应达成的学习目标外,其教案情节宜有趣味性及挑战性,令同学很想深入研究该教案、并多方面思考与查证,故在用字遣词,情境安排与留下线索或伏笔部分可适当着墨。此外,教案中可安置一些相关的照片、图表或影像数据,如此更可吸引同学的注意与兴趣。最重要的不外是将教案"生活化"。通常,学生会注意或特意关心到的总是他们耳濡目染的事务,因为这些事务与他们日常生活息息相关。因此,报章、杂志、电视、网站都有丰富的信息可做为有趣的 PBL 教案。用生活化的教案、以同侪讨论的形式学习，当然会比聆听老师单调枯燥的、由专业课本抽取的授课教材有趣而生动多了。

（四）结合社区族群的需要

教育与医疗都是以人为本，而人又是社会的基本元素，社会的模式也是随着时间、体制与经济的交叉齿轮的转动不断地产生变易。为更符合时代性、地区性及国际性的制度、现况与需求，教案的撰写，无论是对问题的主轴或对该问题所延伸议题的探讨，都应能顾及重要性、常见性、时代性及其他可能的特性。例如在呼吸系统模块以“咳嗽”带出问题的教案，应能延伸讨论伤风咳嗽机制（常见性）、肺结核（重要性）、SARS（时代性及地区性）及肺癌或药物引发的副作用（可能性）等，达到刺激学生脑力激荡的效果。高科技早已打破了国际间的藩篱，医学已成为世界性的专业，医学教育国际化的重要性更是不能忽视，要在通识的教案中反映出增强学生的国际观。此外，现今的社会已步入老化及少子化加速的时代，这将对整个经济、家庭、教育及医疗结构都产生潜在且巨大的冲击及改变，这方面的 PBL 题材应唾手可及。

（五）配合逻辑性以及合理性

先前提到教案并非病历，病历仅是对患者病史的直铺陈述及加上医师专业的主观意见，而教案是刻意置入涵盖多重教育目的情境展示，可以是完全虚构模拟的情境或故事，也可以根据真实病历以符合教育目的及保留患者隐私为前提下而改编的。虽然展现出来的情境要使学生能在情意上感受得到，并能产生内化，然而问题的呈现无论是病史、检查数据、病程及诊治结果，还是群体及行为的议题，应能符合医学逻辑才具有科学的合理性及专业性，才能成为强化思考和逻辑推理的基础。

（六）教案应符合课程之规划

理想的教案设计与应用首先要符合课程的目标、概念与内容，然后可依据课程的顺序逐次实施，并能在教案或教案模块之间做最好的整合。很多院校已采用系统器官为本的课程（包括了大堂课及 PBL），在这个基础上若能“以概念为基础”依序展现多元教案，当有锦上添花之效。例如，循环系统与呼吸系统虽然是两个不同组织与功能的器官系统，然而两者的生理功能却都是以流体（液体及气体）力学的概念为依据；再者，缺氧运动后骨骼肌的酸痛与心肌梗死的胸痛，虽然表面上似乎毫无关系，却都是建筑在细胞内线粒体氧化不完全引致乳酸累积的概念上。当然，这方面的学习成效也与教案呈现的次序与数目有关。很多的医学院校大多采用混杂型（hybrid-PBL）课程为主流，若以 PBL 为课程学习的主要驱动力，可能会用到 70~100 个教案，它们之间的整合规划就非常重要，学生能提高自主学习能力的机会也比较高；如果 PBL 并非医学教育课程的主力,只是以十来个教案点缀穿插,让学生练习应用已在大堂课学到的知识,整合也并没有意义或必要了,学生学习态度也不可能有明显的改善。

(七) 教案的教师指南

PBL 小组讨论课程需要大量的小组老师,他们可以来自不同的医护或生命科学专业,对 PBL 的学习理念也有不同程度的培训与认知。因此,适当的教师指南帮助老师管控团队动力是必要的。每个教案都有它独特之处,所以教师指南不可流于形式化,也不应以充实老师在教案专业知识层面上的不足为目的而给予过多专业的参考知识内容。教师指南的目的是给予小组老师适当的引导方向或特别指引。例如,某个叙述癌症的教案主要目的是为了让学生学习医院的体制及教育不健全而引发的医疗伦理问题,但学生很可能会马上专注在癌症的病理机制及治疗手段层面。这些在教案的教师指南中应当给予明确的指引,以免学生浪费时间与精力却又没有达到预期的学习目标。当然,在教师指南中也可告诉学生癌症的病理机制及治疗手段层面会在另一个针对癌症的教案中学习到。在这种情况下,最佳的解决办法是避免误导,可在写教案时加强介入伦理背景的情境,尽量减少生命科学层面的叙述,使得教师指南更有效果。

三、教案结构与设计

教案之整体设计:教案整体设计格式当然应当反映各医学院校的特色与规格,同一学校不同院系的 PBL 教案最好能维持同一设计格式,以便统一管理。因为 PBL 是跨系所、全人化、整合式的学习理念,教案格式统一化有利于审核、储存、修订及资源的分享与整合。在台中中国医药大学,采用 PBL 教案作为部分课程的系所包括医学系、中医学系、牙医系、药学系、呼吸治疗系等,此外尚包括部分通识课程。附件一展示了台中中国医药大学 PBL 教案设计的统一格式。

情境的分幕分段:台湾的医学院校通常把教案情境分成几个序幕,短至 2~3 幕,多至 5~7 幕。台中中山医学大学及台中中国医药大学的 PBL 教案大多分为 3~4 幕。其实,PBL 个案也可精简成 1 或 2 幕,通常做为 PBL 工作坊教案撰写的示范,也比较适用于一些重要、明确而聚焦的议题,而不需太多的情境或鉴别诊断者。事实上,大部分 McMaster 大学过去采用的 PBL 教案没有明确地按照临床病历的分段叙述去分割剧幕,但就如叙述一个普通人的故事一样有分"段落"。每个段落(相当于每个"剧幕")通常会涵盖不同的概念或目的。他们本着以学生自主的精神让学生自己去决定要以整体教案的方式去学习还是以段落的顺序个别去学习。有过 PBL 经验的学生喜用前者宏观的方式,初入门的学生则较倾向用后者微观的方式。比较僵硬的分幕方式的缘由主要还是临床医师依照他们看诊处理患者的流程方式撰写教案。事实上,台湾医学教育界早期对 PBL 有个非常错误的认知,以为 PBL 仅是为了加强医学生的临床学习,所以 PBL 都安排在即将进入临床学习的高年级,而且 PBL 教案的撰写几乎都是由临床专科医师执笔,而且缺乏培训,把教案当成病历的替代品,并将 PBL 的分幕按照临床病历依序分段法撰写(由主诉,病史……到治疗、预后等阶段);而基础医学老师没有受过书写病历的训练,所以都退避三舍,采取隔岸观火的姿态。多年来,这种现象造成 PBL 教案撰写过程中过分强调临床技巧与医疗,而相对地削弱了基础医学与人文。因此基础医学的科学与人文领域只好靠传统大堂授课去弥补,反而更强化了对混合式 PBL 模式的依赖而无力超越。这是宝岛台湾 PBL 医学教育在实施十年后仍然尚待改进的一环,也是目前正在起步阶段的中国大陆 PBL 医学教育前车可鉴的方面,应避免重蹈覆辙(见下段其他教案常见的缺点)。

情境的展示类别:

附件二是台中中山医学大学四年级医学生学习临床医学所采用的教案样本。学生们即将完成两年的基础医学训练并已开始接触临床。该教案是依据临床看诊的程序,分成数幕来撰写。在台中中山医学大学,典型的分幕式以临床为主的教案包括了以下的结构:

封面页:说明该教案的名称、模块别及课程别、作者和出版年份。

第一幕:病史,含主诉、现病历、过去病史、家族史及个案背景资料等。

第二幕:理学检查实验室数据及影像数据。

第三幕:病程及预后,含诊治经过,结果、预后及未来计划等。有的将第三幕的预后、出院计划及未来照护计划放在第四幕,甚至扩充至第五幕。至于学习资源含建议阅读文献、参考书目及可咨询人员,可放在学生教案最后一幕之后供学生运用,或只放在教师指引中即可。

由于 TMAC(台湾医学评鉴委员会)要求各医学院校在大学的头两年实施通识教育而不要设立太多的必修专业科目,因此在通识领域里实施 PBL 也是一个新的挑战,因为一般非医学领域通识课程的主管及老师大多没有 PBL 的概念及培训,而延迟或阻碍了学生接触到崭新的学习理念。台中中国医药大学欣然接受了这项挑战,让刚入大学的学生早期受到 PBL 的洗礼。通识的教案从两方面着手撰写:一是生命伦理与社会领域的统整教案,另一方面是自然人文领域的统整教案,教案的议题较广,例如对基因改造食物的争论,个人理财的认知,动物的生存权与人类的关系等。

附件三是台中中国医药大学采用的一个典型的以居里夫人的历史科学人文背景所撰写的一件跨领域的通识教案,适用于一、二年级的医护领域的学生。这个教案与第一个典型刻意注重在临床医学的案例全然不同,它没有强制分幕,但符合“学生为本、自主学习”的精神而让学生选择自行分段学习或整体学习,也没有给小组老师填充大量的知识指引,主要还是让学生拥有更多的学习主导权。

附件四是几个较短的所谓“mini- 教案样本”,我们常将之应用在 PBL tutor 训练工作坊。McMaster 大学或辅仁大学都采纳这类精简教案,目的是让学生操练学习一些与主教案的概念相通却又没有在主教案中仔细涵盖的议题或临床案例,这类教案也有让学生“熟能生巧”的功效。附件四采用的是我以一个家庭各个成员的身份编写出的一个广面性、有真实感、具生活化的学习情境,作为在 PBL 教案撰写的工作坊的应用示范,它包括了生、老、病、死的各个人生阶段所涵盖的生理、病理、心理、社会、经济、两性、人伦、行为等层面。加以润饰后,很适合应用在通识及医药专业初期的整合课程。

不同的 PBL 案例可以延伸并强调同一个重要的概念,而同一个 PBL 案例故事却又可以经过情境的修改润饰后,使医学生在不同年级(基础、临床)、不同层面上发挥尽致。这也表示若教案情境配套叙述得不够清晰具体,学生可能会有似是而非,不知所从的感觉。这一类的教案形式可以用附件五的案例来说明。因此,附件五展示的教案也仅是为了用于教案工作坊的示范,并不是个完整明确的教案。

以上四个各有千秋的 PBL 教案内容、形式与目的充分显现出撰写 PBL 教案的多元性与灵活度,可以完全按照教育特色、课程内容及学生学习程度的综合需要特别设计订制。这也是机械性的、以教科书为平台的、以大堂授课为主轴的传统课程所望尘莫及的。

四、教案常见的缺点

一个良好的 PBL 教案设计要考虑到其应用在 PBL 中的 3-S 学习条件(self-directed learning, student-centered learning and small-group learning)、4-C 精神(compassion, context, constructivism and competence)及 5-R 特质(revealing, refreshing, relevant, reassuring and realistic)。即使对一位有 PBL 经验的老师,初次撰写 PBL 教案仍然不是一件易如反掌的事,因此撰写 PBL 教案可以说是一件要通过培训、不断磨练方可熟能生巧的事。教案在撰写的过程中大概都会遇到下述的十项情形:

1. 教案展现过于单元化　只涉及生物医学里单一特殊的问题或仅探讨生物医学层面,缺乏对人文关怀或对生命伦理及社会意识等方面的探讨。

2. 教案叙述太单调　各幕情境平铺直叙不能引人入胜或欠缺挑战性,无法引发举一反三的连锁效应或只注重解决问题、寻找答案,而忽略了对问题提出探讨、分析及判断，令学生对疾病经过缺乏更完整的了解与掌握。教案撰写的单调或单元化会使教案的撰写流于形式，像套入公式般地呈现，缺乏创意也没有浅进深入的层次感，即使最初学生会有新鲜感，也会逐渐感到教案内容的枯燥而失去求知的兴趣，开始以应付的姿态，抄快捷方式而破坏了持续自主学习心态习惯的养成。

3. 教案的重点及目的原则上应当明确简洁，但是有技巧地利用暗喻、提示或启发来适当地润饰，可以引发学生广泛的逻辑思考及联想推理，有效促进情境的趣味化。

4. 教案的情境流程（如病史）交代不清　事实上在实施临床 PBL 的讨论过程中，完整的病史和病程是学生学习逻辑分析和临床决断最重要的依据。不过，故意不将病史交代清楚的教案也可以被有效地运用来测试及训练实习医生专业性的观察力、思考力与判断力，但这种“异常”的情境叙述要在教师指南中明确地指出，并解释其教导的目的或宗旨。否则在审核时会被认为不完善或不合理。

5. 检查结果与实验室检验数据不完备或欠真实性，也会失去让学生完整地探讨这些诊断学基本知识与技能的机会与取信度。

6. 有些教案应涵盖医疗体系运作之现实性（合理或不合理均可），才能让学生有机会实际了解现代医疗照护体系如全民健康保险制度下的医疗管理与运作现况。

7. 常见到一些教案不是分幕过多，就是每幕情境写得太冗长、太繁琐，没有考虑到学生学习时间的分配规划，也让学生疲于寻找重点线索而缺乏自我思考和脑力激荡。因此，除非有特别的暗喻或明显的情绪表达的需要，教案不宜有过多的“对话”情境。

8. 教案的撰写过于依赖少数的专家老师，内容过分专业，导致广而不周、深而不实，尤其缺少多元性的人文教育布局背景而束缚了学生多方位的着墨及抑制了批判性的思维。

9. 教案的教师指南过于冗长而且只注重填补小组老师在教案中的专业知识面的不足，却忽略了学生学习思维与态度的层面。此外，也会使经验较浅薄的小组老师偏离了 PBL 精神而产生误导，再次掉入传统教学的陷阱。

10. 最常见也是最严重的缺失在于教案的设计与撰写的行政管理上没有妥善的培训规划及对撰写时程的管控。常听到的两种借口是“找不到适当的老师撰写或审查教案”及“写教案的老师总是在要用教案之前才交稿，来不及审核及修正”。前者的改善需要用“培训”赋予老师“能力”与“安全感”，并用“奖励”赋予老师“信心”与“认可感”；后者的改善需要有 PBL 经验或专业威望的“领导”令老师“信赖”及有课程规划手腕的“主管”令老师“信服”。

因此读者可以看出以上的种种缺点其实是相连贯的现象，绝对是要靠教学行政的威望、效率、经验与手腕才可解决的困难。激发老师的“参与感”、培养老师的“自主性”、加强老师的“执行力”、提醒老师的“责任感”及鼓励老师的“创新意”都要通过有效的“培训”及“奖励”来实现。目前宝岛台湾各医学院校近五六年来纷纷成立了“教师培育暨发展中心”（类似国外的 Center for Faculty Development，简称 CFD），以系统化的专业培训加强老师对各种教育理念、学习技巧、教材创新、评量方法、教学研究等的认知及提升能力。台中的中国医药大学在宝岛的十二所医学院校中，领先成立 CFD，也取得台湾“教育部”所授予的“教学卓越计划奖励”，为全台湾之冠，更是 PBL 培训规划最完善，采用 PBL 的系所最多，及校内、外老师参与 PBL 工作坊最多的大学。

五、撰写与审核流程

1. 确认课程目标及本教案欲达到该课程的哪些目标。这方面原则上应与传统校级课程委员会协调达成共识。实质上，在一些实施 hybrid-PBL 的院校，这两种背道而驰的教育理念交由同构型的校级课程委员会处理可能会产生有欠和谐一致的混淆。也许交由特定的 PBL 工作小组去处理较为妥当。

2. 早期实施时，最好同一教案有多位撰写教案者，包括同一学科专业的基础与临床老师。例如，一个有关高血压患者的教案可以由心血管生理、药理、病理及心血管内外科的老师合作撰写；可以由一位或两位老师主写，其他的老师审核及修饰。非常重要的是所有参与撰写及审核的老师一定要有参与 PBL 培训（尤其是撰写 PBL 教案的培训工作坊）的经验认证。

3. 邀请该领域对 PBL 有所了解的专家们拟订教案的学习议题和目标，亦即本教案要传达的主要意涵或概念，并决定基础科学、临床议题、社会人文科学等领域认知的分配与均衡。

4. 根据上项的规划把学习议题及情境相应的相关数据分配（并不一定要“均等”分配，其实，也很不可能均等分配）至不同幕别（分段或分幕）。

5. 将各幕加以情境化及生活化，可以用临床真实个案，或媒体新闻专题为蓝本，或者完全虚构加以情境化地重组以达到预定学习（而非医疗）的目标。相同或类似概念的情境段落应集中在同一幕，而不同幕段最好涵盖不同，但要有连续延伸的概念。

6. 教案草稿送该课程委员会或 PBL 工作小组进行内、外部审查。不同的学校会有不同的程序流程，但是流程中若有审核者对 PBL 理念不懂或不同意者，也可能影响 PBL 教案的撰写质量。审核者对 PBL 教案本质的理解与对评量理论及实务的认知水平对教案的质量也有很大的影响。例如，我看过写得很不佳的教案（撰写者从未参加过 PBL 教案写作营），虽然有三位审核老师，他们的审核评语都很肤浅，既不中肯也没有建设性；甚至也有审核的老师数年来从未参加过种种 PBL 工作坊的培训。当然，这也反映出该校教学行政的管理缺乏专业的人才或严谨的态度。

7. 审核的老师没有达到审核应有的成效，除了以上的因素外，也可能是老师并没有去遵行审核的考虑要点，而不知应如何着手审查 PBL 的教案。现将我设计的评审考虑要点附上，以供读者参考运用。其实这份要点也可以给负责撰写 PBL 教案的老师做为教案结构设计的样板平台。

8. 教案修改后若有时间，可以由小组老师与学生先行试用。

9. 核定 PBL 教案实施的次序及安排针对 PBL tutor 在进行小组讨论之前的说明会，以澄清 tutors 的疑虑，重申撰写者的教育目的及强调特别的注意事项。

10. 教案使用过后，根据师生对教案的评价（evaluation）与回馈（feedback），进行修改或停用。

审核 PBL 教案的考量要点

整体之格式

□题目与内容符合吗？
□题目合理及有吸引力吗？
□注明使用教案的学生的年级？
□把教案目的误解为教案简介吗？
□把学习目标混淆为教案目的吗？
□将关键词误认为学习项目？

内涵与分量

□符合课程的需要与学习进度吗？
□情景合理、有趣及有真实感吗？
□有干扰学生思维的空虚混淆情节吗？
□有与学习目标无关的情绪化字语吗？
□有列出或陈述合理的期望学习目标吗？
□有过度要求知识层面深广或强调临床医疗管理的趋势吗？（不符课程需要）

PBL 的精神

□有涉及 P、B 及 L 三个层面吗？
□要求概念掌握还是内容完整？
□有给予学生足够学习空间吗？
□学生可在指定时间完成吗？
□是否给学生一些参考资料目录？

Tutor 的指引

□符合 PBL tutor 的角色吗？
□有建议 tutor 协导学生的方向或方法吗？
□给 tutor 提供参考资料的来源，而非提供大量知识内容误导 tutor 授课
□一般 tutor 指引最好不超过 3 页

若完全同意在□内圈勾√　若部分同意在□内圈半勾√̸　若不同意在□内圈叉 ×

附件一　台中中国医药大学的 PBL 教案格式设计

第一页

问题导向学习

Problem-Based Learning（PBL）教案

教师指引　Tutor Guide

××× 系统模块

× 年级学生

教案题目

撰写者：×××
审查者：×××
×××
×××

审核通过日期　　年　　月　　日

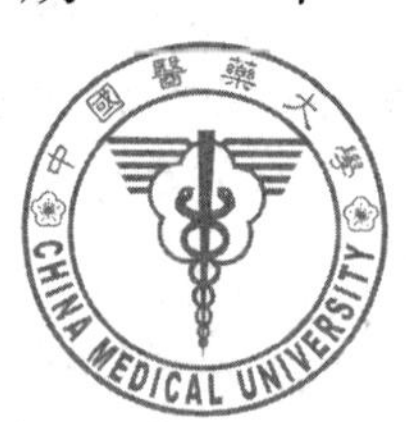

"中国医药大学"医学系

School of Medicine，China Medical University

教案代码：1234-ABC-3

第二页

前言

学生应具备的背景知识（prerequisite knowledge）

请填入学生须先具备的知识基础，以便于学习本教案并有效达到学习本教案的目标，越具体越佳，常见的错误是“背景知识”与“标靶知识”的混淆。

预期学习目标（learning goals or targeted knowledge）

请简述本教案设计时期待学生学到的宏观具体目标，也就是标靶知识。

教案摘要（summary）

请简述教案内容，可以使情境故事一目了然。

课堂安排（classroom management）

简述本教案有几幕场景（共适合约三小时四十分钟的讨论内容）及每一剧幕预估的讨论时间、剧幕及图片何时发给学生等。每幕不宜过长，也不要分太多幕(3~4 即可)。每幕应有独特的概念而避免随意分幕。仅提供 tutor 参考，tutor 可视状况自行调整。

本教案包括______场剧幕，时间的分配只是用来参考用，视学生的进度与需要而自行决定（可试试让学生自行分配时间，练习时间管控的技巧）

第一次讨论课程，第一幕 ~ 第____幕：____分钟（预估的讨论时间，请扣除上次教案 wrap up 的时间，约 15~20 分钟）

第一幕（____分钟）：摘要。

第二幕（____分钟）：摘要。

…（若需增加请至表格→插入→上方列或下方列）

第二次讨论课程，第____幕 ~ 第____幕：____分钟

第____幕（____分钟）：摘要。

第____幕（____分钟）：摘要。

…（若需增加请至表格→插入→上方列或下方列）

总结讨论（约 10 分钟）：同学于本教案讨论过程中的检讨与回馈。

第三次 wrap up 课程：____分钟

注意事项（specific issues of emphasis）整个教案特别要强调之处或要 tutor 特别注意到之处。例如：本教案虽为癌症情境，但最主要的目的是以癌症的医患关系带出“伦理”的议题。至于癌症的病理机制，在别的癌症教案中

会更仔细地研讨。当学生过度往病理机制方面探讨时，请将学生带回“伦理”的层面。

第三页

第一剧幕（建议讨论时间____分钟）

每一剧幕除方框中之内容外，尚应包含关键词、学习重点、提示问题及教师参考数据。需给学生的教案场景、剧幕及图片等相关数据，均置于下列方框中。每一剧幕均请从新的一页开始。

请填入（标楷体 12pt）　教案剧幕系将病例情形编排为一幕幕的剧情，此剧情为使医学生有身临其境之感，故请以现在时书写。有些学科如影像科、病理科、耳鼻喉科、皮肤科、牙科、眼科等，可用影像呈现，置入此方框中。

关键词（key words）：剧幕中学生不易了解之名词解释。或为 3 分类方面用的字句

请填入（标楷体 12pt）　　**若剧幕没有写出的字，不要放入**

1.

2.

学习重点（learning issues）：说明在此剧幕中期待学生学习的主要议题及鼓励学生去讨论的重点。最好不要超过六项。但千万不要将这些重点揭露给学生，让他们变成被动学习。

请填入（标楷体 12pt）

1.

2.

提示问题（guiding questions）：写出相关的简要问题，提供 tutor 引导方向。问题应尽量用开放式，赋予思考讨论空间。同样的，这些问题仅作为给 tutor 参考所用而已。除非必须，请勿自动提出这些问题。

请填入（标楷体 12pt）

1.

2.

Tutor 注意事项：如前，但这里是集中在第一幕的学习流程

提醒 tutor 应帮助学生学习之处或提醒 tutor 学生易犯错之处，不应列出过多知识层面的信息，因为 tutor 并不需要医学知识去授课或作解答。

请填入（标楷体 12pt）

1.

2.

第二或第三剧幕(以新页开始)

所有剧幕展现的格式应与第一幕维持一致。

参考数据(references):可以列出参考书、网络链接及文献等目录,但是尽量不要给讲义叙述。若查不到的重要或稀有的参考数据,则应代印一份存盘交系所办公室以便分发给学生。

附件二 台中中山医学大学教案范例(李孟智教授提供)

基于问题的学习教案——胸痛(教师版)

课程:家庭暨小区健康模块——家庭医学

年级:医学系四年级

教案撰写者:李孟智教授

医学系家庭暨小区医学科

第一幕

病史

45岁男性商人,吸烟22年(目前每日1~2包烟),另有5年高血压病史,但未规律服药控制。案主于某晚十点半热水浴后,突感剧烈胸痛,为撕裂性、持续性疼痛,并放射至后上背部。虽经休息,此病痛并未减轻,另并有心悸及冒冷汗现象。案主于发病后两小时,被家人送至台中中山医学大学附属医院急诊室就医。

学习议题

一、胸痛的病因为何?

1. 心脏血管系统 Angina,acute myocardial infarction MI,acute pericarditis,Aortic dissection。

2. 肺脏 Pneumonia,pulmonary embolism,pneumothorax。

3. 消化系统 Esophageal spasm,reflux esophagitis,peptic ulcer diseases,pancreatitis。

4. 其他 Costochondritis,herpes zoster,neuralgia。

二、哪些紧急状况须先排除?

1. Aortic dissection,acute myocardial infarction,threatening arrhythmia 等。

2. 中、重度血气胸。

三、应做哪些进一步处置?

1. 先进行五个基本理学检查 生命现象(vital sign;如TPR & BP)、意识状态(consciousness)、一般状况(general conditions,如general appearance)、周边灌流状况(perfusion)及氧合状况(oxygenation)。

2. 进一步病史询问含系统回顾(review of systems)。

3. 若怀疑为急性冠状动脉症候群,必要时先给予舌下硝酸甘油含片及口嚼阿司匹林(aspirin)。

4. 安排心电图、胸部X线、实验室检查(含心脏酵素)等。

第二幕

患者在急诊室于较稳定的情况下,被安排进行心电图、胸部X线及验血检查,各项检查结果如下:(心电图、胸部X线此略,可于校内网站下载):

- Normal cardiac enzymes(CK,CK-MB,LDH,AST)
- Negative Troponin I test

学习议题

如何判读心电图:RRIAHI判读法(Rate,rhythm,intervals,axis,hypertrophy,infarct)

1. 本案心电图于Ⅱ,Ⅲ及aVF导联出现ST节段上升征候,其代表意义为何:考虑心室下壁急性心肌梗死。

2. 各种心脏酵素及蛋白之阳性值代表的意义为何?例如,为什么CK-MB,Troponin T的释放表示心细胞已濒临坏死?

3. 胸部X线出现纵隔区变宽的意义为何?是主动脉剥离?还是纵隔腔肿瘤等?

第三幕

临床经过

患者经胸部计算机断层检查及心导管检查确认为Stanford A型主动脉剥离并有心室下壁心肌梗死,经紧急安排主动脉瘤切除手术及冠状动脉设置支架术,患者于病情稳定后,自加护病房转入一般病房。

学习议题

1. 主动脉剥离症与心肌梗死如何鉴别诊断：如下表

DD	MI	Aortic dissection
Risk	Many	Hypertension
Age	Elderly	Any
Pain-character	Squeezing, heavy	Sharp, tearing
Pain-onset	Not very acute	Sudden
Pain-radiation	Left shoulder	To the back
PE	Normal peripheral perfusion, no bruits	Poor perfusion, bruits
Murmur of AR	–	Present
Hemodynamic	Relatively stable	Change rapidly
(CXR) widened mediastinum	–	+

2. 主动脉剥离有哪几型：如 Stanford classification。

3. 急性冠状动脉症状群如何处理：如冠状动脉绕道手术，支架术（stent），气球扩张术等。

4. 患者出院准备工作包括哪些：如卫教、戒烟、高血压及缺血性心脏病之自我照护与规律服药，定期回诊追踪，转介家庭医师与小区健康中心居家追踪访视。

参考学习资源

一、教科书

1. Friedman HH.Problem-oriented Medical Diagnosis.7th ed.Philadelphia: Lippincott Williams & Wilkins, 2001.

2. Braunwald E.Harrison's Principles of Internal Medicine.15th ed.New York: The McGraw Hill Companies, Inc., 2001.

3. 谢博生．一般医学——病人与病征．台北：台湾大学医学院，2001.

二、论文

1. Bass C, Mayou R.Chest pain.BMJ, 2002, 325: 588-591.

2. Bogart DB, Farrar MW, Carter G, et al.Chest pain evaluation: a common clinical problem.Missouri Med, 2002, 99: 91-100.

3. Botoman VA.Nocardiac chest pain.J Clin Gastroenterol,2002,34:6-14.

4. Conti A,Berni G.Management strategy of chest pain patients with or without evidence of acute coronary syndrome in the emergency department.Eur J Emerg Med,2002,9:251-257.

5. Pope JH,Selker HP.Diagnosis of acute cardiac ischemia.Emerg Med Clin North Amer,2003,21:27-59.

6. Brady WJ Jr,Aufderheide TP,Chan T,et al.Electrocardiographic diagnosis of acute myocardial infarction.Emerg Med Clin North Amer,2001,19:295-320.

7. Laurino JP.Troponin I:an update on clinical utility and method standardization.Ann Clin Lab Sci,2000,30:412-421.

8. Nienaber CA,Eagle KA.Aortic dissection:new frontiers in diagnosis and management:Part I:from etiology to diagnostic strategies.Circulation,2003,108:628-635.

9. McCroskery JH,Malloy TE,Lantinga LJ,et al.Mitral valve prolapse and neuroticism in chest pain patients with normal and diseased coronary arteries.Int J of Psych Med,1991,21:233-244.

附件三　台中中国医药大学通识教案

医学系一年级　通识教案

一位金发碧眼的女科学家

(PBL tutor guide- 老师指南)

必备基本知识

一般中学毕业的化学及物理知识及日常生活经验。

可学习目标(以下仅为老师参考样品问题,学生也许会提出更多问题)

1. 你知悉彼尔、玛莉及爱因斯坦吗?

2. 什么是诺贝尔奖?得过两次诺贝尔奖以上的人有哪几人?他们对人类做了什么贡献?

3. 台湾的李远哲也曾经得到化学诺贝尔奖,可否把他与这个教案的主角玛莉做个比较?

4. 科学家应有什么典范?

5. 镭是什么样的元素？放射性元素的发现对人类社会政治、经济、医疗有什么意义？

6. 女性在科学界的地位，过去与现在有什么样的变迁？

7. 如何去剖析及整合这个教案在群体、行为及日常科学(population, behavior & living science, PBL)三个层面的学习目标？

教案宏观简介

本教案是叙述居里夫人的故事，并没有分剧幕，但主要是反映居里夫人的科学精神、崇高人格、对人类的贡献、个人及家庭的遭遇。本教案融合了历史、制度、社会、政治、科学、化学、物理、人格、医疗、性别平等、女性科学地位的转变等基本概念，并给予足够的空间让学生去发挥，参考数据应当很多。因为学习层面广、层次多，可以由浅入深地探讨学生自主求知的能力，也要借此教案培育一、二年级通识课程学生对 PBL 学习的过程、流程及目的，有所感受、认知、内化而正面去接受新的学习心态习惯。

学习流程安排

本教案虽不分剧幕，但如果学生认为这样对他们的学习有所帮助的话，他们可以自行切割为 2~3 个剧幕(流程)。时间尽可能由学生自行分配与管控。Tutor 要监督但不要强制，要指引而不领导，要启发而不传授。

老师注意事项

尤其要注意的是，大一学生一般对 PBL 很生疏也不习惯，最初不知道如何切入，也可能抓不住该学习的重点而流于表面化。要注意他们的目标设定会不会太肤浅，或者不实际？学生有没有去寻找较深层的资料？他们有没有涵盖 P(population)、B(behavior)、L(life sciences/experiences)三个层面，这个教案有很多的层面空间(科学、精神、人格、群体、社会等)？有没有循证精神？是不是所有的学生都有参与？他们在作单向个人报告，还是作互动讨论？有没有特殊情况发生？注意学生专业行为或人际风范。

参考数据

学生应有能力自行深入寻查探讨这项人皆知晓的议题。

一位金发碧眼的女科学家

公元 1082 年，中国诗人哲学家在赤壁望月长叹："盖将自其变者而观之，则天地曾不能以一瞬；自其不变者而观之，则物与我皆无尽也"。公元 1867 年波兰华沙城里一名小女婴玛莉(Marie)诞生了，她的一生就是"不能以一瞬"的姿态存在世人心中，她对人类的贡献也是达到了"物与我皆无尽也"。她的女儿为母亲撰写传记时说"她是一个本质上严谨的人，始终不能掌握与荣誉相称的那些做作,她不善于成为出名的人物”。可是玛莉确是一位不平凡的名人,她靠自己做家教积攒下的钱非但帮助了姐姐求学,而且让自己从波兰华沙到法国巴黎大学求学,在短短的三年中(1891~1894)获得了物理和数学两个学士学位。

千百年来,姿色与妩媚就是女人门第的标志与她们自身的资本,玛莉就是这种类型的女人,尤其是在那个“女人无才便是德”的时代。但是她从来没有利用这一点资本,反而故意把一头金发剪得很短。即使如此,她在大学里以 25 岁青春妙龄面对如潮般众多的男性追求者而不心动。公元 1894 年,她进入了研究所,结识了放射性物理教授彼尔,而深深爱上了他。对社会的关怀、为科学献身的理念,把他们永远联系在一起。这对夫妻苦心经营他们的放射性实验室,而在公元 1903 年时,因为发现了两个新的元素“钋”和“镭”,使得玛莉与彼尔共同获得了诺贝尔物理学奖,这两个元素的放射性比 1989 年贝克勒尔所发现的元素“铀”更强。她发现的镭也与她本人一样是这样的“不能以一瞬”而存在的元素,它会自身释放能量发光、发热;能穿透黑纸使胶卷感光、也能灼伤皮肤,它刹那间是自己又不是自己。当他们夫妇发现了这项伟大自然现象,也发现了对人生意义的道路,她变成了科学史上一座永远的里程碑——“自其不变者而观之”,她得到了永恒。

发现了镭使玛莉成名,但她并没有自满于她的无数荣誉及盛名,这一切似乎与这位伟大的女性无关,她依旧在极端困难的工作条件下热忱且顽强的工作着。镭带给玛莉名誉的同时也带给了她灾难,1906 年 4 月的一个下雨天,受放射线感染而日渐衰弱的彼尔,骑着单车在巴黎的一座桥上恍惚地撞上一辆马车,车轮碾碎了他的头颅。玛莉失去了她的至爱及得力的研究伙伴,她化悲愤为力量,独自抚育两个女儿,也接替了比尔在巴黎大学教授的工作,继续改革提炼镭的方法。虽然她成为了有史以来第一位得到至高的诺贝尔科学荣誉的女性,但正因为她是女性,也因为她是波兰人出身,玛莉仍不断受到法国科学界顽固保守势力的冷眼和压制,阻止她被选为法国科学院的院士,因为反对者认为女人不能成为科学院士。她并没有在意也没有恼怒,她仍然默默耕耘研究,同年(1911 年)冬,她再次获得了当年的诺贝尔化学奖,也终于被选入了法国科学院院士。爱因斯坦说:“在所有著名人物中,玛莉是唯一不为荣誉所动的人。”

玛莉不但维护个人的自尊,也维护国家的自尊。虽然她所发现的镭 0.1 克就已值 10 万美金(当时是属天价),但她拒绝申请专利的建议,把她一生所得到的3.0克镭，捐出了1.0克给科学。当时正值1914年第一次世界大战爆发，玛莉并没有忘记她的祖国——波兰，她回到祖国在前线为伤兵服务，并在自己车上配置了一台X线仪器，成为第一座在战场上做医疗活动的活动X线仪。

在1934年5月一个晴朗的下午，玛莉在实验室工作到三点半，感到非常疲劳，她低声对她的同事说："我在发热，要先回家去了"，这是她临终前一个半月最后一次离开她的实验室。镭造就了她的一生，也夺去了她的生命，在她的墓碑上只有她的名字"玛莉·斯克洛杜斯卡·居里 1867~1934年"——这是她遗嘱上的心愿。

附件四 适用于PBL工作坊之mini-教案组样本（仅含情景摘要）

王先生，52岁，体重90kg，身高161cm，经营进出口贸易多年，事业颇有成就，经常远游国外洽谈生意，近年来亚洲金融不景气，王先生更加频于奔波招揽生意。上个星期，王先生陪一位日商打高尔夫球并宴请晚饭，晚上返回家后，感觉胸闷恶心、左肩略疼。王先生想是过劳及消化不良，赶紧上床休息，翌日清晨四时，胸口闷疼剧增、呼吸急促，频冒冷汗，王太太叫了救护车送他去医院急诊室检查，发现王先生血压为185/115mmHg，心跳82次/分钟，医生马上给了王先生一颗Nitroglycerine含在舌下，很快胸闷肩疼的症状有所改善，医生安排王先生入院作心电图检验及血液化验。

王太太，47岁，热心社会活动，是高雄市区里一个街坊的妇女会主席，常常举办并参加小区活动。今天中午王太太参加了一个露天烹饪展示午餐会，下午三时许王太太感觉恶心、腹部绞痛，去市立医院就医，在医院遇见比她年轻的陈太太与七岁的小儿子在待诊。他们也参加了同一个餐会，陈太太责怪儿子吃了太多西瓜、奶油蛋糕及冰淇淋。餐会后不久在回家的路上陈小弟脸色变得苍白并呕吐，来到医院后，又有腹泻，目前陈小弟告诉医生说他头昏眩晕，脚软站不起来。陈太太说她自己好像也开始感觉不适。

王小妹,今年刚满16岁,个性外向成熟,看起来像十八九岁;王太太常抱怨王小妹喜欢穿奇装异服,喜欢听嘈杂的热门音乐。王太太说王小妹小的时候很乖巧听话,常常帮忙做家务,自从王小妹12岁第一次月事来后,渐变得特别外向,这两年来王小妹经常与同学打电话谈论男孩子,电话一打就是两个钟头,王太太说王小妹功课已退步,常有男孩子打电话来,有时候晚上外出到半夜才返。近来王小妹常觉恶心不适、身体略胖,王太太怀疑王小妹可能有身孕,但王太太质问女儿时,母女两人发生口角,翌日,王小妹离家出走。

王大弟,24岁,目前正留学在美国某大学,人很斯文勤奋,他是第一次来美国。在这个大学,台湾来的留学生不多,王大弟很受当地同学的欢迎,上个周末当地学生欢迎外国留学生举办迎新舞会。王大弟不会喝酒,在同学的鼓励游说之下,竟也喝了两大瓶啤酒及一杯白兰地,看起来有点脸红耳赤,话也多了起来。向来安静害羞的王大弟,居然也挺起勇气请同班的女同学跳舞,大家也都觉得很新鲜尽兴。舞会快结束时,王大弟为了争着与另一位外国同学邀女伴跳最后一舞曲,而引起激烈的口头争执,最后大打出手,后来发生什么事,王大弟已记不起来了。

王老妈,79岁,老伴于五年前心脏病突发后不治逝世,目前独居养老院,饮食清淡以素食为主,三年前因下阶梯不慎摔跤造成骨盆破裂,手术后活动不便不能自行走路需要轮椅,最近常常与老人院朋友抱怨自己年事过高,成为社会与儿子的家庭负担。王老妈的儿子经营进出口贸易工作,常常要出国;媳妇又是妇女会主席,常常开会与活动无暇照顾王老妈;王老妈又无法与孙女沟通;尤其王老妈的视力已衰退,发生意外后更需要人全天候来照料;所以王先生才决定送妈妈去养老院。王老妈见不着她亲手带大、最喜爱、但已出国留学的孙子,又看到养老院的老人一个跟着一个离开人世,数次表示想绝食自杀与在天上的老伴相聚。

附件五　Mr.C.P.Lee
（C.P. 代表 Cardiac Pain，容易帮助记忆）

（李孟智教授为工作坊撰写的样本教案）

> Mr.CP Lee，a 45 years old business man，had been a heavy smoker（1-2 packs/day）with a history of hypertension of unknown cause for more than 5 years and without a regular medical checkup.He had a chest pain suddenly after taking a bath at 10：30 pm，Nov.20，2002.
>
> He suffered from a central tearing，persistent and sharp pain，radiating to the back，and the pain was not relieved by resting.Mr.Lee also showed signs of profuse cold sweat and dysnea.
>
> He was admitted to ER at midnight（00：30 am）

像这类似的教案若是由临床医师写的话，他心目中要让学生提出的学习目标很可能都会偏重临床的考虑及对患者与病情的管理，例如诊断、治疗及预后，让学生应用所学去“解决问题”。

■ **Major causes of chest pain：**

Different etiological origins of chest origin：consider，heart，lung，GI（heart burn？）

■ **You do not want to miss the following：**

Aortic dissection，threatening arrhythmia，and severe pneumothorax

■ **Key data and management**

Check blood pressure，pulses，respiration，O_2-saturations

■ **Learn to take a focused personal and medical history and review the nature of pain**

■ **Drug management：**

Give NTG s.l.，if SBP>90 or let patient chew aspirin.

■ **Review ECG if cardiac etiology is suspected.**

■ **Reading of EKG**

What is RRIAHI approach，what does“ST segmental elevation”indicate（AMI or pericarditis？）

若从一个基础医学老师的立场来看，这个酷似临床情境的教案却可以让学生学习到不少的基础医学知识。他可能期望或引导学生提出以下的学习目标，让学生聚焦在学习如何去“探索问题”：

- What is hypertension? What are its risk factors?

  How is BP controlled? What is normal BP? How to measure BP properly? What are the risk factors for hypertension?

- How is pain transmitted? Referral pain? Degrees of pain?
- What can cause chest pain?

  What are the physiological, anatomical and biochemical bases of pain? Can a chest pain usually relieved by resting? Can a drug (or drugs) be given to relief chest pain as an emergency measure? Is chest pain always an emergency (ER) issue?

- Are chest pain and hypertension causally related?
- What is an emergency?

  What constitutes an Emergency case? Is two-hour handling of a patient with chest pain a reasonable medical procedure? What would a medical doctor do in the ER upon receiving this patient?

- What is the behavioral basis for smoking and avoiding medical checkup?
- What has been the incidence rate for chest pain emergency in this city (or country) over the past 5-10 years?

很明显的，Mr.C.P.Lee这个教案的情境不够明确（因不是真正的教案，而是在工作坊示范用的样本教案），所以学生的学习可以从不同的角度切入。因此，比较明确的学习途径则要经过一些情境特意地润饰加减以便掌控学生思维的方向。再者，从这个例子可以看到教师指南（tutor guide）的重要性及必要性。一个PBL教案的学习方向与内容是具有多元性的，教师指南是引导tutor如何协调学生的学习方向而不是补充灌输tutor专业的知识以便回答学生的问题或向学生教学。一般完整的教案只需五、六页纸，而教师指南不应超过二、三页纸。我却看过约二十至三十页纸的PBL教案，其中一半以上的内容是给tutor知识层面的参考数据，生怕tutor与学生一样地无知；孰不知有经验的tutor不会有兴趣与时间研读这些像教科书般的参考资料，况且详细的知识内容的传输并不是PBL tutor的责任。对缺乏经验及自信的tutor，在需要假性安全感的心理作用下当然会欢迎“充实的专业知识”教师指南。不过，若这么“完整臻善”的教案及“标准解答”落入学生手中（是非常可能的事），PBL tutorial就会完全失去原有的意义与精神，而误导学生逢场作秀，反而更加残害了学生学习的动机与态度。所以，撰写教案的老师要愿意并懂得从传统思维的桎梏自我解放出来，以PBL的思维及心态撰写PBL的教案。

（关超然）

第二节　PBL 教案的设计应反映中国教育体制、社会环境及科技发展

PBL 案例编写时应尽可能反映中国的风土人情和地方色彩，也就是要反映中国的文化特征，这也是中国 PBL 案例有别于其他国家和地区的关键所在。同样，PBL 案例的编写也应反映时代的特征，包括中国现行的教育体制、社会经济环境及科学技术发展所带来的变化等。

一、PBL 教案的设计应反映中国教育体制的变化

新中国成立至今，中国高等医学教育主要经历了四个发展时期，即 1949~1957 年的初创时期、1958~1965 年的初步发展时期、1966~1976 年的“文化大革命”时期以及 1976 年 ~ 至今的高等医学教育健康发展时期。但从教育体制来考量，20 世纪 90 年代之前的中国高等医学教育仅实行以中央部委、省市、地方中心城市和地区三级办学的模式，由原国家教育委员会或教育部与卫生部一起进行宏观管理、统筹规划、双重领导，省市的医学院校则接受地方政府教育行政部门或卫生行政部分的领导，同样医学院校的招生规模也选择高度集中的计划经济模式。以学制为例，当时高等医学教育的学制主要为五年制，后来又举办了三年制专科、四年制医学相关专业，还有六年制、七年制及八年制等长学制专业等，总体来说学制比较混乱。不言而喻，品种繁多的学制体系不利于个性化较强的 PBL 学习的开展。自 20 世纪末 21 世纪初，中国高校管理体制进行了新一轮改革，采用“共建、调整、合并、合作”的形式，调整了医学院校的设置与隶属关系，扩大了省级政府对高等医学教育的决策权、统筹权，扩大了医学院校面向社会办学的自主权。同样以学制为例，这次改革的核心之一是理顺学制体系，逐步走三、五、八学制并举之路，即主要办好五年制本科专业，继续办好三年制专科专业，同时在部分综合性大学医学院中举办八年制医学教育，形成了一种学—硕—博连读的新模式。作为学制改革的新变革，八年制医学教育得到教育部在政策及经费方面的大力支持，同时得到相关地方政府及所属综合性大学在人、财、物等方面的有力保障。因此，八年制医学教育具备了开展教学模式、教学内容、教学方法及教学评价改革的所有条件，尤其适合课程整合、PBL 学习和以研究为基础的学习（RBL）。当然，在这样的大背景下产生的 PBL 学习一定会打上体制改革的烙印。

如何在医学教育改革尤其是八年制医学教育改革中体现现行教学体制的特征，需要教学管理部分从各个教学要素中加以深入研究。单就 PBL 学习而言，至少要体现现代大学制度的一些基本原则，其中包括主办方在开展 PBL 学

习时应该享有的充分自主权,PBL 学习过程中应执行公开透明的制度、执行以教师为主导和学生为主体的运作机制,还要全面开放相关教育资源。

就主办方的自主权而言,PBL 学习需要分管教学工作的领导和专家小组享有充分的自主权,特别是应由专家教授主导 PBL 学习的顶层设计、方案制定、教案选定、人员选拔和培训、效果评价和学生评定等。比如在 PBL 教案的遴选、修改和完善过程中,应赋予专家、教授绝对的自主权,充分依靠专家、教授组织案例的编写、内容的增减、标准的制定以及质量的评鉴等。

就制度的公开、透明而言,PBL 学习需要将整个教改方案提前向带教老师和学生公开,需要将实施过程中的"游戏规则"(包括教学的组织形式、师生的互动、学生评教和教师评学等规则)提前向带教老师和学生公开。具体在 PBL 案例编写时应明确每个案例的学习要求、建议采用的学习方式以及期望学生达到的目标等内容,以便使带教老师准确把握每个案例的重点和难点。

就教育资源的开放性而言,PBL 学习需要向学生开放所有的教学资源(包括纸质图书与电子图书),需要在图书馆内设立 PBL 教室及网络教学平台,需要为学生提供各种打印或复印服务等,而这一点在教学资源有限、教学平台不完备的年代或医学院校是难于实现的。仅就 PBL 案例的编写来说,每个案例应标明参考教材、专著、论文或电子文档等教学资源的出处,以便指导学生重点浏览。

就教师的主导作用而言,PBL 学习需要一批热心医学教育和人才培养的教师,需要以教师为主导组织教学。要知道写好一个 PBL 教案如同写好一部影视剧本,指导好一堂 PBL 讨论课就如同导演好一部影视剧,需要教师付出大量的时间、精力和智慧。为此各医学院校均应制定切实可行的政策或制度,鼓励教师积极参与案例的编写,发挥教师的"红烛"精神,尊重教师的辛勤劳动,减少教师的后顾之忧。近年来,上海交通大学开展了师资分类发展改革,将教师分为教学科研并重型、教学为主型和科研为主型 3 大类型。其中规定教学科研并重型和教学为主型的教师的首要任务和第一要求是育人、教学,要依据教学工作量和教学质量来配置资源,只要能把教学工作搞好,就可以得到相当体面的、有竞争力的薪酬待遇。该政策的出台有助于一部分优秀教师全身心地、心无旁骛地投入到教学工作,包括投入大、产出小的 PBL 学习,值得其他院校借鉴。

就学生的主体作用而言,PBL 学习需要营造学生积极参与的氛围和相互交流的环境,通过政策引导及考评机制的改革,提高学生的主观能动性,积极参加教改方案的设计与评价标准的制定;在教学过程中需要以学生为本,充分发挥学生在 PBL 学习中的主人翁意识及主体作用,鼓励学生深究案例中提及的每个临床表现,并应用相关医学知识解释产生这些表现的原因。同时,指导学生将一个个相对独立的临床表现联系起来，学会从整体水平看问题，最后形成系统的疾病机制图。当然，应对 PBL 学习中表现出色的学生加以表扬，并作为评价学生课程学习的重要依据。

简言之，PBL 学习需要从现代大学制度中衍生出来的管理制度做后盾。如果在 PBL 学习中缺少了教师的主导作用和学生的主体作用，再好的教改方案只能成为一纸空文，再好的教学设施与环境只能低效率运行，再好的教学资源也只能束之高阁。

二、PBL 教案的设计应反映中国社会经济的快速发展

改革开放以来，中国的社会经济发生了翻天覆地的变化。到 2010 年止，中国 GDP 规模骤增至 39.79 万亿元，跃居世界第二。在社会经济迅猛发展的大背景下，中国的国力不断增强，国际竞争力不断提升，基础设施不断改善，人民的生活水平不断提高，同时高等医学院校的经费投入不断加大，教学条件不断改善，校园环境不断美化，教学内容不断整合，教学方法不断更新，教学评价趋于合理，教学质量不断提升。有了经济社会的快速发展，加上国内部分高等医学院校的软、硬件条件的明显改善，PBL 学习在中国的推行成为了可能。

按照 PBL 模式，PBL 学习一般以小班或小组为单位（8~10 人 / 组），至少需要 15~20 个可供学生专用的 PBL 教室及配套设施（包括投影设备、滚动白板等），至少需要 30~40 位来自基础与临床的带教老师，还需要准备足够量的 PBL 案例及教学资源（包括纸质图书、杂志与电子、图书杂志等）。很显然，PBL 学习的人力与物力成本很高，需要强大的物质基础和经济基础作保障。如果缺少了必要的物质与经济的支持，PBL 学习是较难维持的。比如，20 世纪 80 年代初，原上海第二医科大学（现上海交通大学医学院）参照加拿大麦克玛斯特大学实行的 PBL 学习模式，设计了“以临床问题为引导的基础医学教程（PBC）”和“以问题为引导的临床医学教程（PCMC）”的教改方案，也可以说是中国 PBL 学习的“雏形”，先后在临床医学专业 86 届、87 届和 88 届三个班级共 87 名学生中试行。实践表明这一模式具有基础结合临床、理论联系实际、提高学生主观能动性及综合思维能力等优点。然而，由于当时的物质条件和经济基础还相对薄弱，制约了 PBC 和 PCMC 等教学改革项目的继续深化，令人遗憾。

进入 21 世纪以来，上海交通大学医学院不仅获得了教育部“211 工程”和“985 工程”经费的支持，而且还得到上海市教委“085 工程”专项经费的资助，已有足够的经费保障 PBL 学习。新一轮的 PBL 学习改革开始于 2008 年，在专家、教授的顶层设计和教学管理部门的积极推进下，已有数十名教师前往澳大利亚悉尼大学、加拿大麦克玛斯特大学、瑞典林雪平大学、香港大学李嘉诚

医学院、台湾阳明大学及台中中山医学大学等接受PBL培训,成为PBL学习的骨干。同时,还邀请国内外著名的医学教育专家如关超然教授、李梦智教授等举办培训班,使上百名一线教师得到岗前培训并拿到了上岗证。到目前为止,已有50余个PBL教案通过评估用于教学,已有17个PBL专用教室及配套设施投入使用,已有3届八年制共300余名学生接受了PBL学习。由此可见,新一轮PBL学习改革的力度及试点规模远远超过20世纪80年代。更为重要的是,目前PBL学习正在推广到医学院其他专业、其他学制的学生中,而且还将学科整合型PBL学习与学科型PBL学习有机结合。现在真可谓是实施PBL学习的最佳时机,不仅天时、地利,而且人和。

然而,现有的PBL教案在体现中国社会经济快速发展方面还显不足。为此,建议在PBL教案设计中应适当加入社会经济快速发展的背景,加入循证医学的概念,加入"健康中国2020"的理念,加入新医改方案的内容,使学生在讨论中深切感受到现有良好的社会经济环境是来之不易的,应该倍加珍惜。同时应引导学生更多关注社会,关注患者的疾苦;更多考虑卫生经济因素,更好地执行循证医学的原则,更好地适应"生物-心理-社会医学模式"及"预防、保健、康复、治疗四位一体的模式",尽量避免过度医疗或盲目医疗,以减少患者的医疗支出,减轻国家在医疗保障中的负担。

三、PBL教案的设计应反映生命医学科学的快速发展

21世纪是生命医学科学的世纪。随着人类基因组计划的完成,分子医学已成为医学的带头学科,各种组学研究(包括基因组学、蛋白质组学、转录组学等)、系统生物医学、转化医学、干细胞医学及再生医学已成为医学最前沿的学科,生物医学工程技术已成为医学的主导技术,根据患者的遗传特点进行个性化医疗已成为未来临床医疗的必然选择。同时,一大批高新科技成果,如磁共振技术、PET-CT技术、显微外科技术、计算机人工智能技术、远程医疗技术、互联网技术、组织工程技术、辅助生殖技术、DNA芯片技术等成为疾病防治的重要工具。在这样一个生命医学科学新理论、新观念、新方法、新技术层出不穷,学科门类不断分化与综合,边缘学科、交叉学科和新兴学科不断涌现的年代,过去"统一教学计划,统一教学大纲,统一教材"的教育制度及以学科为中心的教学模式显然无法与快速发展的生命医学科学相适应,过去实行的"生物医学模式"也与现在实行的"生物-心理-社会医学模式"不相一致,更不利于医学生的全面发展。

为了解决上述不适应、不一致等问题,国内著名医学院校的医学教育家借鉴国外医学院校的成功经验,达成了在有条件的学校开展课程整合和PBL学习的共识。目的是提倡学生主动学习,不受教学大纲、教材或讲义等滞后性的

限制，有助于学生通过自身的努力获取生命医学领域的“基本知识、基本技能和基本理论”，有助于学生获得生命医学领域的最新理论、最新技术和最新诊疗方法，也有助于学生掌握医学人文及心理社会医学知识，同样也有助于学生针对每个案例采用循证医学方法，制订出科学的预防对策和措施，达到预防疾病、促进健康和提高生命质量的目的。

然而，现有的 PBL 教案在体现生命医学科学的快速发展方面还存在欠缺，特别是较少反映学科前沿及新技术、新方法的进展及对人类健康带来的影响。为此建议教师在编写 PBL 教案时应适当增加生命科学发展的最新成果及其在临床医学中的应用，引导学生主动探究新知识、新技术、新方法，并理论联系实际，基础结合临床。同时，在 PBL 案例教学过程中，带教老师既要“授之以鱼”，还要“授之以渔”，鼓励学生平时常读学科进展文献、多读学科前沿文献，拓展学生的视野，养成认真思考科学问题的习惯，在主动学习的过程中提高学生寻找问题、分析问题和解决问题的能力，增强学生的批判性思维能力及创新意识与能力。

（顾鸣敏）

第三节 中医教育 PBL 教案的设计：以中医内科为例

PBL（problem-based learning）以结构模糊（结构不良、结构不明）的问题作为课程组织中心和学习情境，其中学生扮演问题持有者的角色，教学者担任知识认知的教练，鼓励小组合作学习。它以建构主义理论和成人教育理论为实践基础，强调学生在知识构建过程中的主体地位，重视对学生自主学习和终身学习习惯和能力的培养、自身学习潜力的挖掘，鼓励学生通过不断的自我充实来应对知识爆炸和知识更新速率加快的局面，注重创新精神和实践应用能力的培养，以适应当代社会对医学人才的更高素质要求。这一模式一经提出便迅猛发展，其理论与观念逐步被广泛接纳和采用，成为国际医学教育改革的热点和趋势。

我们从 2004 年开始接触到 PBL 理念，并于 2005 年开始在中医内科学课程中实施至今，经历了一个理念上不断冲撞、不断学习，方法上不断提高、不断完善的过程。PBL 的实施对我们这些长期基于传统教学理念和方法进行传道授业的教师们具有强烈的震撼，重新反思我们要培养什么样的学生和未来的医生，重新审视以往教学方法中的优缺点，重新认识我们的学生和他们的能力。对于处于现今知识爆炸时代的中医学院医学生来说，培养他们的主动学习与终身学习的态度、团队合作精神、交流沟通的能力和创新思维显得更为重要,这也是我们克服重重困难、乐于实施PBL的动力。同时对教师自身教学理念的更新、教学能力的提高、教学方法的探索也具有深远的意义。

一、初期实践中的问题

在开展PBL前,上海中医药大学曾分批组织我们参与PBL项目的教师到香港大学和台中中国医药大学接受PBL培训,学习PBL的理念,了解不同的学校PBL实施的方法和经验,也感受到了不同地区有着不同的教育经济文化背景以及教育环境与资源,同时发现教师和学生对PBL的接受度不同,在实施过程中也会遇到各种来自于传统教学观念的阻力,因此坚持PBL实施的老师需要有更多的努力和付出,更需要大学教学管理部门的推动和资助。

中医内科学是用中医理论阐述内科所属病证的病因病机及其诊治规律的一门临床学科。它既是一门独立的学科,又是学习和研究中医其他临床学科的基础。中医内科学的学习强调临床实践与辨证思维,融合了多学科的知识,以解决复杂的临床问题为学习目标。在以往的教学中,我们在课堂上已采用了病案分析的方法,传授的重点还是在于课程本身的知识点,难以客观的呈现临床实景,更难以让学生成为讨论的主角。而PBL正是在这些方面弥补了课堂教学的不足,因此我们选择了此课程进行PBL。

我们于2005年起尝试在《中医内科学》课程中拿出一部分的课程实施PBL,在最初阶段,只能做到"形似",而非"形神兼备"。虽然我们接受了PBL理念,借鉴了PBL的小组讨论方法,但在问题设计和讨论的内容方面比较局限于《中医内科学》知识范畴,较少涉及与人文的渗透和融合等,而且期间不断遇到PBL与传统教学理念和方法的冲击。在经历从不理解到理解,抵触到接受的实践过程中,会不可避免地出现不尽如人意之处,还有许多环节有待进一步完善。

(一)教师角色转换不到位

PBL要求教师转变传统的教学观念,摒弃以往传统教学过程中教师为主导者、学生为接受者的格局,而改为以学生为中心、以问题为基础的这样一种全新的教育理念,由过去单一的知识传递者变为知识引导者、激励者和促进者,由单一的知识讲解者变为知识设计者、流程的维护者、危机处理者和反馈总结者。虽然这一理念在理论上已为不少教师所熟知,但在实际执行过程中还是有相当的难度。如有些教师对学生的自主学习能力、发现问题和解决问题的能力总带着怀疑、不放心和不相信的想法。习惯于传统教学模式的教师往往在小组讨论中以"专家"的姿态出现,总是想给学生答疑解惑、传授知识,甚至想给学生一个标准答案。教师既不能告诉学生所谓的"标准答案",又不能随意干涉学生,限制或阻断其思维,因此需要教师放下自己的专家身份;但

tutor 有时还会出现另一种极端的情况，即索性完全置身于讨论之外，任由学生自由发挥。以上这些均说明教师角色转换难以一蹴而就。

（二）学生学习目标不明确

中国的传统教育和应试考试已造成了学生被动学习的惯性，学习目标也越来越实际。而 PBL 的学习目标是宽泛的，通过 PBL 更希望学生达到综合能力和素质的提高，而不只是单科知识点的记忆或单科成绩的提高。所以要求学生在心理上需要达到一定的成熟度，才能真正领会 PBL 的理念，对自己的学习负起责任。**（编者评语：这也是 PBL 的目的，因此提高学生对 PBL 的认知也非常重要，再如上谨慎挑选适合自主学习的学生也很重要，不是所有的学生都能做 PBL，正如并非所有的学生都能做医生，必须从教学的目的去筛选）**所以当他们的学习目标不明确时，往往会抱怨 PBL 使他们花费了更多的时间，有时并不能快速提高成绩**（编者评语：这不是教学的目的，也不是 PBL 的目的）**，学生就变得更急功近利，这也使得他们对 PBL 会有抵触情绪。再则由于学生的医学知识储备和认知能力还没有达到相应的水平，有时自主学习或讨论无法深入，加之又不能直接分享到教师的知识、经验和思维方式，所以有些学生觉得自己总是在迷茫中耗费大量时间和精力去自我探索，目标不明，效率不高。如果没有相应的评价手段相配合，学生便会逐渐丧失主动探究的兴趣。

（三）案例设计不完善

在 PBL 实施中教案的设计是成功的关键之一，也是一个需要不断修改、提高的过程。问题是 PBL 的核心，问题起到激发、促进学生主动学习和提出问题的作用，教案设计的系统性、知识点的覆盖面与课程要求有效衔接是 PBL 教案设计中的关键。我们初期所编写的 PBL 教案虽然来自于临床病例，但仍未脱离病例教学的思维方式，从整体上来说缺乏 PBL 所要求的系统设计和规划，设计的问题多拘泥于疾病本身，集中在如何做出正确的诊断、采取有效的治疗措施，离不开本学科的范畴，而忽视案例背后隐含的宽泛的医学知识以及其他学科的知识和人文、社会因素等，而在结构上也较为平铺直叙，难以引起学生深一步挖掘的兴趣，阻碍了对学生综合能力的培养。**（编者语：说得好，事实上本书来自全国各地的 PBL 案例，其中不少就犯上了一些传统的弊病）**

如何使国外成功的 PBL 学习模式为我所用，真正达到培养学生多方面素质和能力、提高中医医学教育质量的最终目的，都是我们试图解决的命题。

二、成功 PBL 的实施关键

PBL 引入《中医内科学》经历了多年实践，已经积累了一些经验。我们认为成功的 PBL 实施有几个关键，首先要有好的教案，在此基础上做好充分的准备，要求教师在小组讨论前进行备课，要充分理解教案写作者的教学目标，熟悉所使用的教案,还要了解学生的信息;另一方面要针对学习小组讨论引导、推进、把控、协调的策略;第三要了解如何进行评价,规范的评价方法也是促使 PBL 不断完善、提高学生学习效果的关键。

(一) 教师培训

为了提高《中医内科学》教师 PBL 能力,更好理解 PBL 的理念和实施方法,内科教研室多次派骨干教师赴台中中国医药大学学习观摩 PBL 研修班,先后多次参加国家级《中医 PBL》培训,并担任 PBL 培训课程的授课和小组讨论 tutor 示范,可谓教学相长。

教师除了需要强化培训外还要不断的实践,才能真正获得一名合格的 PBL 教师必备的能力。引导技巧的娴熟应用并不是单凭参加一次培训就能达到的,需要一个"学习—实践—反思—改进—提高"的不断循环和提升的过程。在培训后续的学习和不断实践的过程中得到持续的支持和帮助对教师成长具有重要意义。我们强调科室内 PBL 教师集体备课的重要性,通过集体备课教师再次重温 PBL 学习理念,熟悉整个教学流程,掌握《PBL 教师教案》内容,分享教学过程中的点滴收获,调整自己的观念和行为。

(二) 完善教学流程

中医内科学 PBL 实施方案包括课程安排、讨论教室落实(具备小组讨论必要的条件,如桌椅的调整,白板等)、学生教案与教师教案的准备、tutor 的配备、评价表的准备等。

小组准备:每小组成员以 6~8 位学生为宜(最多不超过 10 人),打破班级、寝室、男女同学的界限,小组讨论开始前,tutor 先介绍 PBL 学习目标、方法及评价方法,并让小组成员进行自我介绍,互相了解;由小组成员共同商定学习规则,并选出组长和记录员。

一个完整的教案讨论过程分 2 次讨论课进行。

1. 第一次讨论　3 学时,头脑风暴 - 提出问题:①tutor 根据讨论进程分次发放学生教案(一般分 2~3 幕),小组组长先组织大家阅读教案,然后进行讨论,由记录员根据大家的讨论内容在白板上写出来自教案情景的"已知事实"、"待查信息",归纳出关键词。其中"待查信息"是指尚需了解哪些信息、关注哪些问题,如要通过中医四诊、体格检查、实验室检查等途径进一步了解的部分。②接着学生通过"头脑风暴法"分析问题,提出解决该教案问题所需的各种假设,并由记录员记录在白板上。③再根据上述讨论提炼出需要完成的学习目标,达成共识。

体会:第一次的小组讨论是整个学习的最重要部分,第一幕教案设计的要点是真实、结构不良,有循序渐进的空间,有使学生产生脑力激荡的动力,即从中可以发现问题和提出问题。除了关注学生的讨论内容外,也要关注学生使用白板的情况，学会使用白板也是非常重要的学习手段，从中可以反映他们是否能关注学习目标、发现问题和提出问题，是否能在讨论过程中不断补充和修正前面讨论的结果，对所需解决的问题更加集中，便于下一步的学习和讨论。另外 tutor 要关注讨论节奏，关注每个同学的表现，是否都参与了讨论。

2. 自主学习 我们在第一次讨论时就要求学生要学会利于多种途径，包括图书馆资料和网络资料去获取知识、收集所需信息，并在第二次讨论前给予学生 1~2 周自主学习的时间，同时要求学生根据第一次讨论的结果，以所提出的问题为切入点，提出假设，通过自主学习方式获取信息，利用已得到的知识分析问题，通过多学科知识的整合加深对问题的理解，并提出新的问题。

3. 第二次讨论 3 学时，分享学习成果和评价：在小组组长的带领下，小组成员分别汇报、分享自主学习的成果和方法，针对这些不同来源的信息进行讨论和评价，并就不同见解进行进一步讨论，提出可能遗漏的学习目标，找到解决问题的办法。在此次讨论中，tutor 有时根据教案设计发放补充的学生教案以引发更深层次的讨论。在小组讨论结束时，要求学生就个人及小组其他成员在学习中的表现、参与度、贡献度等作一简单的回顾和评价，这也是这次 PBL 学习的评分依据之一。tutor 则就本小组、本教案的讨论情况进行反思和反馈。小组讨论结束后我们会要求每个学生交一份学习心得做为书面评分依据。

体会：第二次的讨论课面临的挑战是要学生把他们查阅或研究得来的信息整合及分析，并保证对问题的理解达到一定的深度；学生需要学会批判性地学习；要学习倾听、沟通的技巧；要学习归纳、总结的方法。每个学生所交的学习心得不是所查资料的堆积，而是经过思考、筛选、归纳，带有自己的观点；所关注的问题不只是教科书内容，应涉及医学、人文、心理、社会等方面。评价也要考虑上述内容给予综合判断。tutor 则就本小组成员的表现、本教案的讨论情况进行反思和反馈，绝不是案例的解谜。

（三）提高教案撰写水平

教案即所谓的“问题”，是整个 PBL 学习环节中最为重要的一环，编写教案之前，我们经讨论确立教学目标，把握教案所涉及的范围，然后选择合适的案例。一个完整的教案一般分为 2~4 幕（**编者语：也可以不分幕，若要分幕，每一幕所传达的概念应不一样，而且要有连贯性**），知识点涵盖医学、人文、心理、伦理、社会等议题，通过不同场景的设置，引导学生思考的方向和进度。教案力求故事性的场景呈现，语言生动，有别于“病例教学”所用标准化病例格式和大量医学术语的堆砌，以求让学生有身临其境的感受。

教案剧情的设计应逐步呈现，结构不良，第一幕设计不要将所有内容完整呈现，为学生提供充分的思考空间以及提出问题、提出假设的空间，让学生随着剧情发展,引导学生达到预先设定的教学目标。

规范的教案由两部分组成,即学生教案和教师教案。学生教案根据设计有几幕的剧情,分次给予学生供学生阅读;教师教案则包括课程名称、案例题目、课程类别及教学对象、学生应具备的背景知识、学习目标、教案简介、时间安排、注意事项、考评方式、教材、教具要求等一般内容,还有导学、第一次讨论课、第二次讨论课等,每一次讨论课中又有分次剧幕、关键词、学习重点、提出问题、参考文献等详细内容供 tutor 参考。

教案示例

教案简介:

中年男性,无明显诱因出现慢性咳嗽,胸片、血常规无异常,抗生素、止咳化痰治疗无效,转投中医治疗。

第一幕

李先生是一位工作繁忙的杂志社记者,今年 46 岁了。最近 3 个月他老是被咳嗽所困扰。一开始他并不在意,以为是感冒,有些鼻塞、流涕、打喷嚏,喉咙发痒而咳嗽,自己吃了一些感冒药片和止咳的药水,以为很快就会好的,但是没想到咳嗽越来越重,吃药也不好,有时咳得眼冒金星,于是他紧张起来,想象人到中年,该不会有什么问题吧?后来他接连看了几家市里著名的三级医院,医生给他拍了胸片、做了血常规检查,但都没有发现问题。医师认为他是支气管炎,让他服用抗生素和化痰止咳的药物治疗,但仍不见好转。有一次咳的太厉害时晕了过去。从 3 月份开始咳嗽,现在都已到了 6 月份。李先生的一位朋友劝他去看中医,说他认识一位姓王的中医师,很有水平,态度也好。李先生平时身体还算好,血压有些高,吃了降压药后控制得挺好,还从来没看过中医。他将信将疑地来到中医药大学附属医院的中医内科门诊。看到王医师诊察桌边围着几个学生,他急切地向王医师讲述了自己的病情,并说:“我没有想到咳嗽这么难好,中医能治好我的病吗?”王医师问学生,“你们怎么回答李先生的问题”。

第二幕

王医师仔细询问了患者的情况:如可能引起发病的原因,但李先生想不出与什么有关。李先生说从咳嗽到现在没有发热,最难过的是喉咙发痒,一痒就咳,咳得厉害时候稍感有些胸闷,晚上咳得睡不着觉。痰不多,是白白的黏痰,走走路就会出汗。王医师又和李先生聊起了其他的情况,李先生告诉王医师，他小时候得过哮喘，已经治好了，从 15 岁以后就没有再发过，因此他不吸烟不喝酒，但喜欢喝热茶，胃口和大小便都正常，平时工作很忙，压力很重，又常常出差，睡眠不太好，因此他最近两年血压增高，平时常吃珍菊降压片以控制血压。从小就不能用青霉素，而且从小吃海螃蟹就会发皮疹。

王医师给李先生做了体格检查：血压 130/86mmHg，体温 37℃，心率 88 次 / 分，呼吸平稳，口唇无发绀，咽稍红，扁桃体无肿大。浅表淋巴结无肿大，两肺呼吸音清，心脏各瓣膜区未及杂音，腹平软，肝脾未及，四肢关节无畸形，下肢无水肿。舌苔淡黄，舌质偏暗红。脉细弦。

王医师问学生们："还有什么需要问吗？还需要给李先生作什么检查吗？"李先生对学生说："王医师问的真仔细啊！我以前去看病，医师不问那么多的。"

第三幕

学生小陈对王医师说，李先生的病是咳嗽，我刚看过《中医内科学》咳嗽一章，我觉得按李先生的症状应属于内伤咳嗽，内伤咳嗽中的肝火犯肺型与李先生较符合，因为李先生有高血压病，处方可以用黛蛤散加减。学生小丁说李先生咳嗽少痰，喝水多，认为属于肺阴不足型，用沙参麦冬汤更合适。学生小李说李先生的表现中有一个特别的表现就是喉痒，怎么来解释呢？是不是咽喉炎呢？学生小金说，虽然李先生作过胸片检查没有发现异常，但我建议要查个胸部 CT，最好做个气管镜，那就能搞清楚诊断了。大家七嘴八舌地提出各自的意见，同时大家又希望看王医师会考虑谁的意见。李先生在一旁听得糊涂了，中医怎么这么复杂啊？

本教案选择"咳嗽"这一临床常见、多见病证，通过向学生展现一位为咳嗽所困扰的患者的就诊过程，将学生引入到具有情境的状态中，引发学生"脑力激荡"，引起讨论，展开思考，借此提高学生分析、解决问题的能力，团队协作能力，信息管理能力，表达、交流和倾听的能力。这一案例源自一例门诊真实病例，之所以择其而用，有以下目的：①咳嗽是临床常见症状，如要得出最终诊断，牵涉问诊技巧、中西医鉴别诊断等大量知识，符合 PBL 问题设计以点带面、以小见大的要求。②该患者曾经历多次就诊、检查，西药治疗无效的经历而转投中医，可以激发学生一系列思索，例如"为什么这个患者的病难治？""为何治疗无效？""他的检查和治疗中有什么问题吗？""抗生素是否必须要用？""中医对这个病的认识如何？""中医怎么来治疗他的病？""教科书的知识如何用于临床？""王医师有什么高招？"等问题，其中既包含着有关中西医诊断、鉴别诊断、中医辨证、中医治疗等专业知识，还借此拓展学生的其他知识和能力，如对复杂的临床问题的临床思维方法，卫生经济学方面的知识，医患沟通方面的能力，中西医病史采集中的异同，患者心理学方面的知识以及如何学习老中医经验等。

整个案例分作三幕，设计分两次课程讨论。第一次讨论课是第 1 幕至 3 幕的学习和讨论；第二次讨论是学生各自针对第一次讨论后提出的关键词和问题，通过查阅资料后写出报告，然后再进行讨论。

第一幕是案例的引入，介绍患者的发病经过、各项检查和治疗结果，此外也描述了患者的心情。案例关键词包括“咳嗽、支气管炎、抗生素、晕厥、降压药、中医治疗、焦急心理等”，这些关键词的设计包涵了流行病学、医学行为学、医学生命科学、医患关系等潜藏问题（学习目标），希望学生使用“头脑风暴法”发现、分析问题，提出解决该病例问题所需的各种假设，如需要补充的临床资料，特别是中医四诊资料的补充需求，症状之间的因果关系、可能的诊断、鉴别诊断及其依据、解决的办法等。再根据上述讨论提炼出需要完成的学习目标。

第一幕学习目标有：

流行病学：慢性咳嗽多发于哪些人群？

医学行为学：为什么李先生首选西医治疗？为什么医生让李先生服用抗生素？

医学生命科学：慢性咳嗽常见病因是什么？降压药与咳嗽是否有关系？为什么服用止咳化痰药无效？咳嗽与晕厥的关系？

医学心理学：患者为何会犹豫不决？患者为何焦急？

中医学：该患者咳嗽的病因病机是什么？中医辨证思维的思路？中医如何治疗？

第二幕进一步展现患者就诊时医生所获得的各种信息，补充了在第一幕中缺少的部分患者的临床资料，同时又提出新的问题。这一幕着重引导学生就中医辨证、诊断和鉴别诊断展开深入的讨论，除教科书的知识外，鼓励学生从中医经典、各家学说、老中医经验和现代报道中寻找答案。

第三幕是以一种开放式的形式向学生展现一些其他人的辨证思考结果，起到启发思考、抛砖引玉的作用，引发学生对这些结论的又一轮脑力激荡，主要集中在辨病辨证的依据，难治性咳嗽的中医治疗方法，通过互相间的争论鼓励学生形成自己的观点，并不拘泥于一方一药。而最后还提出的进一步检查方案主要让学生从医学经济学角度来考虑临床检查选择。

本案例所涉及的知识显然超过了《中医内科学》的范畴，但也是学生稍加努力可以达到的目标，所拓展的内容对一名学生来说可以提早面对真实的临床问题，学习和综合各方面的知识，学习利用多种方法探求知识，解决问题，逐步成长为一名合格的医生，是非常有意义的。

（四）评价方式

目前越来越多的院校采用 PBL，却没有用符合 PBL 精神的考核方法来考核学生。教育者常花大部分时间来计划教师的培训和课程的修订，而对考核方法的研究较少，常用基于知识记忆的传统考试方法。没有与之相适应的考核方式会使 PBL 目标难于实现，不利于促进学生学习的主动性和积极性。**（编者语：虽然有符合 PBL 精神的考核，但很多的院校却没有有效的利用，仍以传统的考试方式考核 PBL 成效。）**

我们的考核方法以评价学生在 PBL 学习过程中的学习态度和学习能力为主，评价内容包括知识掌握能力、推理思维能力、交流能力、评价技巧等方面。

知识掌握能力：是指学生在讨论中所反映出的对中医学知识应用和融会贯通的能力，包括知识的储备、对相关知识的了解程度、提出问题的能力、理论联系实际的分析能力、归纳总结的能力等。

推理思维能力：推理是一个思维过程，主要表现在小组讨论中发现线索、查找证据、引用资源、提出论点、引发讨论、形成论据、再讨论分析等。

交流能力：可从以下几个方面进行评估，如语言表达的逻辑性、连贯性，板书及书面表达方式能否帮助同学表述观点，笔记记录，倾听的能力。

评价技巧：无论是对自己还是对他人进行评价时都应遵循实事求是的态度，在评价中发现和总结自己与其他同学的优缺点，并提出建设性意见。

由于在中医内科学的课程中我们运用了混合式 PBL（Hybrid-PBL），课堂大班教学和 PBL 小组讨论穿插进行，为了收集学生对两种不同的学习方式的感受和评价，我们设计了 2 份《中医内科学》反馈调查表进行问卷调查、分析、统计。其中之一是在 PBL 完成后由学生填写，共设计了 29 个问题，涉及学生对 PBL 的评价、对教案设计的评价、对教师组织方法的评价、对学习效果的评价、对 PBL 实施的评价、对学生自身能力培养和提高的评价等。调查结果：共回收了 119 份，学生们对 PBL 的主观反应良好，72% 的学生认为 PBL 学习法形式新颖，可提高临床思维能力，培养自学能力，加深对书本知识的理解；81.6% 的学生认为 PBL 可增进与教师的交流，小组讨论气氛活跃，互动良好；79.5% 的学生认为学校所提供的查阅资料条件令人满意，信息量大，学生对 PBL 教案表示满意，认为可起到引导思维，突出重点的作用；约有 23.7% 的学生建议，可将 PBL 与见习相结合，更直接面对患者，充分利用教学资源。但是在反馈中也有不少学生认为 PBL 增加了他们的学业负担，前期准备量大，并会影响他们对其他课程的学习。**（编者语：这是 Hybrid-PBL 的主要缺点。PBL 是自主学习，当然学生要做准备，而且准备量当然比传统教学大，这是理所当**

然的。)

另一个调查表则就传统的课堂教学模式、教学内容向学生征求意见。结果:共回收了 89 份,学生希望在课堂教学中少讲的内容主要为文献摘录与古籍原文介绍,希望增加的授课内容主要为学科研究进展、病案分析及中西医结合知识介绍,学生较为认同的学习方式依次为床边教学或临诊方式(42%)、以问题为中心的方式(PBL)(37%)、启发学生思维的方式(11%)、多媒体教学方式(6%)、计算机模拟临床操作(2%)、传统教学方式(2%)。

三、《中医内科学》课程开展 PBL 展望

纵观整个《中医内科学》课程可以发现,PBL 模式的从无到有,顺应了医学教育中亟待解决的学生思维刻板、实践能力不足等问题,虽然目前只是混合式 PBL(Hybrid-PBL),但教学模式的探索受到了师生广泛的好评。它的优势在于:①变被动学习为主动学习:PBL 激发了学生的学习主动性,“问题”是 PBL 的核心内容,在对问题的发掘、讨论过程中激发了学生的探索精神和求知欲,提高了学生对医学知识学习的兴趣,变被动学习为主动学习。②变学生死记硬背地学习为综合能力的提升:学生在学习过程中会遇到各种问题与困难,经过自学、小组讨论和教师的适当指导,可以提高学生发现问题、分析问题、解决问题的能力;而知识获取与分享的过程则让学生提高了人际交往与协作的能力;通过对知识的筛选和甄别的过程可发展学生批判性思维的能力。③加强了各学科间知识的融会贯通:学生在学习过程中把基础与临床、专业知识及相关学科知识有机地联系起来,有利于引导学生变简单思维为复杂思维,有利于培养学生思考问题、理论联系实际、灵活运用知识等方面的能力。

PBL 的效果直接取决于教师理念的改变、参与的积极性、对小组学习的组织引导能力、教案的设计水平、学生的主动参与意识、学校提供的硬件设备(小组讨论的教室和环境、图书馆和网络资源)等多方面的综合因素,任何一方的消极或条件限制,都会影响到 PBL 实施的成败。为此,PBL 需要校方积极推动及建立长效保障机制,在实施过程中对教师 PBL 理念和方法的不断培训,对学生学习方法和综合能力提高的引导,对教案及评价方法的不断完善都是必不可少的。

(余小萍 沈若冰)

参考文献

1. 王德炳 . 中国医学教育管理体制和学制学位改革研究 . 北京:北京大学医学出版社,2006.

2. 顾鸣敏，胡涵锦 .21 世纪初中国高等医学教育改革的探索和研究 . 上海：上海科学技术文献出版社，2003.

3. 江忠仪，顾鸣敏，马进，等 . 国内外知名大学医学教育办学管理模式的比较分析 . 医学与哲学，2005，26（2），27-29.

4. 汪青 . 国内医学院校 PBL 学习模式的应用现状及问题剖析 . 复旦教育论坛，2010，8（5）：88-91.

5. 陈娜娇，俞方，夏强 .PBL 学习特点及其在我国的应用与展望 . 中国高等医学教育，2009，（11）：93-94.

第六章

国内外一些已有 PBL 基础的医学院校提供教案

第一节　康奈尔大学:以实例探讨 PBL 学习

康奈尔大学与大多数美国医科大学一样,于 1996 年起开始使用多样化课程教学,而不是采用单纯的 PBL 或传统授课方式。多样化课程教学包括:PBL、大课、小组讨论课、病例讨论、实验课、传统考试等。事实证明多样化课程教学能更好的适应不同的学生及不同的课程需要。相对言而,增设 PBL 课程能培养学生更有效地获得、掌握传统授课所不能提供的解决临床疑难病例的技巧。PBL 课程通过采用与传统授课不同的学习方式,比如鼓励学生自学,鼓励学生使用教科书以外的读物、论文,查阅图书馆和网络资料及鼓励学生之间互相帮助、互相交流、互相学习,从而很大程度上提高这种技巧。在康奈尔大学,学生评价 PBL 是最佳的学习方式。他们发现 PBL 案例讨论能使他们把基础知识运用于临床,并且在 PBL 学习讨论期间,学生之间及学生教授之间的互动能更好地帮助他们适应将来的临床实习,同时也可为 USLME 考试作准备。

一、PBL 学习程序

在康奈尔大学,每个小组由 10 位学生和 1 个辅导老师组成。同一学期小组成员固定。下一学期重新分配小组成员,因此学生有机会在每个学期接触不同的同学。每个教室都配备联网电脑和黑板。每周讨论一个 PBL 案例,上课三次,每次 1.5 小时。

第一次 PBL 上课

在第一堂 PBL 课开始前,学生和小组老师首先互相介绍。小组老师可以介绍一下自己的专业兴趣,并且告诉学生自己的联系方法,这样如果学生因故缺席可以联系通知自己。老师应该让学生知道其是团体的一份子,会尽力帮助学生学习,但是不会提供答案。同时可以向学生介绍一下 PBL 的程序,了解学生是否有PBL经验以及互相之间的合作经验，并且询问学生有什么要求愿望，以便今后PBL课程有一个轻松愉快的合作环境。小组老师应该提出自己的要求及规则，鼓励每位学生能准时到达，积极参与，互相尊重，能在课后大量阅读各种参考资料并作充分准备。

PBL第一天

小组学生选举1位同学朗读PBL案例，另1位同学记录摘要。小组老师按章节分发PBL案例。小组讨论重要的临床发现，同时提出需要进一步调查研究的要点，列出学习目标，小组老师参考案例解析及标准学习目标，引导学生讨论所有的要点及学习目标，完成后可以继续下一章节。在接近结束时，要求每个学生选择一个学习目标，在课后能充分准备并参考各类资料准备第二天演讲。同时鼓励每位学生浏览一下其余的学习目标，以便能参与第二天的小组讨论。

PBL第二天

每个学生通常根据所选择学习目标，用4~5分钟时间进行演讲。其余学生可以提出问题、参与讨论，学生之间分享课后自习所得的知识，互助互学。学生进行演讲时要求对PBL案例有针对性，而不是像上大课一样泛泛而谈。培养学生能够运用理论知识结合到实际案例的能力。在每个学生结束学习目标演讲后，小组继续讨论其余案例章节，列出学习目标。在接近结束时，每个学生选择一个学习目标，在课后准备以便第三天讨论。通常大部分案例章节会在第二天发给学生。

PBL第三天

每个学生根据第二天PBL所列出的学习目标进行演讲，演讲结束后分发PBL案例剩余的资料并进行讨论。最后小组老师会比较学生整合的学习目标与标准学习目标是否有差别，并确保每一个学习目标已经充分讨论。第三天的形式类似第二天，但在接近结束时小组对整个案例进行总结讨论。因为大部分案例章节已经在第二天完成，第三天通常会有2名学生选择一篇与案例相关的论文进行演讲讨论。

小组老师的作用

小组老师(facilitator)一词的概念起源于拉丁文(facilis)，含义为“更加容易，援助和协助”。小组老师是作为小组成员的一份子，而不是以领导和专家身份出现。小组老师应该为小组成员创造一个舒适的学习环境，鼓励学生参与和讨论，培养学生解决问题的能力，并且注意讨论重点不跑调偏题。小组老师一方面让学生自由发挥讨论，另一方面进行正确引导，不要让学生被卡在死角或在错误的方向讨论过久。

二、PBL典例

在康奈尔大学，每个PBL典例包括PBL案例、PBL案例辅助资料（病理切片，X线摄影等图片）、老师为学生准备的标准学习目标、参考资料、为小组老师准备的PBL案例解析以及案例有关的基础和临床知识的参考资料。以下是一个一年级学生PBL临床案例的简化版实例。我想用这个简单的案例介绍一下在PBL讨论中如何引导学生。

（一）PBL案例

2007年6月

老王是一名49岁的电工，已经15年没有看过医生。最近他发现有了心律失常，他的妻子敦促他去医院检查身体。

系统检查：阴性。

过去史：在34岁行腹股沟疝修补术时发现心脏杂音，但是被认为是良性的，未曾治疗。

家族史：一个弟弟在六岁时曾患风湿热，后经手术治疗。

体检：T 37℃；BP 130/80mmHg；HR：76次/分钟偶尔期前收缩；RR 12次/分钟。

颈静脉血管无扩张。心尖部Ⅲ/Ⅵ级全收缩期杂音向腋下传导。肝脾肋下未触及。无下肢水肿。

Page 1

心电图：偶然房性期前收缩。

超声心动图显示左心室室壁正常，舒张末期左心室容量增大。心脏射血分数0.72（正常值0.55~0.78），左心房轻度增大，并且可见二尖瓣脱垂和中度二尖瓣反流。右心室内径和收缩正常。

老王的公司不久后提升他去另一个省管理部门。在接下来的几个月内他经常感到心悸。他在员工医务室就诊，经洋地黄治疗心悸缓解。

Page2

2010年9月初

在过去四个月，老王感到乏力、疲倦。在上楼或登山时有气急症状。他常常偷偷地在办公室休息。晚上睡觉不能平卧而被迫采取高枕卧位，夜间阵发性呼吸困难。入睡后，有时他在凌晨2~3点突然因憋气而惊醒。

Page3

2010年10月1日

老王携夫人去餐厅享用了一顿丰盛的大餐并喝了一瓶红酒。回来的路上感到呼吸急促。回家后他出现呼吸困难、出冷汗、咳粉红色泡沫状痰等症状。他的妻子迅速召唤救护车，十分钟后他被送到急诊部。

体检：BP 160/100mmHg；HR：110次/分钟，偶尔期前收缩；RR 32次/分钟。手指和嘴唇发绀，大汗淋漓，端坐呼吸，颈静脉怒张，双肺布满湿啰音，肝脏可触及，在右锁骨中线肋缘下三指。下肢中度压陷性水肿。

胸部X线片显示左心房、左心室增大。

动脉血气体分析显示：PO_2 45mmHg，PCO_2 29mmHg，HCO_3^- 13mmol/L，酸碱度7.27。（正常值PO_2 100mmHg，PCO_2 40mmHg，HCO_3^- 25mmol/L，酸碱度7.4）

Page4

医师立刻执行面罩给氧，然后静脉注射呋塞米和吗啡。几分钟后发绀、大汗、烦躁症状减轻。夜间利尿2L以后，第二天早晨症状明显改善，并且不再出现呼吸困难。

超声心动图显示轻度左心室室壁增厚，中度左心室内径扩大。心脏射血分数0.40，并且可见二尖瓣脱垂。右心室和右心房轻度增大，右心室收缩正常。

彩色多普勒可见有严重收缩期二尖瓣反流。

药物治疗除地高辛和呋塞米，增加了卡托普利。

Page5

心导管检查	实际值(mmHg)	正常值(mmHg)
Mean right atrial pressure 右心房压	12	2~8
Right ventricular pressure 右心室压	42/12	15~30/2~8
Pulmonary artery pressure 肺动脉压	42/25	15~30/6~14
Mean pulmonary capillary wedge pressure 肺小动脉楔压	24	5~12
Left ventricular pressure 左心室压	136/20	100~145/5~12

Page6

> 心脏科医师建议手术治疗。他成功接受二尖瓣替换手术。在手术一个月以后，无呼吸困难、心悸，他可以轻松登上二楼楼梯。预计他很快可以重返工作岗位。
>
> page7

（编者语：应为学生列出参考文献）

（二）标准学习目标

1. 在细胞、器官和患者的水平上讨论心力衰竭的定义。
2. 后向性和前向性心力衰竭以及心脏前负荷、后负荷的定义。
3. 心肌和心脏的瓣膜在解剖学和组织学上的认知。
4. 描述增加心输出量的生理机制、心率、弗兰克·斯塔林定律和收缩性。
5. 描述典型的主动脉瓣、二尖瓣狭窄和闭锁不全的血流动力学的发现。
6. 解释肺毛细血管渗透压增高的因素和肺组织水肿机制。
7. 描述肾脏水、钠潴留在充血性心力衰竭中的作用和机制。
8. 描述地高辛和卡托普利的作用和机制；描述呋塞米的作用和减轻水肿的机制。

（三）讨论重点

这个 PBL 案例主要讨论心脏瓣膜疾病引起的血流动力学的改变，机体对容量和压力超载状态的代偿机制，心力衰竭的病理生理机制，心力衰竭对肾脏的影响（包括 GFR 下降和钠的重吸收的增加）以及如何根据病理机制对症治疗心衰。

第 1 页应该考虑的讨论重点

心脏杂音的产生是因为心血管结构异常或血流动力学改变。简单讨论能导致心脏产生杂音的常见心血管疾病如风湿性、先天性、扩张性心肌病等以及心脏杂音产生的机制如瓣膜狭窄（二尖瓣狭窄）、瓣膜关闭不全。患者无风湿热病史，但因为有家族史，可简单讨论溶血性链球菌感染、风湿热等的临床表现，以及急性风湿性心肌炎后常见的风湿性心瓣膜病。

体检显示患者无左心衰竭（平卧，无端坐呼吸），无右心衰竭（无颈静脉怒张、肝大、下肢水肿等）。杂音出现的时间（全收缩期）、杂音的部位和传导（在心尖部最响，向腋下传导）显示二尖瓣关闭不全。第一页结束学生应该大致了解患者的心脏杂音是由是二尖瓣关闭不全引起的。

患者多年无症状表示处于心功能代偿期。代偿机制可使心功能在一定的时间内维持在相对正常的水平，保证正常的心排血量。简单讨论这些代偿机制，包括增加心脏的前负荷（增加心室舒张末期容积）（Frank-Starling 机制）、心肌肥厚增强心肌收缩力、增强交感神经兴奋性、激活肾素血管紧张素系统等。

第2页应该考虑讨论的重点

学生尚未开始临床课程,心电图检查可以非常简单的讨论一下。患者病因已确诊为二尖瓣脱垂及反流,所以可以简单的讨论患者目前的治疗措施:降低后负荷,控制高血压,增加心排血量,包括具体药物如血管紧张素转换酶抑制剂,地高辛及洋地黄类药物的药理作用(正性肌力作用及电生理作用,于该患者可抑制心脏传导系统,控制期前收缩)等。

第3页应该考虑讨论的重点

患者在过去三年里未进行系统治疗并出现左心衰竭症状:心排血量下降所引起的乏力、疲倦、肺淤血和肺顺应性降低而致的气促,高枕卧位,夜间阵发性呼吸困难。这时候是讨论心力衰竭病因及病机的契机,二尖瓣关闭不全的主要病理生理改变是二尖瓣反流使得左心房负荷和左心室舒张期负荷加重,左心房除接受肺静脉回流的血液外,还接受左心室反流的血液,因此左心房压力的升高可引起肺静脉和肺毛细血管压力的升高,继而引起肺扩张和淤血;同时左心室舒张期容量负荷增加,左心室扩大。慢性者早期通过代偿可无临床症状,心搏量和射血分数增加,左心室舒张末期容量和压力可不增加;失代偿时,心搏量和射血分数下降,左心室舒张期末容量和压力明显增加,临床上出现肺淤血和体循环灌注低下等左心衰竭的表现。讨论如何缓解该患者容量负荷(前负荷)过重的症状,防止心肌损害进一步加重及防治心力衰竭的方法。

第4页应该考虑讨论的重点

讨论造成该患者急性肺水肿的诱发因素:包括暴饮暴食、摄盐过多导致水、钠潴留;饱餐后,胃肠道血管舒张,增加心脏的容量负荷;同时饮入大量的酒精使心脏收缩功能下降。简单讨论急性肺水肿、左心衰竭的肺淤血引起的呼吸困难,右心衰竭的体循环淤血引起的颈静脉怒张、肝大、水肿等症状、体征。

这时候也是讨论充血性心力衰竭的肾脏表现及肾功能减退机制的契机。充血性心力衰竭时肾脏血流动力学变化包括肾脏血流量减少,肾小球滤过率下降,肾素-血管紧张素-醛固酮系统分泌亢进,抗利尿激素分泌增多,从而导致水钠潴留。

第5页应该考虑讨论的重点

简单讨论急性肺水肿的一般治疗及药物治疗,包括利尿剂、血管扩张剂、血管紧张素转换酶抑制剂及吗啡的应用。地高辛的药理作用此时不仅可抑制心脏传导系统而且具有正性肌力作用。简单讨论超声心动图所显示的二尖瓣反流,左心压力增高所引起的右心增大等。

第 6 页应该考虑讨论的重点

心导管检查：简单讨论心导管检查测定各部位压力的临床意义及正常值，计算心脏指数及直接反映左心功能的肺小动脉楔压。

第 7 页应该考虑讨论的重点

二尖瓣的手术治疗及瓣膜修复和瓣膜置换，心力衰竭的预后。

三、PBL 考评

（一）PBL 考评原则

PBL 成绩占学科总成绩的 30%。如果学生因故缺席必须在上课以前通知辅导老师。学生每次无故缺席将会被扣除 PBL 总成绩的 10%。PBL 考评的目的不仅是为学生提供那些有突出表现方面的正性反馈，同时也指出不足及需要改善的方面。小组辅导老师应密切关注学生的表现，并尽早与有困难的学生沟通。

（二）PBL 考评标准

PBL 考评分三个方面（表 6-1），包括：

表 6-1　康奈尔大学 PBL 考评标准

康奈尔大学 PBL 考评标准		4	7	8	9	10
1	**基础知识及运用**					
	运用基础知识及课外参考资料的能力					
	整合学习目标的能力			X		
	课前课外准备工作					
2	**思考解决问题的能力**					
	发现问题并深层考虑问题的能力					
	提出合理的假设			X		
	推理技巧并得出合理的结论					
3	**团体合作和专业态度**					
	口头及书面表达能力					
	促进带动小组讨论能力			X		
	团体合作和尊重小组成员					
PBL 考评评语：						

（1）基础知识是否扎实，是否能够灵活运用课本上以及课外阅读所学到的知识提出解决疑难病例可行的方案。

（2）评估学生解决问题的能力和技巧，是否能够找出问题的关键，抓住问题的实质，提出合理的假说，并能够随着病情深入而不断完善诊断和治疗。

（3）是否有团体合作精神和专业态度。

（三）三级跳考试（Triple Jump Exam）

三级跳考试是在整个课程结束时进行的类似 PBL 的考试。考试由闭卷笔试、课外准备及口试三部分组成，占学科总成绩的 10%（表 6-2）。考试分两天进行：第一天闭卷考试，考试内容由临床案例上部及一系列问题两部分组成，学生被要求在 2 小时之内完成，临床案例下部及笔试考卷会在考试结束后发给学生；第二部分为开卷考试，学生可以参考课外资料，并进行小组讨论。二级跳模拟 PBL，要求学生团体合作讨论，整合学习目标，查找资料，解决问题。第三部分是口试，在第二天进行，考试由 2 位老师组成，通常先问学生是否需要修改补充笔试答案，然后问一些与案例相关的问题。每个学生安排 30 分钟，其中 20 分钟为正式口试，10 分钟用于两位老师之间的讨论及评估。主考老师通常在一周前接到案例，并接受考前培训。主考老师会在考试结束后接到学生笔试考卷，并在当天晚上阅卷打分。每组主考老师考评 8 到 10 个学生。

表 6-2　康奈尔大学三级跳考试考评标准

康奈尔大学三级跳考试考评标准					
	4	7	8	9	10
第一部分：笔试（50%）			X		
第二部分：口试（50%）					
运用开卷获得的知识解决问题的能力			X		
掌握基础知识和科学原理				X	
得出合理的结论			X		
评语：					

一年级学生三级跳考试实例

临床案例上部

2007年6月

老王是一名49岁的电工，已经15年没有看过医生。最近他发现有了心律失常，他的妻子敦促他去医院检查身体。

系统检查：阴性。

过去史：在34岁行腹股沟疝修补术时发现心脏杂音，但是被认为是良性的，未曾治疗。

家族史：一个弟弟在六岁时曾患风湿热，后经手术治疗。

体检：T 37℃；BP 130/80mmHg；HR：76次/分钟，偶尔期前收缩；RR 12次/分钟。颈静脉血管无扩张。心尖部Ⅲ/Ⅵ级全收缩期杂音。肝脾肋下未触及。无下肢水肿。

心电图：偶然房性期前收缩。

老王的公司不久后提升他去另一个省管理部门。在接下来几个月内他经常感到心悸。他在员工医务室就诊，经洋地黄治疗心悸缓解。

2010年9月初

在过去四个月，老王感到乏力、疲倦。在上楼或登山时有气促症状。他常常偷偷地在办公室休息。晚上睡觉不能平卧而被迫采取高枕卧位，夜间阵发性呼吸困难。入睡后，有时他在凌晨2~3点突然因憋气而惊醒。

2010年10月1日

老王携夫人去餐厅享用了一顿丰盛的大餐并喝了一瓶红酒。回来的路上感到呼吸急促。在到家后他出现呼吸困难、出冷汗的症状，咳粉红色泡沫状痰。他的妻子迅速召唤救护车并于十分钟后将他送到急诊部。

体检：BP 160/100mmHg；HR：110次/分钟，偶尔期前收缩；RR 32次/分钟。手指和嘴唇发绀，大汗淋漓，端坐呼吸，颈静脉怒张。双肺布满湿啰音，肝脏可触及，在右锁骨中线肋下缘三指。下肢中度压陷性水肿。

胸部X线显示左心房，左心室增大。

动脉血气体分析显示：PO_2 45mmHg，PCO_2 29mmHg，HCO_3^- 13mmol/L，酸碱度7.27。（正常值PO_2 100mmHg，PCO_2 40mmHg，HCO_3^- 25mmol/L，酸碱度7.4）

问题：

1. 基于症状和体征，您的诊断是什么，有哪些鉴别诊断？
2. 您会进一步提出哪些测试证实您的诊断？
3. 粉红色泡沫状痰形成的机制是什么？

4. 为什么老王 a）发绀，b）高血压，c）心跳加速
5. 为什么老王 a）颈静脉扩张，b）肝脏增大
6. 解释为什么下肢水肿。
7. 解释患者动脉血气分析。
8. 列出治疗原则方案。

临床案例下部

医师立刻执行面罩给氧，然后静脉注射呋塞米和吗啡。几分钟后发绀、大汗、烦躁症状减轻。在夜间利尿 2L 以后，第二天早晨症状明显改善，并且不再出现呼吸困难。

超声心动图显示轻度左心室室壁增厚，中度左心室内径扩大。心脏射血分数 0.40，并且可见二尖瓣脱垂。右心室和右心房轻度增大，右心室收缩正常。

彩色多普勒可见有严重收缩期二尖瓣反流。

药物治疗除地高辛和呋塞米之外，增加了卡托普利。

心导管检查	实际值（mmHg）	正规值（mmHg）
Mean right atrial pressure 右心房压	12	2~8
Right ventricular pressure 右心室压	42/12	15~30/2~8
Pulmonary artery pressure 肺动脉压	42/25	15~30/6~14
Mean pulmonary capillary wedge pressure 肺小动脉楔压	24	5~12
Left ventricular pressure 左心室压	136/20	100~145/5~12

心脏科医师建议手术治疗。他成功接受二尖瓣替换手术。在手术一个月以后，无呼吸困难、心悸，他可以轻松登上二楼楼梯。预计他很快可以重返工作岗位。

口试：

口试问题由两位主考老师决定。通常先问学生是否需要修改补充笔试答案。然后有针对性地提问一些与案例相关的问题，例如心导管检查测定各部位压力的临床意义；卡托普利、地高辛和呋塞米的药理作用；为什么暴饮暴食诱发该患者急性肺水肿；二尖瓣关闭不全引起心力衰竭的机制等。

四、结束语

这里对康奈尔大学 PBL 学习进行了讨论分析，以此抛砖引玉，希望就教同行专家通过探索研究出一套适合中国国情的医学人才培养授课方式，采用 PBL 及多样化课程教学模式更好地适应不同的学生及不同的课程需要。

（丁　红）

第二节 华中科技大学PBL教案:呕吐不止的小莉

呕吐不止的小莉

教案撰写者:黄亚玲

应用对象:四年级学生

(part Ⅰ)

拥挤嘈杂的车厢随着夜幕的降临慢慢安静了下来,妈妈看着6岁女儿那张熟睡而又消瘦的脸,一阵心酸涌上心头……女儿1岁时,自己就随老公外出打工,将女儿小莉留给年迈的爷爷奶奶照看,5年来才回过3次家。半年前女儿开始呕吐,饭后2~3个小时便吐,把吃的饭吐掉了一半,有时候吐完后口中还有苦味,吐后还想吃。爷爷曾带小莉到当地的小医院看过多次,有时医生说是"感冒",有时医生说是"胃炎、肝炎",吃了些药也不见好转。听人说"武汉的大医院好",这才搭火车到武汉,谁知武汉医院的号很难挂。

(一)已知事实及推测

1. 呕吐半年→长期呕吐:病因?机制?
2. 呕吐发生在饭后2~3小时→排除食管病变引起
3. 呕吐后有苦味→含胆汁,排除幽门狭窄
4. 消瘦→营养不良?达到标准了吗?正常标准是什么?
5. 食欲正常:排除严重内科疾病及精神性厌食
6. 长期呕吐、胃液丢失对机体会有什么影响:营养物质摄入不足、胃酸丢失

(二)问题

1. 呕吐的机制是什么?呕吐常见的病因有哪些?
2. 长期呕吐对机体有哪些影响?
3. 该患儿呕吐的可能病因,半年呕吐对机体造成的影响怎么确立?

(三)学习计划

1. 呕吐的病因及机制:解剖学、实用儿科学、鉴别诊断学、网络文献检索
2. 呕吐对机体的影响:病理生理学(内环境紊乱)、实用儿科学(营养性疾病)
3. 该患儿病史补充、体检、辅助检查:阳性体征、有意义的阴性体征

学习资料

学习目标

掌握呕吐原因待查的诊断思路

掌握长期呕吐对机体的影响及临床表现

一、呕吐(vomiting)定义

呕吐是将胃及肠内容物从口腔强力驱出的动作。

二、机制

1. 呕吐反射　传入神经—呕吐中枢—传出神经;任何部位出现问题均可引起呕吐。

2. 传入神经　分布于舌根、咽部、胃、肠、胆总管等部位的迷走神经和交感神经的感觉纤维、舌咽神经。

3. 呕吐中枢　延髓外侧网状结构的背外侧缘。

4. 传出神经　由中枢发出的迷走神经、交感神经、膈神经和脊神经等传到胃、小肠、膈肌和腹壁肌等处。

5. 刺激　机械性、化学性。

三、病因

本案是长期呕吐,但临床上以急性呕吐就诊多见,通过本案也可以扩展学习急性呕吐、间断性呕吐的病因。

1. 常见病因

(1)急性呕吐:①感染性:急性胃肠炎、急性呼吸道感染、中枢神经系统感染;②非感染性:药物、毒物、颅内高压(脑外伤)。

(2)长期慢性:中枢神经系统疾病(肿瘤)、消化道畸形、慢性疾病。

(3)间断发作性:儿童型偏头痛及其等位症(再发性呕吐)、眩晕症。

2. 儿童常见长期呕吐的病因是先天性消化道畸形,不同部位梗阻的特点不同

(1)贲门失迟缓:贲门梗阻,食物不能进入胃;食管是食物的通路,不能储存食物,所以表现为饭后不久即呕吐。

(2)先天性肥厚性幽门狭窄:幽门部位梗阻;胃可储存食物,呕吐发生较晚,但幽门梗阻胆汁不能反流,呕吐物不含胆汁,X线平片可见胃扩张,一个液平。

(3)先天性肠旋转不良:梗阻在十二指肠水平,引起十二指肠-胃反流,呕吐物含胆汁,X线平片可见胃、十二指肠扩张,两个液平。

四、长期呕吐对机体影响

1. 营养不良　长期五大营养物质(糖、脂肪、蛋白质、维生素、微量元素)摄入不足,出现营养不良、维生素缺乏、微量元素缺乏;营养不良分为轻度、中度、重度(表6-3);中重度营养不良可致机体代谢紊乱(分解大于累积,呈负平衡)、各系统功能降低(免疫系统、肝、肾、心、消化、贫血);营养不良并发症:感染(二重感染,结核、真菌感染)、低血糖、维生素缺乏、营养不良性贫血。

表6-3 营养不良分度标准

分度	轻度	中度	重度
体重降低	10%~25%	25%~40%	>40%
皮下脂肪(cm)	0. 8~0.4	<0.4	消失
消瘦	不明显	明显	皮包骨
身长	尚正常	低于正常	明显低于正常
皮肤	尚正常	稍苍白	苍白、干皱
肌张力	正常	松弛	肌萎缩,低下
精神状态	稍不活泼	多哭 易疲乏	呆滞、反应差 抑制/兴奋交替

2. 内环境紊乱 与呕吐频率、呕吐量、呕吐速度有关。

1)脱水:短时间大量呕吐,呕吐物中含水量大可造成脱水。

2)电解质紊乱:与电解质丢失量有关,低钾、低钠、低钙、低镁。

3)酸碱平衡紊乱:与呕吐物含碱或酸及其量有关,可分为代谢性碱中毒或酸中毒。

4)其他:机械损伤(幽门、胃等部位机械损伤,呕吐物带血丝)、误吸(窒息、吸入性肺炎)。

五、病史、体检、辅助检查的重点及意义

1. 病史分析

1)长期持续性呕吐半年、无其他系统严重表现、食欲正常:排除内科各系统严重疾病引起呕吐及精神性厌食。

2)呕吐发生于餐后2~3小时:食物在胃内停留,排除食管梗阻可能。

3)呕吐物味苦:含胆汁,排除幽门梗阻可能。

4)明显消瘦及体重减低:呕吐导致营养不良。

2. 诊断分析

1)**定位分析**:该患儿无腹胀,可能为上消化道疾病,食物在胃内停留时间较长,排除胃前病变,呕吐物含胆汁,排除幽门梗阻,所以推测定位为十二指肠不完全梗阻,重点腹部检查。

2)**病因分析**:梗阻的性质不明确,是否为先天性消化道畸形:追问呕吐是否发生在5岁左右？1~2岁时是否不吐？从小营养状态如何？是否很消瘦？有无腹部手术史？

3）**并发症分析**：患儿明显消瘦，考虑营养不良；长期呕吐，胃内容物丢失，内环境紊乱是重点。

3. 体检重点

1）验证原发病部位：腹部检查，望、触、叩、听，肠梗阻部位（胃肠型、蠕动波、肠鸣音亢进与减弱）。

2）营养不良及分度：体重、身高、皮下脂肪。

3）患儿长期呕吐，钾的丢失及摄入不足可导致低钾血症：心血管系统（心音、心率），低钾性肠麻痹（腹胀、叩诊鼓音、肠鸣音减弱），神经系统（肌力、肌张力、腱反射）。

4）其他：吸入性肺炎。

4. 需要做的辅助检查

1）**病因**：肠道内用钡餐肠系检查，肠外用腹部B超排除环状胰腺等外部压迫。

2）**并发症**：血常规（贫血）、内环境紊乱（血气分析、电解质）、功能障碍（肝、肾功能）、心电图（低钾）

六、向患者家属交代病情

1. 病程较长，病情复杂，需要作相应的检查明确诊断，我们会抓紧时间，尽快诊断。

2. 患儿呕吐时间较长，除营养不良外，尚有体内代谢紊乱，有一定危险。

3. 患儿呕吐时，头要侧向一边，以防呕吐物误吸引起窒息。

编者语：资料过分多，太集中知识层面，和传统教学没两样。

呕吐不止的小莉

（part Ⅱ）

终于到了武汉，挂号、排队、看病、办手续，忙到下午3点多才住到病房，虽然是走廊上的加床，但在举目无亲的武汉这里也可以是暂时的家了，笑眯眯的护士给小莉测量了体温36.5C，脉搏80次／分，呼吸30次／分，血压90/60mmHg，体重14kg，身高110cm。值班的李医生给小莉做了体检：面色苍白，消瘦，精神不振；浅表淋巴结不肿大；眼球运动正常，瞳孔对光反射灵敏，巩膜无黄染；肺部未闻及啰音，心音有力，无杂音；腹部皮下脂肪0.4cm，腹软，可见胃型，未见肠型；肝脾不大，Murphy sigh（－）；四肢肌力四级，肌张力下降，膝反射未引出，病理征（－）。

……

初步辅助检查

血常规:WBC:12.05×10^9/L RBC:4.13×10^{12}/L Hb:115g/L Hct 62.7% NEUT%:63%

肝肾功能:TB:23.1μmol/L DB:3.6μmol/L ALT:121U/L AST:120U/L ALB:47.3g/L GLB:30.3g/L BUN:8.1mmol/L

电解质:钠:122mmol/L 钾:2.43mmol/L 氯:67.7mmol/L 钙:2.2mmol/L

二氧化碳结合力:41.1mmol/L

血气分析:pH:7.64 二氧化碳分压:45.9mmHg 氧分压:97.1mmHg BB:62.9mmol/L BE:14.9mmol/L 标准碳酸氢盐:36.4mmol/L

肝胆胰腺B超:无明显异常

ECG:(图6-1)

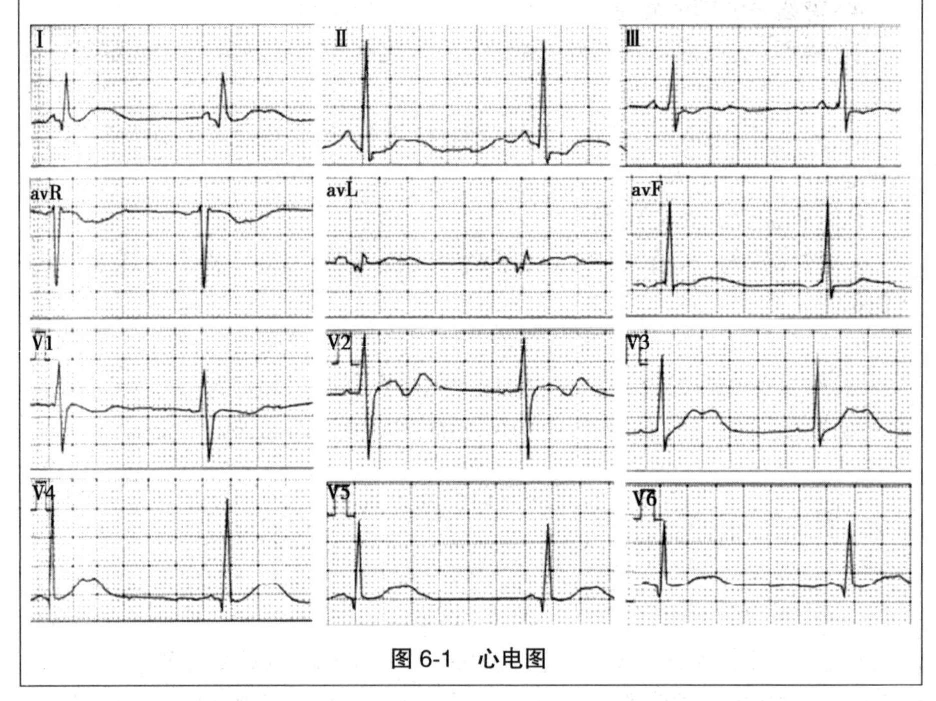

图6-1 心电图

(一)已知事实及推测

1. 6岁血压90/60mmHg是否正常?正常儿童血压计算公式?

2. 体重14kg,腹部皮下脂肪0.4cm,是否达到营养不良?分度?身高110cm是否正常:计算公式?

3. 腹部体检:可见胃型,而无肠型,梗阻部位在胃以后空肠以前的十二指肠部位;肝胆胰腺B超无明显异常,排除肠外压迫。

4. 四肢肌力四级,肌张力下降,膝反射未引出有什么意义?
5. 血钾低、ECG示T波低平,诊断低钾血症。
6. ALT、AST增高的原因?
7. 血气分析的正常值及意义?

(二)问题及学习要点

1. 该患儿体检各指标的意义。
2. 该患儿辅助检查的意义。
3. 该患儿目前诊断及依据,下一步诊断,目前处理原则。

学习资料

本堂课的学习目标

掌握营养不良的病理生理变化,并发症

掌握内环境紊乱的诊断及处理

(一)体检结果分析

指标	正常范围	患儿	评价
T	腋温36~37℃	36.5℃	正常
R	20~25次/分钟	30	↑
P	80~100次/分钟	80	正常
Bp	收缩压:80+(年龄 ×2)=92mmHg 舒张压:收缩压 ×2/3=61mmHg	90 60	正常
体重	年龄 ×2+8=6×2+8=20kg 体重减轻10%~25%轻度营养不良 25%~40%中度 >40%重度	体重减低 (20-14)/20×100%=30%	营养不良 (中度)
身长	年龄 ×7+70=6×7+70=112cm	110cm	正常偏低

(二)实验室检查分析

指标	内容	正常	患儿	评价
肝功能	TB	3.4~20.5μmol/L	23.1	轻度升高
	DB	<8.5μmol/L	3.6	正常
	GPT	<40U/L	121	↑
	AST	<45U/L	120	↑
	ALB	35~55g/L	47.3	正常
	GLB	20~30g/L	30.3	正常

续表

指标	内容	正常	患儿	评价
肾功能	BUN	1.7~8.4mmol/L	8.1	正常
	CO_2CP	21~30mmol/L	41.1	↑
电解质	钾	3.5~5.5mmol/L	2.43	↓
	钠	135~145mmol/L	122	↓
	氯	96~106mmol/L	67.7	↓
	钙	2.18~2.93mmol/L	2.2	正常
血气分析	pH	7.35~7.45	7.64	↑
	$PaCO_2$	35~45mmHg	45.9	↑
	PaO_2	75~100mmHg	97.1	正常
	BE	± 2.3mmol/L	14.9	↑
	BB	45~55mmol/L	62.9	↑
	HCO_3^-	22~27mmol/L	36.4	↑

ALT、AST增高的原因:营养不良脂肪分解供能,肝脏脂肪代谢负荷过重,过多脂肪在肝脏沉积,引起脂肪肝,肝功能异常。

血气分析意义

类型 \ 指标	pH	PCO_2	HCO_3^-	BE	K^+	Cl^-	AG
呼吸性酸中毒 失代偿	↓	↑↑	↑	↑↑	↑	↓	
呼吸性碱中毒 失代偿	↑	↓↓	↓	↓↓	↓	↑	
代谢性酸中毒 失代偿	↓	↓	↓↓	↓↓	↑	↑或N	↑或N
代谢性碱中毒 失代偿	↑	↑	↑↑	↑↑	↓	↓	↑
呼吸性酸中毒合并代谢性酸中毒	↓↓	↑	↓	↓	↑	↑	↑
呼吸性碱中毒合并代谢性碱中毒	↑↑	↓	↑	↑	↓	↓	N或↑

（三）特殊检查结果分析

项目	结果	评价
肝、胆、胰腺B超	无明显异常	排除环形胰腺等肠外压迫
EKG	T波低平	低钾

（四）诊断分析

1. 十二指肠不完全性梗阻诊断依据

（1）病史：长期呕吐、呕吐物含有胆汁。

（2）体检：可见胃型而无肠型。

（3）做钡餐肠系检查证实。

2. 营养不良（中度）

（1）病史：长期呕吐、能量摄入不足。

（2）体检：消瘦，体重较正常同龄儿减轻30%、皮下脂肪0.3cm。

3. 低钾血症

（1）病史：长期呕吐、钾摄入不足及丢失较多。

（2）体检：肌张力、肌力下降、腱反射减弱。

（3）心电图：T波低平。

（4）血电解质检查：血钾降低。

4. 代谢性碱中毒

（1）长期呕吐胃酸丢失过多。

（2）血气分析pH、$PaCO_2$、HCO_3^-、BB、BE均增高。

（五）下一步诊断

1. 消化道钡餐肠系检查

2. 剖腹探查

（六）处理原则

1. 纠正内环境紊乱　低钾血症，补钾时注意浓度不超过0.3%，速度慢，见尿补钾；应注意患儿长期在低钾环境中，对低钾有一定耐受性，应缓慢纠正，不能一次提高到正常；补液时应注意患儿长期营养不良，心、肾、肝功能可能处于代偿阶段，不能过多以免诱发心衰及水肿等。

2. 补充营养物质　应注意患儿长期呕吐导致多种营养物质缺乏，应补充各种营养物质，糖、脂肪、蛋白质（计算量及比例），多种维生素及微量元素等。

编者语：这么多的资料像写传统讲义一样，没有必要给那么详细的资料。这部分内容像病例而不是PBL教案。

呕吐不止的小莉

part Ⅲ

结案:

消化道钡餐肠系检查:十二指肠水平段及升段远端不完全性梗阻(水平段考虑炎性病变,升段远端考虑肠外压迫)。

结果出来后李医生找小莉的妈妈谈话:小莉可能得的是"先天性肠旋转不良"病,要转小儿外科手术治疗,手术后小莉就不会吐了。尽管小莉的妈妈不懂"先天性肠旋转不良"是什么意思,不知道为什么先天性疾病,5岁半才开始,但手术后小莉就不吐的消息仍然令她十分高兴,于是赶紧转入了外科,在经历了手术前谈话、签字的种种煎熬之后,终于等到了手术。

手术所见:十二指肠水平段被筋膜压迫,肠管变细,近侧十二指肠及胃明显扩张,壁增厚;横结肠系膜有一裂孔。手术松解覆盖的十二指肠之筋膜(Ladd's筋膜)、关闭横结肠系膜裂孔。

手术诊断:先天性肠旋转不良合并十二指肠梗阻。

在痛苦的等待中手术终于结束了,看着刚刚下手术的医生,小莉的妈妈充满了感激之情。一周后,小莉拆线,出院,再也不吐了,她有着美好的未来。

最后诊断

1. 先天性肠旋转不良
2. 营养不良(中度)
3. 低钾血症
4. 代谢性碱中毒

反思

通过本案例学习你有什么收获?(医学知识、学习能力等方面)

编者注:教案应加入参考文献目录,如论文期刊、网站、参考书等。本教案缺乏PBL中P、B及L三个层面的分析。除了知识(生命科学、手术等),也应该列出行为(医生、家属、患者)及社会层面的学习议题。

(黄亚玲)

第三节　同济大学PBL教案:朱先生的呕血黑便

消化系统:朱先生的呕血黑便

代　　码:PBL-GASTRO2

教案来源:同济大学附属同济医院

教案撰写:杨文卓 副教授

对　　象:04级八年制

教案类别:教师版

教案摘要

本教案是有关肝硬化及其并发症的案例。57岁中年男性朱先生因呕血黑便就诊,经生化及影像学检查证实其患乙肝后肝硬化,随后又出现腹水等并发症。通过本案例使学生掌握肝硬化及其常见并发症的诊断和治疗的方法,特别是上消化道出血的鉴别诊断和治疗、腹水的治疗,并了解肝硬化的进展和转归等。

关键词:cirrhosis(肝硬化);portal hypertension(门脉高压);upper gastrointestinal hemorrhage(上消化道出血);ascites(腹水)。

学习目标:

1. 肝硬化的常见病因。
2. 肝硬化的诊断要点。
3. 上消化道出血的鉴别诊断和治疗措施。
4. 腹水的形成机制、鉴别和治疗原则。
5. 肝硬化的进展和转归。

时间分配

第一节 PBL:100分钟

第二节 PBL:120分钟

第一幕

57岁男性朱学毅为退休工人,平日在家从事简单家务。1年前起感觉食欲下降、腹部胀满不适,特别在进食后明显。当时朱先生的老伴认为他是"消化不良",给他服用了"吗丁啉"、"达喜"等,但症状未改善。半年前的一天傍晚,朱先生在饱食后突觉上腹不适,心慌,随即呕出暗红色血液约800ml,后解黑色不成形便2次约400g,被老伴和儿子送进医院就诊,急诊医生以"上消化道出血"将其收入消化科病房。

医生追问病史时,朱先生的老伴称朱先生无烟酒嗜好。有HBsAg(+)史17年。

医生体格检查发现:朱先生血压90/60mmHg,脉搏112次/分,神志清楚,贫血貌,全身皮肤及巩膜无黄染,未见肝掌及蜘蛛痣。腹软,腹壁静脉显露,全腹无压痛。肝脾未触及,移动性浊音(-)。双侧足背可见散在色素沉着。余体检未见阳性体征。

肿瘤指标:CA125 升高近 30 倍;AFP、CEA、ADA、LDH 阴性

细菌检查:腹水细菌涂片、TB 涂片阴性;5uPPD(OT)试验阴性。

腹水脱落细胞分别送检,肿瘤医院和本院均检为阴性。

B 超:肝缩小,表面高低不平,呈锯齿状,回声稍增粗,分布不均匀,管道结构欠清,血流信号减少,门脉宽 13mm,平均流速 <18cm/s。肝前、肝肾陷窝、盆腔均见腹水暗区,最大深度 50mm,位于盆腔。

教学要点

1. 呕血与鼻出血、咯血的鉴别;呕血颜色对出血量判断的意义;
2. 黑便的形成。血便颜色对出血部位和出血量判断的意义;
3. 肝掌、蜘蛛痣、腹壁静脉、移动性浊音等体征的鉴别诊断意义;
4. 上消化道出血的定义、常见病因及其诊断。

提示性问题:

1. 朱先生起病时食欲减退、餐后腹胀的症状是否仅用"消化不良"可解释?
2. 怎样区分朱先生是呕血而非鼻出血或咯血?
3. 呕出暗红色血液提示什么?呕血的颜色对出血量的判断有什么提示吗?
4. 黑便是怎样形成的?血便的颜色对出血量、出血部位、速度的判定有什么提示意义?
5. 肝掌、蜘蛛痣,腹壁静脉显露等体征,有何临床意义?
6. 朱先生出现呕血和黑便的可能原因是什么?
7. 如何对朱先生进行下一步检查以做出诊断和鉴别诊断?

参考资料

1. 关于呕血

(1)呕血(hematemesis):是屈氏韧带以上的消化器官,包括食管、胃、十二指肠、肝、胆囊或胰腺出血,或全身性疾病所致急性上消化道出血,血液经口腔呕出。一般呕血均伴有黑便,而黑便不一定有呕血。

呕血的颜色取决于出血量及血液在胃肠道内停留的时间。出血量多且在胃内停留时间短,则血色鲜红或为暗红色;出血量少且在胃内停留时间长,呕吐物可呈咖啡渣样棕褐色。

呕血示胃内积血量达 250~300ml;多于 500ml 的失血要结合全身表现症状来估计。

（2）呕血与鼻出血、咯血的鉴别要点

	鼻出血	呕血	咯血
病史	可有鼻部干燥、鼻阻塞等鼻部疾病史，或有高血压等全身性疾病史	常有上腹部疼痛等胃病或肝病史	常有支气管肺癌或心脏病史
引起出血的基本疾病	鼻炎鼻窦炎，鼻腔鼻窦肿瘤，鼻中隔偏曲，毛细血管扩张，特发性出血等	消化性溃疡，肝硬化，食管胃底静脉曲张，糜烂性出血性胃炎，胃黏膜脱垂，食管癌，胃癌	肺结核，肺脓肿，支气管扩张，肺癌，二尖瓣狭窄等
出血前的先兆症状	鼻部热胀感，或鼻腔异物感	上腹部疼痛，恶心呕吐	咳嗽、胸闷，胸部不适，喉痒感
出血的排出形式	多从前鼻孔溢出，剧烈时常同时从口鼻涌出	呕出，也可呈喷射状，凶猛时可同时从口鼻中涌出	咳出，凶猛时亦可同时从口鼻涌出
排出血液的性状	鲜红色，一般无混杂物，有时可混有鼻涕或痰液	胃或十二指肠性呕血多为咖啡样或棕褐色，无泡沫，但常混有食物残渣和胃液，常呈酸性反应；食管性呕血则为鲜红或暗红色	暗红至鲜红色，混有气泡或痰液，常呈碱性
出血后后续症状	一般出血后数日内可有鼻涕中带血丝	有血便，很少有痰中带血	痰中带血，可持续数日，除非血液被咽下，一般无血便
检查	鼻腔前部出血很易发现；位于鼻腔后部时，后鼻镜检查可确诊	急诊胃镜、GI 常可确诊	肺部叩诊、听诊、X 线、支气管镜可明确诊断

2. 关于黑便（melena）　部分上消化道出血经过肠道排出，因血红蛋白在肠道内与硫化物结合形成硫化亚铁，形成黑便。黑便附有黏液而发亮，类似柏油，又称柏油样便。黑便的颜色取决于出血的速度、部位与肠蠕动的快慢。

少量消化道出血，无粪便颜色改变者，需经隐血试验才能确诊。

3. 关于上消化道出血

（1）定义：上消化道出血是指屈氏韧带以上的食管、胃、十二指肠、上段空肠及胰管、胆道的出血。

（2）病因

1）消化道疾病

A. 食管疾病：食管静脉曲张破裂、食管癌、食管异物、食管贲门黏膜撕裂（Mallory-Weiss）、食管裂孔疝等。

B. 胃及十二指肠疾病:最常见为消化性溃疡(胃及十二指肠溃疡),其次为慢性胃炎和应激所引起的急性胃黏膜病变、胃癌、胃黏膜脱垂症。

C. 肝胆疾病:肝硬化门静脉高压胃底及食管静脉曲张破裂出血,肝癌、肝脓肿,胆囊、胆道结石、胆囊癌等均可引起出血。

D. 胰腺疾病:急性胰腺炎合并脓肿破裂出血、胰腺癌。

2)血液疾病:原发性血小板减少性紫癜、血友病、DIC 等。

3)急性传染病:流行性出血热、急性重型肝炎等。

4)其他:尿毒症、呼吸衰竭、肝功能衰竭。

No.1 消化性溃疡;No.2 食管胃底静脉曲张破裂。

(3)不同程度失血的表现

出血程度	症状	血压	脉搏(次/分)	尿量	出血量(ml)	占全身总血量(%)
轻度	皮肤苍白、头晕畏寒	正常	正常或稍快	减少	<500	10~15
中度	冷汗、四肢湿冷、眩晕、口干、心悸	下降	100~110	明显减少	800~1000	20
重度	烦躁不安、出冷汗、四肢厥冷、呼吸急促、意识模糊	显著下降	>120	尿少或尿闭	>1500	30

(4)上消化道出血的诊断

1)症状:上腹痛、乏力、腹胀、黄疸、消瘦等;

2)体征:黄染、肝掌、蜘蛛痣、腹部压痛、包块、腹壁静脉、移动性浊音、下肢水肿等;

3)辅助检查:生化、影像(B 超、CT、MRI)、内镜、组织学等。

(5)上消化道出血的鉴别诊断要点

1)是否是真性消化道出血:是呕血还是咯血;食物、药物等的影响;

2)病因诊断

A. 消化道本身疾病:胃癌、肝硬化食管静脉曲张破裂出血、贲门黏膜撕裂、急性胃黏膜病变、胆胰出血等;

B. 消化道以外的疾病:血液系统疾病、尿毒症、COPD 等。

(6)出血量的估计

1)出血量的估计:粪便隐血阳性(5ml)、黑粪(50ml)、呕血(250~300ml)、周围循环不足表现(400~500ml)、循环衰竭(1000ml);

2)判断是否有活动性出血或出血是否停止

A. 症状：是否还有继续呕血、黑便（性状、量、次数）；

B. 体征：血压、脉搏、肠鸣音；

C. 实验室：Hb、HCV是否进行性下降、BUN是否持续升高。

第二幕

入院1天后，朱先生初步检查结果回报如下：

血常规：Hb：63.0g/L↓；RBC：2.95×10^{12}/L↓；HCV：20.8%↓；白细胞：3.6×10^{9}/L↓；NEUT0.72；PLT：80×10^{9}/L↓；

尿常规：尿胆原（±），胆红素阴性

肝功能：TIBL：25.1μmol/L↑，DBIL：6.7μmol/L↑，总蛋白：61g/L，白蛋白25.3g/L↓，ALT：27U/L，AST：33U/L，GGT：25U/L。

肝炎免疫：HBsAg（+），HBeAb（+），HBcAb（+）。

血凝常规：PT：16.8s↑；APTT：32.3s；TT：18.8s。

甲胎蛋白：2.09ng/ml（<15ng/ml）。

心电图：窦性心动过速

胸片：两侧胸廓对称。两肺纹理增多，未见明显异常实变影。心影外形及大小如常。两膈面光整，两肋膈角锐利。

B超：肝体积缩小，表面高低不平，呈锯齿状，回声稍增粗，分布不均匀，管道结构欠清，血流信号减少，门脉宽14mm，平均流速<18cm/s。肝前、肝肾陷窝见少量液性暗区。

胃镜：食管中下段可见数条蓝色结节状曲张静脉，表面有红色征。胃底未见静脉曲张。胃窦黏膜红白相间，可见黏膜充血、糜烂。十二指肠球部及降部未见异常。

学习目标：

1. 掌握肝硬化的诊断和鉴别诊断要点。
2. 了解肝硬化的常见病因。
3. 肝硬化食管静脉曲张破裂出血的治疗原则和方法。
4. 掌握肝硬化门脉高压的主要临床表现及主要的侧支循环。

提示性问题：

1. 患者的血常规提供哪些信息？对诊断有何帮助？
2. 肝炎免疫指标对病因诊断的意义。
3. B超肝脏的形态描述提供了哪些重要信息？
4. 根据目前的检查结果，能否对朱先生做出诊断？
5. 朱先生的呕血黑便如何处理？

6. 朱先生是否存在门脉高压症?有何依据?

参考资料

1. 肝硬化的病因 引起肝硬化的病因很多,包括:

(1)病毒性肝炎:主要为乙型、丙型和丁型肝炎病毒重叠感染,是我国肝硬化的主要病因;

(2)酒精中毒:国外以酒精中毒多见;

(3)胆汁淤积:胆汁持续肝内淤积或肝外胆管阻塞时,可引起原发性或继发性胆汁性肝硬化;

(4)循环障碍:慢性充血性心力衰竭、缩窄性心包炎、肝静脉和(或)下腔静脉阻塞等;

(5)工业毒物或药物:长期接触四氯化碳、磷、甲基多巴、四环素等;

(6)代谢障碍:如肝豆状核变性(铜沉积)、血色病(铁质沉着)、α1-抗胰蛋白酶缺乏症和半乳糖血症;

(7)营养障碍:慢性炎症性肠病、长期食物中缺乏蛋白质、维生素、抗脂肪肝物质等;

(8)免疫紊乱:自身免疫性肝炎可进展为肝硬化。

(9)血吸虫病:严格来说应称之为血吸虫病性肝纤维化。

(10)原因不明:发病原因一时难以肯定,称为隐源性肝硬化。一部分隐源性肝硬化有可能系非酒精性脂肪性肝炎发展而成。

2. 肝硬化诊断主要根据

(1)有病毒性肝炎、长期饮酒等有关病史;

(2)有肝功能减退和门静高压的临床表现;

(3)肝质地坚硬有结节感;

(4)肝功能试验常有阳性发现;

(5)肝活组织检查见假小叶形成。

3. 肝硬化鉴别诊断要点

(1)与表现为肝大的疾病鉴别:主要有慢性肝炎、原发性肝癌、血吸虫病、华支睾吸虫病、肝包虫病以及某些累及肝的代谢性疾病和血液病等。

(2)与引起腹水和腹部胀大的疾病鉴别:如结核性腹膜炎、缩窄性心包炎、慢性肾小球肾炎、腹腔内肿瘤和巨大卵巢囊肿等。

(3)与肝硬化并发症的鉴别:①上消化道出血:应与消化性溃疡、糜烂出血性胃炎、胃癌等鉴别;②肝性脑病:应与低血糖、尿毒症、糖尿病酮症酸中毒等鉴别;③肝肾综合征:应与慢性肾小球肾炎、急性肾小管坏死等鉴别。

4. 肝硬化食管静脉曲张破裂出血的治疗 应采取急救措施,包括:

（1）禁食、静卧、加强监护、迅速补充有效血容量（静脉输液、鲜血）以纠正出血性休克；

（2）抑制胃酸及其他止血药：H_2-R 拮抗剂、维生素 K_1 及维生素 C 等；

（3）降低门静脉压力：

1）垂体加压素：该药使内脏小血管收缩，从而降低门静脉压力以达到止血的目的；对中、小量出血有效，大出血时须配合气囊填塞；剂量 0.2~0.3U/min，止血后减为 0.1~0.2U/min 维持 8~12 小时后停药。

2）生长抑素：十四肽或八肽。

（4）三腔二囊管压迫止血。

（5）食管曲张静脉出血经止血后再发生出血，可采用定期通过内镜对曲张静脉注射硬化剂或静脉套扎术及服用普萘洛尔、单硝酸异山梨酯等降低门静脉压力的药物；胃底静脉曲张出血可使用血管黏合剂。

（6）脾栓塞术或脾切除术。

5. 肝硬化门脉高压的表现 腹水、脾大、侧支循环建立（食管胃底静脉、腹壁静脉、痔静脉）。

第三幕

入院后，根据生化及影像学检查，医生考虑朱先生上消化道出血的原因为"肝硬化门脉高压致食管静脉曲张破裂"，给予禁食、降低门脉压力等治疗。朱先生未再呕血。

但入院 3 天后主治医生查房时，朱先生诉这两日尿量减少，每日 500ml 左右，并自觉腹胀。主治医生查体发现：朱先生巩膜黄染，腹部较前饱满，移动性浊音阳性。

医生遂行腹水穿刺，并进一步行相关检查：

复查肝功能：TIBL：74.6μmol/L，DBIL：37.2μmol/L，白蛋白 18.3g/L，ALT：76U/L，AST：39U/L，GGT：108U/L。

腹水常规：比重 1.010；无凝块；颜色：黄；透明度：清；有核细胞数：16.0×10^6/L；李凡他试验：阴性。

腹水生化：pH7.5；总蛋白：12g/L；白蛋白：6.0g/L；氯化物：101mmol/L；ADA：5U/L（4~24U/L）；LDH：23（109~245U/L）。

抗酸杆菌：未找到；细菌培养阴性；腹水脱落细胞阴性。

肿瘤指标：CA125 升高近 30 倍，AFP、CEA、ADA、LDH 阴性。

学习目标：

1. 肝硬化腹水形成机制

2. 渗出液和漏出液的鉴别

3. 血清 - 腹水白蛋白梯度(SAAG)测定的意义

4. 肝硬化腹水的治疗原则

提示性问题:

1. 朱先生肝功能较入院当时有什么变化?原因是什么?将预示可能发生哪些并发症?

2. 朱先生出现腹水增多的诱因可能是什么?

3. 腹水形成的可能机制有哪些?

4. 朱先生的腹水检测结果有哪些信息?

5. 针对朱先生的腹水有哪些治疗措施?

参考资料:

1. 肝硬化腹水形成机制　腹水是肝硬化最突出的临床表现,失代偿期患者 75% 以上有腹水,腹水形成的机制为钠、水的过量潴留,与下列腹腔局部因素和全身因素有关:

(1) 门静脉压力增高:超过 300mmHg 时,腹腔内脏血管床静水压增高,组织液回吸收减少而漏入腹腔;

(2) 低白蛋白血症:白蛋白低于 30g/L 时,血浆胶体渗透压降低,致使血液成分外渗;

(3) 淋巴液生成过多:肝静脉回流受阻时,血浆自肝窦壁渗透至窦旁间隙,使肝淋巴液生成增多(每日 7~11L,正常为 1~3L),超过了胸导管引流的能力,淋巴液自肝包膜和肝门淋巴管渗出至腹腔;

(4) 继发性醛固酮增多致肾钠重吸收增加;

(5) 抗利尿激素分泌增多致使水的重吸收增加;

(6) 有效循环血容量不足:使得肾交感神经活动增强,前列腺素、心钠素以及激肽释放酶—激肽活性降低,导致肾血流量、排钠和排尿量减少。

上述多种因素,在腹水形成和持续阶段所起的作用各有侧重,其中肝功能不全和门静脉高压贯穿整个过程。

2. 渗出液和漏出液的鉴别

类别	漏出液	渗出液
原因	非炎症所致	局部炎症所致
外观	淡黄,透明或微浊	黄色、血色、多混浊
比密	<1.018	>1.018
凝固性	不易凝固	易凝固

续表

类别	漏出液	渗出液
蛋白定量	<25g/L	>40g/L
糖定量	近似血糖量	多低于血糖量
李凡他试验（黏蛋白定性）	阴性	阳性
细胞总数	小于 100×10^6/L	大于 500×10^6/L
细胞分类	淋巴细胞为主	急性感染以中性粒细胞为主；慢性以淋巴细胞为主

3. SAAG　血清-腹水白蛋白梯度≥11g/L，提示腹水为门脉高压性腹水（包括肝硬化、慢性心功能不全、布加综合征等）；<11g/L为非门脉高压腹水（如结核性腹膜炎、腹腔肿瘤、肾病综合征等）。

4. 肝硬化腹水的治疗　在一般支持治疗的基础上，腹水的治疗可采取以下方法：

（1）限制钠、水的摄入：腹水患者必须限钠，给无盐或低盐饮食。

（2）利尿药：主要使用螺内酯（spironolactone，安体舒通）和呋塞米（furosemide，速尿），剂量比例100mg：40mg。最大剂量为400mg/d的螺内酯和160mg/d的呋塞米。

（3）放腹水加输注白蛋白。

（4）提高血浆胶体渗透压：每周定期少量、多次静脉输注鲜血或白蛋白。

（5）腹水浓缩回输：是治疗难治性腹水的较好办法。通过浓缩处理（超滤或透析）再静脉回输。

（6）腹腔-颈静脉引流：又称Le Veen引流法。采用装有单向阀门的硅管，一端留置于腹腔，硅管另一端自腹壁皮下朝向头颈，插入颈内静脉，利用腹-胸腔压力差，将腹水引向上腔静脉。腹水感染或疑为癌性腹水者，不能采用本法。并发症有腹水漏、肺水肿、低钾血症、弥散性血管内凝血、感染和硅管堵塞等。

（7）近年来开展的颈静脉肝内门体分流术（trans-jugular intrahepatic Portosystemic shunt.TIPS）是一种以介入放射学的方法在肝内的门静脉与肝静脉的主要分支间建立分流通道。此方法能有效降低门静脉压力，创伤小，安全性高，适用于食管静脉曲张大出血和难治性腹水，但易诱发肝性脑病，多用于等待肝移植之前的门静脉高压患者。

第四幕

医生随后给予朱先生保肝、利尿剂、补充白蛋白等治疗,朱先生腹水逐渐减少,病情较稳定,半月后医生建议朱先生出院休养。

朱先生的老伴出院前向主治医生详细询问了朱先生今后是否会再出现病情反复,预后如何,应怎样进一步调养和维持治疗。医生均给予详细的指导。

学习目标:

1. 了解肝硬化的预后和转归;
2. 对肝硬化食管静脉曲张破裂出血和腹水的患者病情复发的预防。

提示性问题:

1. 朱先生病情今后可能出现哪些转变?
2. 朱先生以后生活中应注意哪些?饮食有什么限制吗?
3. 为预防再出血,应给朱先生哪些建议和预防性治疗?

参考资料

1. 肝硬化的预后和转归　肝硬化的预后因病因、病变类型、肝功能代偿程度及有无并发症而有所不同。酒精性肝硬化、肝淤血引起的肝硬化,胆汁性肝硬化等,如未进展至失代偿期,在消除病因并积极处理原发疾病后,病变可趋静止,相对地较病毒性肝硬化预后为好。Child-pugh分级有助于判断预后,Child-pugh A级预后最好,而C级预后最差。死亡原因常为肝性脑病、上消化道出血、继发感染和肝肾综合征等。

2. 预防再出血

(1) 避免增加腹压和进食生硬、刺激性食物;避免过度输注胶体;

(2) 内镜下食管曲张静脉套扎术或硬化剂治疗;

(3) 无禁忌者长期口服普萘洛尔等;

(4) 伴明显三系降低者可考虑脾脏切除术或脾栓塞术等。

3. 预防腹水形成

(1) 限制钠盐摄入;

(2) 适量口服利尿剂;

(3) 预防及纠正低蛋白血症。

编者语:不需要给予太多的事实性内容,但要给文献资料目录,让学生自行查阅。

(杨文卓)

第四节　西安交通大学 PBL 教案：痛得直不起腰的马大婶

临床医学基于问题的学习课程

消化系统区段(gastrointestinal system)

痛得直不起腰的马大婶

编号:PBL-GI-2010-01

使用对象:宗濂医学实验班

作者:和水祥

E-mail:dyyyjxk@mail.xjtu.edu.cn

初版:2010 年 2 月

完成:2010 年 03 月 30 日

审定:2010 年 06 月 10 日

时间分配:真实情景病案(设计学时 6 学时)

第一阶段:1 学时　　年　月　日

　病案情景 1　建议:思考与分析　约 15 分钟,提出问题并归类　约 10 分钟

　病案情景 2　建议:思考与分析　约 15 分钟,提出问题并归类　约 10 分钟

　(课外查阅资料、精读与整理)

第二阶段:2 学时　　年　月　日

　提问、应答、讨论　　建议:50 分钟

　病案情景 3　建议:思考与分析　约 15 分钟,提出问题并归类　约 10 分钟

　病案情景 4　建议:思考与分析　约 15 分钟,提出问题并归类　约 10 分钟

　(课外查阅资料、精读与整理)

第三阶段:2 学时　　年　月　日

　提问、应答、讨论　　建议:50 分钟

　学生讨论总结;绘制发病机制图;　　建议:50 分钟

第四阶段:1 学时　　年　月　日

　教师回馈总结;　　建议:50 分钟

病案摘要(背景):

本教案是常见的结石性胆囊炎急性发作的案例。马大婶突感右上腹部绞痛,直不起腰。到医院急诊就诊,后经一系列的化验、超声与CT等影像学检查与病情观察,最终明确诊断,经保守治疗后最终选择胆囊切除手术,痊愈出院。本案例设计针对临床常见急诊病案——急腹症展开,促使学生将内外科知识贯通,学习急腹症的临床特征与鉴别诊断,进而引申到另一个临床常用的知识点——黄疸的鉴别诊断,最后以胆结石的病情演变与可能后果、结石性胆囊炎的临床表现特点与检查手段、胆结石的防治原则揭开谜底,结束整个推演过程。第一幕提到马大婶因饱餐而突然右上腹绞痛,并阵发性发作,引导学生学习急腹症的诱因与鉴别诊断;第二幕提到马大婶出现黄疸不退,引导学生讨论黄疸的鉴别诊断;第三幕提到马大婶按照胆结石治疗,病情不稳定,高热不退,腹痛蔓延至上腹,引导学生讨论胆囊炎、胆道梗阻的病情演变;第四幕提到马大婶手术后很快恢复,回顾并讨论结石性胆囊炎的治疗与预防。另外,在人物、病情演变与诊治经过的描述中,有意体现流行病学、社会心理学与良好的医患关系等概念。每一幕既独立成篇,突出重点主题,又符合临床病理生理和病情转归规律,峰回路转,引人入胜,意在能充分调动学生兴趣、激发自由想象与创新思维,达到培养自主学习、科学思维、人文关怀与实际应变能力的目的。

关键词:胆总管结石(choledocholithiasis);胆囊结石(gallstone);梗阻性黄疸(obstructive jaundice);肝细胞性黄疸(hepatocellular jaundice);溶血性黄疸(hemolytic jaundice)。

主要学习目标:

1. 上腹痛的鉴别诊断。
2. 胆结石、胆囊炎的定义,临床表现。
3. 胆囊炎的主要并发症。
4. 黄疸的病理生理。
5. 黄疸的分类、诊断和鉴别诊断。
6. 胆囊炎的病情演变与梯级治疗方案。

次要学习目标:

1. 胆结石、胆囊炎的病因及发病机制。
2. 胆囊炎的主要实验室检查方法。
3. 梗阻性黄疸的影像学检查方法。
4. 结石性胆囊炎的流行病学。

5. 肝功能的判定与临床意义。

第一幕

天生乐观的马大婶45岁了,丈夫事业有成,孩子学习争气,她也有稳定的工作,人人见她都是整天乐呵呵的。这几年她的身体越来越胖了,但她一点儿也不在乎,常说"吃嘛嘛香"。半年前开始出现了厌油腻的"坏习惯",进食油腻性食物后常会觉得右上腹不适,像是隐隐作痛的样子,有时后腰背也来捣乱,隐痛不适,时好时坏。因为病情不重,没明显影响她的生活与工作,她也没放心上。加之怕去医院看病会加重家里的经济负担,她一直没有去医院就诊治疗。

两天前吃了一碗"羊肉泡馍"后,马大婶突感右上腹部不适,一阵阵绞痛,还抽到后腰背上,她痛的手捂着肚子,连腰都直不起来了。还伴有发热、恶心、呕吐等症状。

家里人慌忙把马大婶送到附近的医院。王大夫热情地接待了她们,简单的询问了马大婶发病前后的情况,包括有没有喝酒、受伤等情况,还有胃溃疡、肠炎、高血压、心脏病、结核等传染病史,家人一一作了否定的回答。

摘要:42岁的马大婶,身体发胖。半年来厌油腻,反复发作右上腹疼痛,两天前饱食后出现阵发性右上腹绞痛,放射至腰背部,急诊就诊。

建议时间分配:思考与分析约40分钟,提出问题并归类约10分钟。

主要学习目标(讨论要点):

1. 上腹痛的鉴别诊断。
2. 胆囊结石的临床表现及诊断依据。

次要学习目标

1. 胆结石的流行病学。
2. 胆结石、胆囊炎的诱因、病因。

提示用问题:

1. 肥胖、中年女性多发病有哪些?
2. 上腹痛的原因有那些?
3. 疼痛部位、性质对疾病的诊断有什么意义?
4. 哪些腹痛疾病会伴有发热?
5. 上腹部间断性放射性疼痛最常见于哪些疾病?
6. 体格检查需要重点关注什么体征?

第二幕

王大夫赶紧给马大婶作身体检查，但她手捂着肚子弯着腰痛苦不堪，极不情愿地接受检查。一测体温，吓了一跳，原来她已经发热到 38.5℃，还发现她全身皮肤发黄，特别是巩膜黄染明显。按压腹部感觉倒是平坦柔软，但右上腹部压着有点痛的感觉。特别当王大夫按压着让她吸气的那一下，她痛得更厉害了。

王大夫立即给马大婶打了一支止痛针，过了一会儿，她感觉腹痛就减轻了，腰也可以直起来了，但王大夫却建议她马上住院治疗。马大婶原来身体健壮，一家人从来没见过她这样的痛苦，也慌了神，赶紧安排办理她住院，并接受一系列检查，同时托人打听起从不关心的医保政策来。

很快，王大夫来告诉马大婶一家人，她的化验结果出来了：血常规 RBC 6.04×10^{12}/L，WBC 12.3×10^{9}/L，NEUT% 82%，Hb 126g/L，HCT 30%，PLT 133×10^{9}/L；肝功能示：ALT 135 U/L，AST 190U/L，ALP 314 U/L，GGT 455 U/L，TBIL 128 μmol/L，DBIL 87 μmol/L；血淀粉酶：81IU/L，尿淀粉酶：482.5IU/L；心电图提示：窦性心律；腹部 X 线平片：大致正常，未见游离气体或液平面。

摘要：就诊发现马大婶除了腹痛难忍，还有右上腹部压痛体征以及发热、黄疸等。住院一查，发现血象升高，肝功能提示黄疸明显。

建议时间分配：思考与分析约 40 分钟，提出问题并归类约 10 分钟。

主要学习目标（讨论要点）：

1. 胆红素的正常代谢途径。
2. 黄疸的分类、诊断与鉴别诊断。

次要学习目标

肝功能的判定与临床意义。

提示用问题：

1. 右上腹部压痛代表什么意义？
2. Murphy's 征代表什么意义？
3. 黄疸的常见病因和临床表现有哪些？
4. 胆红素在人体内是如何代谢的？
5. 黄疸的患者应该做哪些辅助检查？

第三幕

腹部B超显示：肝脾大小正常，肝脏表面光滑，门静脉不宽。胆囊约11×9cm，胆囊壁毛糙增厚，呈"双边影"，内可见移动强回声，伴有声影。胆总管直径约1.3cm，胆管下端显示不清。胰腺大小正常，主胰管无明显扩张；腹部CT显示：肝脏体积稍大，表面光滑，各叶比例正常，密度普遍降低，与脾脏密度近似。胆囊扩张，壁增厚，内可见多个高密度影，其位置可随体位变换而改变，部分肝内胆管及肝外胆管扩张，胆总管扩张明显。胰腺饱满，边缘尚清楚，脾不大。根据化验检查结果，王大夫告诉马大婶及其家属，她患上了结石性胆囊炎、继发梗阻性黄疸，需要系统的监护和治疗。

马大婶很配合地接受王大夫的精心治疗：禁饮食、抗感染、护肝利胆、补液营养支持等。但几天过去了，她的病情还不是很稳定。突然出现高热，伴有寒战、呕吐，连胆汁也吐出来了，同时上腹部也觉得有点疼痛，测体温：T 39.4℃，测血压BP 95/60mmHg。血常规WBC 13.8×10^9/L，HGB 107g/L，血淀粉酶138.2IU/L，尿淀粉酶：1482.5IU/L。王大夫告诉马大婶，要准备做手术，这下子，连一向乐观的马大婶也显得忧愁、憔悴起来，好几次夜里都失眠了。好在病房的医师、护士很关注她的情绪变化，仔细地给她讲解了术后的详细情况，才让她稍微安心些。但没过几天，她的全身都明显发黄了，还莫名其妙地瘙痒起来。

摘要：入院后影像学及实验室检查提示腹痛、黄疸的原因为结石性胆囊炎。但保守治疗效果不佳，病情加重，高热、寒战、黄疸加深，血象、淀粉酶均升高了。

建议时间分配：思考与分析约40分钟，提出问题并归类约10分钟。

主要学习目标（讨论要点）：

胆囊炎、胆道梗阻的发病机制与病情演变。

次要学习目标：

1. 结石性胆囊炎的影像学检查手段与选择。
2. 良、恶性胆道梗阻的鉴别诊断。

提示用问题：

1. 黄疸患者是否需要查肿瘤系列？
2. 胆囊结石的上腹部影像学特点是什么？
3. 胆道梗阻不能及时解除会引起什么后果？
4. 胆囊炎患者手术治疗的适应证及禁忌证？

第四幕

很快,王大夫给马大婶急诊做了经内镜鼻胆管引流术(ENBD),术后第一日引出脓性胆汁约1000ml,送细菌培养提示为大肠杆菌。加用敏感抗生素后,她的病情逐渐好了起来,烧也退了,皮肤黄疸明显减退,胆汁逐渐转至清亮金黄色,每日约500~800ml。

ENBD术后第7日复查肝功能:ALT 80U/L,AST 66U/L,ALP 81U/L,GGT 268U/L,TBIL 50μmol/L,DBIL 16μmol/l;血淀粉酶48.6IU/L,尿淀粉酶:202.8IU/L。这时候,王大夫再次建议马大婶接受胆囊切除手术,一向爽快的她这时候却犹豫起来。王大夫又耐心地给马大婶及其家属讲解了她的病情特点和手术适应证。一想到不彻底解决这个"害人的石头",可能会反复发作,再受罪,她们一家人终于同意接受"全麻下胆囊切除、胆总管切开取石,T管引流术"。手术意想不到得顺利,很快,马大婶就康复出院了。

摘要:马大婶出现高热、寒战,腹痛加剧,行ENBD减压引流缓解。术后根据胆汁细菌培养结果行抗感染治疗,体温恢复正常,肝功能提示黄疸减退。后行手术治疗证实存在胆总管结石。

建议时间分配:思考与分析约40分钟,提出问题并归类约10分钟。

主要学习目标(讨论要点):

1. 急性化脓性胆管炎的临床表现、诊断及治疗原则。
2. 结石性胆囊炎的分级治疗方案。

次要学习目标:

1. 结石性胆囊炎的预防。
2. 医患沟通的意义。

提示用问题:

1. 什么叫经内镜鼻胆管引流术(ENBD)?
2. 梗阻性黄疸的手术治疗方法及优劣?
3. 胆道术后T管如何处理?
4. 术后发现胆道结石残留可选择的处理方法有哪些?
5. 慢性胆囊炎的患者饮食应该注意哪些?

案例总结(略)

教师参考资料(限于篇幅,本部分仅以大纲形式出现):

一、结石性胆囊炎的临床流行病学

二、腹痛

(一)腹痛的定义

（二）急性腹痛的病因与分类（附图解）

（三）腹痛的临床表现

（四）腹痛的问诊要点

三、黄疸

（一）胆红素的正常代谢途径（附图解）

（二）黄疸的常见病因与分类

（三）黄疸的临床表现

（四）黄疸的诊断

四、结石性胆囊炎

（一）胆石症

（二）急性胆囊炎病因与发病机制

（三）急性胆囊炎临床表现

（四）胆囊炎的诊断与鉴别诊断

（五）结石性胆囊炎的治疗

特别致谢：

本书稿所涉及的内容，是本人作为西安交通大学八年制侯宗濂医学实验班《临床医学问题导向学习整合课程》负责人之一的工作体会与部分资料总结，力图反映我校的特色，以供交流。整个工作是在学校相关领导指导下，组织相关专家组，借鉴了台湾阳明大学医学院医学系推行的《问题导向学习课程》经验才完成的。特此说明，并向相关人员表示衷心感谢。

（和水祥）

参考文献

1. 关超然，李孟智 .PBL 问题导向学习之理念、方法、实务与经验 . 台北：台湾爱思唯尔有限公司，2009.

2. 王吉耀 . 内科学 . 第 2 版 . 北京：人民卫生出版社，2011.

3. 陈文彬，潘祥林 . 诊断学 . 第 7 版 . 北京：人民卫生出版社，2008.

4. 乔琳，和水祥 .PBL 教学法在临床见习课中应用的探索与思考 . 西北医学教育，2010，18（6）：1254-1257.

5. 王红军，和水祥 .PBL 教学法在中国医学教育应用中可能遇到的问题和对策 . 西北医学教育，2010，18（5）：900-901/5.

6. 和水祥，王渊，任牡丹，等 . 谈消化内科学 CBL 教学病例库的建立及应用 . 中国医学教育技术，2009，23（1）：32-34.

第七章

PBL在中国医学教育之通识、基础及临床层面不同阶段的应用

第一节　通识教育PBL案例及其应用

通识教育强调提高大学生人文素质,使人的道德不断成长和促进人格完善。通过哲学、历史、艺术、文学等的学习,树立人生观、价值观,促进学生的道德成长。我们在医学院及非医学本科学生中开设了《诺贝尔医学奖》课程,通过诺贝尔医学奖获奖的经典故事,和学生们一起探讨科学家在医学科学研究中体现出的科学精神。课程既有知识性,又有重要的德育承载,使学生在了解这些科学家们科学实践的历史中,获得人类最伟大的医学科学家智慧的启迪,把正确的人生观、价值观融入学生自己的价值信仰中。一个人事业的成功,生活的完美与人生幸福感的建立,都需要人的道德的不断完善。有些医学生在学习医学知识的时候,没有牢记救死扶伤的宗旨,把毕业后能够赚大钱当做学习医学的主要目标;有些学生在毕业时发现医学研究和临床工作需要吃苦耐劳、无私奉献的时候,便失望、叹息,甚至改而寻求其他经济收益大的出路。这也说明我们的教育往往重视知识的传授却忽略了学生的思想品德培养。我们应当从通识教育开始,逐步培养学生热爱医学科学事业、为人类健康无私奉献的精神,摒弃经济利益至上的不良倾向,让学生在学习医学这一门技术的同时,逐渐形成正确的人生观价值观,从而培养一批又一批德才兼备的人才和医学事业的中坚。

然而,在以传统的方式进行通识教育的时候,会出现教师枯燥地说教、学生机械地记忆的弊端。为此,我们选取了一些医学界重大发现的科学故事,通过PBL的学习形式,让学生和教师一起,从科学家的创造性劳动中,体味真正的科学精神,通过科学家们为科学事业孜孜不倦努力工作的故事,学习他们勇于探索、勇于奉献的高尚品德,探讨人生的价值与理想。

本文结合两三个具体故事,介绍PBL学习在通识教育教学阶段的应用。

通过科学家的成长与科学研究过程，引导学生学习科学家在医学科学研究中体现出来的科学精神；通过讨论和自主学习，发掘人性的善良与积极健康的一面，促使学生在学习过程中逐渐形成尊重科学、热爱科学、弘扬科学精神的氛围，培养一种勇于面对困难、勇于探索、积极向上的健康心理，促进学生树立正确的人生观和价值观。

一、通识教育教学阶段学生的特点及PBL学习的应用

（一）临床医学系学生在通识教育教学阶段的特点

临床医学系学生在通识教育学习阶段，虽然尚未学习医学基础课程，但其在中学生物学的课程中已获得了相当的生物学与人体基础知识，因此接触试管婴儿之类医学科学研究内容具备了一定的理解能力。然而，学生对医学科学的过程和科学精神尚缺乏深刻的理解，对自己将来在医学学习和医疗工作中可能面临的问题和困难通常没有心理准备。小学和中学的学习主要是以应试学习为主，自主学习的能力较差，有很多学生并不明确将来的人生方向，有些人向往的是将来毕业的高收入、白领工作，有的则以出国为主要目标，大学学习阶段仍一味追求分数、疲于考取各种证书，因此学习仍带有很多功利思想，对未来人生中的各种困难估计不足，亦缺乏面对不同困难的思想准备，勇于面对困难并克服困难的能力有待提高。

（二）PBL学习在通识教育教学阶段应用的优点

通过案例中科学家的科学研究及其引发的争议，引出科学家的责任感与面对困难的坚韧与执著，树立良好的人生观和科学观。我国特殊的人口政策使得目前教育界面临的新问题是，独生子女已成为学生的主体，而许多独生子女成长的物质条件优越，缺乏吃苦耐劳的精神。通识教育阶段学生刚刚进入大学，尚未养成自主学习的习惯，缺乏人生阅历，因此PBL通过合适的案例，引导学生思考与讨论如何在学习及工作中努力探索、克服困难，加强心理素质的锻炼，为学生在将来学习和工作中独立面对和克服困难、树立为科学献身的目标做好心理准备。

二、以不同案例开展PBL讨论探索医学的目的与科学的精神

第一个案例围绕试管婴儿之父Robert Edwards展开，从基础医学研究的科学家为医学做出的卓越贡献中，探讨科学研究的艰辛与科学家坚持不懈的科学精神；第二个案例以临床医生William Withering的故事展开，以一个科学家的成长过程与其在医学实践中体现出来的博大胸怀为基点，探讨从事医学事业为造福人类做出杰出贡献的科学家的伟大之处；第三个案例则以学过医学但没有科学研究基础的Banting医生，为探索科学问题（提取胰岛素）走过

的曲折的历程与他勇于挑战权威的勇气,鼓励学生以这些伟大的医学科学家作为楷模,激励自己奋发学习并在将来的工作中为医学做出自己应有的贡献。

(一)"试管婴儿之父"案例讨论

本案例讲述试管婴儿之父 Robert Edwards 及其三人小组的工作即人类体外受精,给不孕夫妇带来的福音及给这个世界带来的冲击,启发学生讨论科学家的执著与无畏,讨论自己将来如何面对困难和克服困难,在追求真理的道路上努力前行。

学习目标

【科学研究】

1. 科学研究的内容——人工授精与试管婴儿。
2. 科学研究的目标——Steptoe 及 Edwards 等科学家研究试管婴儿的目的是治疗不孕症。
3. 科学研究带来的伦理问题——造福人类与宗教信仰的冲突。

【科学家与科学精神】

1. 勇于创新,不断尝试。
2. 勇敢,面对压力与恐吓毫不畏惧,敢于藐视权威。
3. 执著,孤独中仍坚守科学的真谛。
4. 坚强的团队与默契的配合。
5. 坚持为患者(不孕症患者)服务这一崇高宗旨。

教案举例 1

适用年级:医疗系一、二年级

应用课程:通识教育课程

教案撰写者:陈红

审查者:关超然

试管婴儿之父

第一部分第一页(1 学时)

1978 年 8 月 12 日,《柳叶刀》杂志:"先生:我们希望报道我们的一位病人,一位 30 岁从未生育过的已婚女性,于 1978 年 7 月 25 日经剖宫产生下一体重为 2700 克的健康女婴。这位女性 1976 年因婚后 9 年不育经介绍到我们这儿来治疗……P.C.Steptoe and R.G.Edwards."

2010 年 10 月 4 日,诺贝尔奖委员会新闻发布会宣布 2010 年诺贝尔医学奖颁发给英国的 Robert G.Edwards,表彰他在体外受精(试管婴儿)研究中做出的杰出贡献。这一研究成果牵动着全球百万人的生命,为无数不孕夫妇带来了福音。截至2010年，全世界已有超过4百万试管婴儿诞生，他们同正常妊娠降临人世的孩子一样健康成长着，而且很多人有了自己健康的后代……

然而，这一喜讯来得太迟了。30多年前意气风发的Edwards，现在已是白发苍苍。85岁高龄的他，因进展性痴呆而无法前往接受这一科学界的崇高奖项。与他共同创造这一人间奇迹的Patrick C.Steptoe医生以及护士Jean Purdy，早已在20世纪80年代因患癌症相继过世。

教师辅导注意事项

1. 这里讲述的是第一个试管婴儿的诞生以及2010年的诺贝尔医学奖。然而，人间的喜剧和悲剧紧紧相连。通过这个故事鼓励学生们进一步阅读相关资料，由学生们自己发掘和制定具体的学习目标。

2. 关于此诺贝尔医学奖有很多相关的资料可供学生查询与学习，很多学生已经对该科学发现有较多的了解，教师可鼓励学生将自己收集到的资料带到课堂中讨论。

3. 在此可提出，许多伟大的科学发现与获奖背后，其实还有很多做出重要贡献的科学家，包括那些已故的科学家。

4. 本阶段可以提醒学生们讨论，试管婴儿在医学界的巨大贡献早已被人认可，但这一推动人类不孕症治疗的伟大创举，为什么30年之后才获得诺贝尔医学奖？

第一部分第二页（2学时）

Joseph D.Schulman，一位美国学者，为我们讲述了他所亲身经历的与Edwards相遇相知的故事。Schulman于1968年前后在一个流行杂志上读到英国有学者在做试管婴儿的研究工作，他非常激动，这是人类治疗不孕症开辟的一条崭新道路，它给千千万万在心灵痛苦中煎熬的不孕夫妇带来了希望。Schulman也希望加入这一研究队伍，Edwards告诉他可以加入但不提供经费资助。于是，Schulman经数年的努力终于筹措到足够的经费并于1973年夏末携家带口来到英国，来到Edwards身边。然而，Edwards并不积极让Schulman参与人体试管婴儿的工作。而且Schulman发现，除了一个参与1969年第一次成功的人卵体外受精工作并且已经离开的学生外，Edwards身边一群很有天赋的学生也未参与Edwards在曼彻斯特郊外一个叫做Oldham的地方人体试管婴儿的研究。

几个月后，Schulman终于忍不住向Edwards质问，坚持要求立即加入人体试管婴儿的研究工作。Edwards并未因Schulman的质问而生气，而是与

Steptoe 商量后，同意让 Schulman 加入正在进行的人体试管婴儿研究。他们开车前往曼彻斯特郊外一所神秘的小医院，在这儿进行试管婴儿研究的三人小组成员分别是外科医生 Steptoe、护士 Jean 和生理学家 Edwards（图 7-1）。这所小小的医院实际上坐落在 Oldham 偏僻的郊外，只有 20 张床位，其中 2 张床位留给体外受精患者。供他们使用的是唯一的一间手术室和紧邻的一间设备简陋得惊人的体外受精实验室。实验室约 7 英尺深、12 英尺宽，只有一扇门，没有窗户，室内有一个过滤空气的通风橱，橱内有一架低倍显微镜和一架用于观察胚卵受精和分裂的高倍倒置相差显微镜，还有一个含有活瓣可以和压缩空气连接的便携式圆形贮存盒。通风橱外右边是一个铁制培养箱，用于培养受精卵，通风橱左侧架子上摆放着配制营养液用的各种试剂，还有一架分析天平，附近立着 Steptoe 的腹腔镜和外置光源。就在这儿，利用这些简陋的设备和极少的经费，由一个伟大的头脑带领着，三个充满激情的人正在从事一个伟大的科学实验，这个实验的目的是为解除不孕夫妇的痛苦，是为创造新的生命。

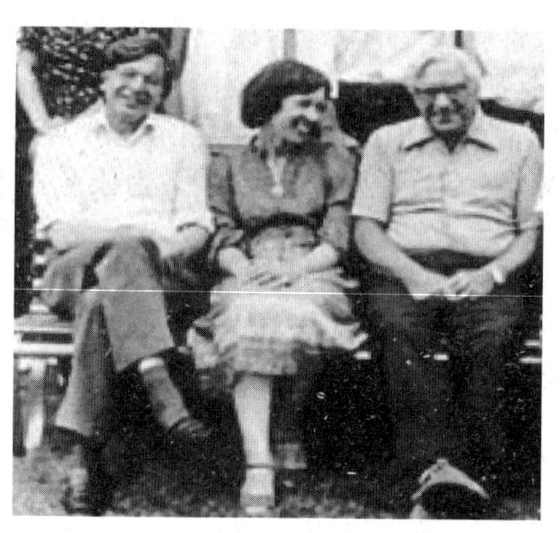

图 7-1 Robert Edwards，Jean Purdy 和 Patrick Steptoe

教师辅导注意事项

1. 此处话题转向另一位科学家的描述。一位亲历 Edwards 小组试管婴儿研究的科学家，告诉我们当时的研究条件，并没有通常人们想象的那样“研究实力雄厚”、“实验设施先进”。先进的实际上是炙热的心灵和伟大的头脑。

2. 此处可以提醒学生，对照当下科学研究追求高精尖仪器设备之风，审视科学研究的真正内涵。

3. 可以探讨这个科研小组的团队精神。

4. 此文第一段也为后面的内容埋下伏笔。可以提醒学生发问，为什么Edwards那么多有才华的学生不参与导师的研究？可能很多人会以为Edwards教授对学生不满意，不同意学生参加；或者以为学生们对这一科学研究的重要意义认识不足，或担心实验难度太高不易成功，因而不愿意从事这类研究，而远在美国的年轻科学家Schulman认识到这项研究的重要性，因此克服种种困难前往参加研究。英国的科学家真的就没有人认识到这一研究的价值吗？

5. 提醒学生考虑医学创新研究的应用，尤其是"创造人"所涉及的伦理问题。

第二部分（2学时）

这一伟大的科学实验，在当时为什么那样神秘？当时所处的境况是，学生认为Edwards的研究"没有科学价值"，是因为作为导师的Edwards受到许多学术权威的指责。来自同事的不理解，甚至是诺贝尔奖得主的指责，这让学生们无所适从。很多人认为Edwards可能制造出畸形的怪物，他的研究申请也被英国医学研究委员会否定，医学研究委员会拒绝给予基金资助的理由是"正当大家在积极寻找办法控制正常人生育的时候，把重点放在不孕者的受孕研究上将会是一种错误！"社会舆论与天主教会对其进行攻击与谩骂，恐吓他如果胆敢与上帝作对，将受到严厉惩罚。

与此同时，另一些杰出的科学家在Edwards1969年发表第一例人卵体外受精成功的报道之后，立刻就意识到这一创举的重要性，同时也在自己的国家和实验室开始摸索利用这一技术造福人类的研究。在这样的条件下，Edwards与Steptoe接受了私人提供的研究资金，继续开展人卵体外受精的研究与应用。许多不孕夫妇在焦急地等待这一科学难题的破解，还有许多夫妇愿意提供自己的躯体参与这一科学实验。1978年，世界上第一个健康的试管婴儿Louise Brown诞生了。然而他们仍需顶着来自各方的指责与压力坚持为不孕夫妇治疗。1980年，Steptoe和Edwards在剑桥Bourn Hall建立了世界上第一个试管婴儿诊所，现在已有1万多试管婴儿在这里降生。

然而，有关试管婴儿的伦理问题还存在争议，尤其是遭到宗教界的反对，认为这是对"上帝造人"的公然违抗。

教师辅导注意事项

1. 本段故事将展现不同的人对人类体外受精存在的不同观点与看法，讲述科学家顶着压力，为治疗不孕患者坚持不懈地进行体外受精实验。

2. 可以启发学生列举其他科学家为科学献身的实例，学习科学家为追求真理，勇于为科学研究献身的奋斗精神。例如钱学森等科学家为报效祖国，克服重重艰难险阻,甚至是冒着生命危险回到祖国。学生们可以找到许许多多科学家为科学献身的故事,去阅读,去学习,以这些科学家为榜样。

3. 讨论科学的实事求是精神与宗教的本质区别。

4. 可探讨医学实践如何以人类健康与幸福为至高无上的目的,以为人民服务为宗旨等相关主题,批判利用医学科学技术获取不正当利益、唯利是图的做法(如利用人工授精技术、利用健康人的精子或卵子以金钱为目的进行非法交易)。

(二) William Withering 的故事

本案例讲述一位临床医学家及植物学家 William Withering 和他的学术界朋友的故事。故事里不仅有科学家做出的杰出贡献,更有他们在平凡的工作中表现出来的博大胸怀,无论做人做事,我们都应该向这些人类的杰出先辈们学习。

学习目标

【科学研究与工作】

1. 科学研究的兴趣与内容广泛——植物学与化学,为治疗疾病提取药物。
2. 科学研究的目标与工作相结合——从植物中提取药物,治病救人。

【科学家与科学精神】

1. 勤勉,好学。
2. 谦逊,脚踏实地。
3. 乐善好施,慈悲为怀。
4. 科学的团队精神。

教案举例 2

适用年级:医疗系一、二年级

应用课程:通识教育课程

教案撰写者:陈红

审查者:关超然

"William Withering"

第一部分(1 学时)

William Withering(1741~1799),1766 年毕业于爱丁堡大学,取得医学博士学位。1775 年,Withering 被任命为伯明翰总医院的主任医生,他的大部分临床医学生涯是在那里度过的。作为一名杰出的内科医生的同时,William Withering 也是一位出色的植物学家。早在 1766 年他就编撰出版了一部大不列颠野生植物大全。

1775年，William Withering了解到民间治疗“水肿病”(即心力衰竭)的一种草药茶十分有效，他利用化学方法，将草药茶进行去粗取精去伪存真，从组成这种草药茶的20多种植物中提取并确认了其成分之一——洋地黄，发现它才是治疗慢性心力衰竭的有效药物。William Withering认真观察、记录了洋地黄治疗心力衰竭的临床疗效。200年过去了，现代医药工业仍然沿用他所使用过的基本方法，经济有效地从洋地黄中提取治疗心力衰竭的主要成分。在William Withering的医学著作集中，被称为“A Masterpiece of Observation”的，是他在1785年发表的阐述洋地黄及其医学应用价值的论文，那是他对洋地黄临床应用的十年认真观察研究的结晶，堪称当时及现代心衰治疗的楷模。

教师辅导注意事项

1. 本案第一段内容讲述William Withering成长过程中广泛的兴趣与博学。许多伟大的科学家都有博学多才的优点以及广泛的兴趣，而这些是可以培养的。可以与学生们讨论，如何针对自己的兴趣，有的放矢地进一步培养对科学的兴趣与爱好。

2. 本案第二段内容讲述William Withering利用科学方法以及他十年工作的总结发表一篇论文。其工作成为两百多年来临床医学界科学研究的楷模，可启发学生们如何认真对待科学问题，脚踏实地在平凡的工作中创造经典。

第二部分(2学时)

在伯明翰总医院，William Withering的医疗水平很快被得到认可，患者数量猛增，据说当时他的医疗总量是伯明翰最多的。他的年薪很快达到1000英镑，后来增至2000英镑，这在当时也是相当大的一笔收入。与此同时，William Withering在伯明翰总医院每天为穷人开设门诊，据推算他每年免费治疗的患者达到2000至3000人之多。

尽管有大量的临床工作，William Withering把大量的业余时间用于他所喜爱的植物学和化学等的研究。他在化学方面的兴趣受到他的化学家朋友Joseph Priestly的影响而日益浓厚，Priestly是在1772年第一个分离了氧的化学家。Withering和Priestly都是当时伯明翰著名的“月亮学社”的成员。这个学社是由十几位科学家和学者组成的非正式小型团体，每个月都会在成员的家中聚会，因为聚会选择每个月月亮最圆的那个星期一，以便乘着月光回家，所以取名“月亮学社”。这个学社的成员还有教育学家和诗人Erasmus Darwin、发明蒸汽机的James Watt等。在月亮学社里，Withering和朋友们一起探讨快速工业化中的社会、经济、政治问题与科学技术问题及其相应的解决办法。

1783年，Withering患了结核，这是导致他1799年过世的疾病。知道自己的疾病必须限制体力活动，Withering很巧妙地安排着自己的工作，病中的他比许多十分健康的人完成的工作还多。直到过世的前一天，Withering一直坚持给患者看病。一位朋友目睹了临终前最后一天还在工作的Withering，写下了一句意味深长的双关语："The flower of English physicians is indeed withering."

教师辅导注意事项

1. 第一段内容讲述William Withering勤奋好学、努力工作，在事业成功、十分富有的同时，不居高自傲、不忘百姓疾苦，坚持为穷人免费看病。按现今的提法，这是一种无偿劳动，是一种公益活动。他放弃更大的经济利益，只为治病救人。可提醒学生们，联系自己的学习和将来的工作，讨论其作为一个医学科学家与医务工作者，应该具有什么样的人生观与价值观。

2. 第二段内容介绍了William Withering所处的年代以及非常有利于其科学能力发展与提高的学术环境与自由的学术氛围，可以鼓励同学们畅想在将来的实践中，有意识地创造这种机会、培养这样自由的学术团体，为科学的发展做出自己应有的贡献。

3. 第三段描写病中的William Withering是如何工作以及他是如何坚守到生命的最后一刻的，从中可以体会到科学家在其平凡的工作中更显出其不朽的人格魅力。

（三）"Banting与胰岛素的发现"案例讨论

本案例通过讲述Banting的成长历程以及其提出胰岛素的提取设想并如何付诸实施的曲折故事，启发学生讨论科学家的创新思维、执著的追求、克服困难的坚定与无畏，积极探讨如何以科学家为榜样，努力提高创新能力与科学素养。

学习目标

【科学研究】

1. 科学研究的内容——胰岛素的提取。
2. 科学研究的目标——治疗糖尿病。

【科学家与科学精神】

1. 科学的好奇心。
2. 敢于挑战传统观念，创新思维。
3. 热情，执著。
4. 忍辱负重。
5. 严谨治学。

6. 谦逊,不计名利。
7. 团队精神,分享荣誉。

教案举例3

适用年级:医疗系一、二年级
应用课程:通识教育课程
教案撰写者:陈红
审查者:关超然

Banting与胰岛素的发现

第一部分(1学时)

一个科学研究门外汉的奇思妙想

Frederick Banting(1891~1941)从小生长在加拿大安大略的一个农场中,中学毕业后进入多伦多大学神学院学习,1912年转到医学院就读。在医学院学习时他受到"第一次世界大战"的影响,并于1915年参加了加拿大皇家战时医疗集团,后又被送回进行为期15个月的医疗集训,回到战场上他参加了加拿大战时医院海外战场的战地救护,1918年受伤后被送到英国的一家医院接受治疗。由于在剑桥战役中的英勇表现,他被英国政府授予军队的十字勋章。

回国后他筹备建立了一家外科诊所,因为建所需要一些时间,他便利用这一阶段的空闲到当地的一家医学院做临时的实验助理。Banting教了一年的解剖学及生理学,同时又主动向神经生理学教授学习并参加了神经生理学教授Miller实验室的一些实验研究。

一次在有关胰腺授课的备课过程中,他被一篇文章深深吸引了。文章中提到胰腺导管被结石阻塞后胰腺分泌消化液的部分显著萎缩,但胰腺小岛组织却保存完好。这些胰腺中的小岛组织于1869年首先被一位叫做Paul Langerhans的德国学生在他的医学论文中描述,后来被命名为Langerhans小岛。1889年有学者将狗的胰腺切除后,发现狗会患与人类相似的糖尿病,因此推测胰腺在糖代谢及糖尿病的发病中发挥重要的作用。1901年有人结扎狗的胰导管后胰腺的外分泌腺体部分萎缩,而胰小岛保存良好,并且动物不发生糖尿病。因此实验和病理学上都表明胰腺的这些小岛与糖尿病有关。

读到此,Banting非常激动,他巧妙地设计了一个实验,认为自己可能通过实验提取胰小岛中能够治疗糖尿病的物质,因此想象着如此可能得到胰岛素而挽救无数糖尿病患者的生命,晚上兴奋得根本睡不着。于是,在Miller

教授的推荐下,他到多伦多大学生理学教研室去找Macleod教授。Macleod教授当时是糖代谢方面的著名专家,美国生理学会主席,有可能为Banting提供实践他的设想的实验条件。

Banting当时的设想是:既然切除胰腺的狗会得糖尿病,但胰导管结扎后大部分分泌消化酶的腺体萎缩而胰小岛保存完好,说明胰小岛含有治疗糖尿病的胰岛素。而以前人们尝试从胰腺中提取胰岛素都遭到失败的原因是,在提取过程中胰腺分泌的消化酶把胰岛素破坏了。如果在提取胰岛素之前先结扎胰导管,等胰腺大部分萎缩后,再从保存下来的胰小岛中提取胰岛素,这样就可能成功。

可是,虽然有一些证据表明胰腺与糖尿病有关,当时学术界的主要观点依旧认为,糖尿病是由于肝脏不能合成糖原而使血糖升高的。虽然Banting的设想有道理,但鉴于他的设想与大量文献报道及实验基础不符,况且Banting没有任何科研训练的基础,而此前已经有很多有经验的科学家相关的实验都没有成功,实验中会遇到很多的困难,况且需要大量的时间与经费。因此Banting成功的可能性几乎为零。经过慎重考虑,Macleod教授没有同意给Banting这个尝试的机会。

教师辅导注意事项

1. 本节介绍Banting在不同环境下的成长与经历,体现了其热情、勇敢、思维活跃、对许多事情充满好奇的特点。

2. 一个门外汉于偶然间闯入了科学研究的领域,可鼓励学生们从中发掘成功的故事背后偶然与必然的联系。

第二部分(2学时)

Banting的困难及其与Best的工作

Banting心中充满了无限的希望,因此不肯放弃。过了一段时间,他又去找Macleod教授说情,教授还是没同意。直到他第三次找到Macleod教授,终于得到教授的首肯。这次轮到Banting慎重考虑了,因为他必须全力以赴做这项研究,必须放弃原先的工作,尽管实验可能具有重大的生理学意义,但Banting什么都不会,一切得从头学起,实验最终很可能还是会失败。经过一段时间的考虑,Banting终于下定决心接受这一挑战,开始在Macleod教授的指导下由狗的胰导管结扎手术开始学习,Macleod教授另外给他挑选了一个有一定实验经验的大学生配合Banting进行实验,这位学生叫做Best,还需负责化验,测定血糖水平等代谢相关指标。Macleod教授帮着他俩开始了狗的实验后便去苏格兰休假了。

于是两人在1921年的5月17日正式开始实验。两个星期过去了,10只狗有7只都死了,他们不得不去街上买狗。因为手术失败等原因,加上胰导管结扎后胰腺的外分泌部分萎缩需要等几个星期,直到7月27日才终于成功地有了一只结扎了胰导管的狗和一只切除了胰腺患糖尿病的狗。7月30日,按照Macleod教授的指示,他们将萎缩的胰腺切碎做成匀浆,并用冰冷的Ringer溶液提取胰岛素,并将提取物注射到得了糖尿病的狗体内。很快,糖尿病狗的血糖开始下降了！但是这次提取物降血糖作用持续很短,再次注射胰岛提取物血糖却回升。尽管这只狗还是死去了,但两人还是十分激动,因为他们的确看到了血糖的下降！Banting兴奋地给教授写信报告这一好消息,简直不知从何开始。

然而,Macleod教授休假回来,却对两人的实验提出很多质疑,并要求他们反复重复实验。因为注射的提取物液体容积较大,Macleod教授要求他们排除由于注射入狗体内的液体使血液稀释造成的血糖下降的假象。由于教授的怀疑态度,Banting很不开心。同时因为Banting是没有报酬在做实验,此时他提出工资要求,Macleod教授答应给他部分工资,隔壁的药理学教研室教授也注意到他们的实验,因此也以填补一个职位上的空缺为由给Banting提供了一份工资。这对Banting来说太重要了,接下来冬季的研究有了一定的经济保障。此时Banting向Macleod教授提出请在多伦多大学做学术休假研究的生化专家Collip教授一起参加研究,但Macleod教授否定了,要求两人独立进行实验,待他认为必要时再请Collip教授。

教师辅导注意事项

1. Banting有了很好的设想,但却因没有很好的研究背景而没有受到重视,然而他的执著感动了Macleod教授,最后为他实践自己的大胆假设提供了具体的实验条件和助手,提示凡事要靠人的努力和坚持,去追求去创造才可能有收获。

2. Banting实际上是在没有收入的情况下开始他的科学探索的,是科学的好奇心引导他走向科研之路,这是常人难以坚持的。他勇敢与执著的追求,让这一希望渺茫的科学研究迈出了第一步。在Macleod教授对实验的初步指导下,他与Best及有深厚科研功底的Collip密切配合,不断尝试,使成功有了保障。这些方面都可以提出来做相应的讨论。

3. 在Banting和Best的努力看到成功的希望时,Macleod教授却要他们继续重复实验以排除各种可能导致虚假结果的因素,Banting虽有意见但还是坚持下来了。这一方面体现了训练有素的科学家严谨治学的态度,也有Banting忍辱负重、坚持研究的可贵精神。

第三部分(2学时)

共同的荣誉

因为结扎狗的胰腺提取胰岛素花费时间太长,Banting和Best又想了其他很多办法,希望从成年狗胰腺中直接提取胰岛素,但无数的失败使两人痛苦不堪。实验渐渐取得了不少进展,在看到Banting医生研究的巨大前景后,Macleod教授投入了所有的研究力量,并根据Banting的建议邀请当时在多伦多大学做学术访问的生物化学专家Collip教授对胰岛素的纯化及降糖实验进行联合研究。Collip教授在许多实验方法上的改进,在胰岛素的提取实验中起了重要的作用。当他们的实验结果得到确定、获得的胰岛素提取物得到一定的纯化后,就着手开始进行人体试验。第一例糖尿病患者血糖得到了一定的控制,但临床症状没有好转。1922年1月,他们又进行了一例临床实验,这次终于成功了,患者的血糖和尿糖得到了控制,同时临床状态也有了很大的改善。与此同时,Banting因为没有医师资格而不能参加他首创的胰岛素的临床实验,因此也觉得自己被排斥在外了,但是他依然继续做着胰岛素的提取实验。

在短短的1年多时间里,胰岛素的分离与纯化以及在糖尿病患者中进行的治疗获得了巨大的成功。1922年5月3日,Banting在华盛顿举行的美国生理学会上的报告,最终获得了学会有史以来给予科学家的最高的赞誉:全会起立为科学家表示祝贺与尊重!

胰岛素的发现,挽救了无数糖尿病患者的生命,在糖尿病的治疗史上以及胰腺与血糖代谢的科学理论上都是一个革命性的创举和里程碑。1923年,Banting和Macleod教授因为胰岛素的发现获得了诺贝尔医学奖。Banting获奖后当即宣布他的奖也属于Best,而Macleod教授获奖后也宣布Collip教授应也分享这一殊荣。

这一诺贝尔医学奖的颁发,在当时的医学界引起了轩然大波。有的研究者发表文章宣称,自己早在Banting之前就从胰腺提取了能够降糖的物质。有的人认为Banting根本就不是一位真正的科学家,他不配获此殊荣;Best认为,他自始至终参与了胰岛素的提取,他也应该榜上有名,不过,Best在以后的科学研究中,也做出了非常重要的科学发现;Collip则非常低调,并未强调自己在胰岛素提取过程中作出的突出贡献,而是继续做着他的研究工作,后来他在内分泌领域做出了许多重大贡献,在各种场合提到胰岛素的发现过程与获奖时,Collip始终对Banting给予很高的评价。

教师辅导注意事项

1. 本节介绍了胰岛素研究进入后期阶段出现的一些问题,以及由于

Collip 教授的加盟,最后使胰岛素用于糖尿病的治疗速度大大提升了。这里离不开四人小组的共同努力。可是,有人认为 Banting 不应该获奖,学生们对此有何不同观点?教师可以适时给予提问。

2. 面对巨大的荣誉,科学家们是如何对待的,我们该学习些什么?

总之,上述三个案例通过三位不同科学家(一位是训练有素的生理学家,一位是科研的门外汉,一位是临床医生)成长的故事、奋斗历程及其团队的共同工作,向我们展示了不同时代科学家伟大的科学精神,勤勉、执著、不计个人得失、富于团队精神、勇于献身等。他们在对待个人得失、对金钱的观念、对待荣誉等方面表现出来的人格魅力,都值得我们深思和学习。案例提供了学习目标,在不同案例的相应部分给予一些讨论问题的提示,但讨论不应局限于此,可鼓励教师和学生们充分发挥学习的主动性,围绕科学精神进一步提出更多的问题,形成自由的讨论氛围,除了案例后所附教师辅导事项中提及的学习内容与观点之外,学习过程中还可以调动学生们的积极性,从不同的资料中收集和发掘更多的有价值的学习内容,并鼓励学生们结合自己的实际,进一步将在讨论中学习到的科学精神,应用到自身的学习和将来的工作与科学实践中去。

(陈　红)

第二节　PBL 案例学习在基础医学教学不同阶段的应用:设计与实施

本节结合两个具体案例,介绍 PBL 学习在基础医学早期与后期教学阶段的应用。第一个案例为心跳呼吸骤停患者的判别与救治,该病发病与抢救过程比较短暂,案例讨论可在基础教学早期阶段展开,本校用于临床医学八年制心血管系统教学的最后一部分讨论式教学;第二个案例为涉及心血管与内分泌两个系统的代谢综合征,疾病的发生发展及防治均较为复杂,涉及知识面广,可安排在基础医学后期与临床医学学习交界阶段进行学习。基础医学教学阶段以案例为依托的 PBL 学习,强调基础与临床的结合以及学生以问题为基础的自主学习能力的培养,以期形成一种以问题为基础的自主学习与终身学习的教与学的理念。

一、基础医学初级阶段的传统教学与 PBL 学习相结合
——以心血管系统基础课程的病案讨论为例

(一)临床医学系学生在基础学习初期阶段的特点

临床医学系学生在经过一年左右的通识教育课程学习后,进入临床医学

基础课程学习。此时的学生已获得了相当多的生物学与人体基础知识,但这些基础知识在学生知识体系中的系统性还比较欠缺,学生对这些基础知识与人体生理和疾病的关系尚不了解,且多数知识是通过听课与背书获得的,主动学习的能力还有待提高。

(二)PBL学习在临床医学基础知识学习阶段应用的优点

通过病案中患者的典型症状与体征,引出人体疾病与生理、解剖等基础知识的关系,教导学生如何在未知的疾病中通过基础知识寻找答案,既提高学生的学习兴趣,也能提高学生主动学习的积极性,从而提高学生自主学习的能力以及分析问题和解决问题的能力;在这样的过程中学习新的知识,并在原先的基础上将基础知识系统化;同时,由于病案患者的临床表现通常包含并代表人体不同器官的异常与关联,这样就将人体各个部位与系统联系起来,有利于学生建立人体生理与疾病的整体观念。

(三)心跳呼吸骤停教案的展开与学习

心血管系统基础课程学习阶段学生学习的是心血管生理解剖、心电图、心血管疾病的病理生理学与药理学知识以及心血管系统疾病相关的症状,而且应具备细胞生物学、生物化学等基础知识。在大陆,中学生在进入大学学习之前也已经学习了许多生物学与人体基本生理学知识。

(四)教案展开学习的时机与安排

学生在心血管基础课程理论学习将近结束时开始推出心跳呼吸骤停病案。此病案患者因消化系统疾病导致严重低血钾从而诱发严重的室性心律失常,从而突发呼吸心搏骤停。呼吸心搏骤停为现代社会常见急症,其判别与抢救是医学的重大课题,适于医学生早期接触以便加强其专业化救治程度。病例相对较为短小、简单,所需临床知识相对较少,适合于刚刚开始的PBL学习;案例分为三幕,可安排2~3次讨论课进行学习,具体如下。

教案举例1

适用年级:医疗系二、三年级

应用课程:基础医学整合式教学课程——心血管系统

教案撰写者:陈红

审查者:关超然、李孟智

案例摘要

本教案为呼吸心搏骤停成功实施心肺脑复苏的案例。一位老年患者因胃肠炎在急诊室接受抗菌消炎、补液治疗。既往偶有血压升高,无其他心脏病史。由于患者反复呕吐及腹泻造成消化液中电解质尤其是钾的大量丢失,加上补充不足,造成严重低血钾因而诱发心室颤动,导致呼吸心搏骤停。第一次经心外锤击后迅速复苏,握拳心外锤击可产生约50~100J的能量来终止室颤,故案例题目为“拳头的力量”并加感叹号以强调其强有力的作用。该患者经及时成功的心肺复苏加以补充血钾、抗心律失常药物治疗后康复出院,未留下明显后遗症。

心肺脑复苏抢救的关键环节包括迅速对患者的生命体征作出判断,作出心跳呼吸骤停的诊断,并立刻开始抢救,恢复心跳与呼吸,同时以药物及非药物疗法解除导致心跳呼吸骤停的直接原因(如本例患者出现的严重的心律失常)以及诱因(本例为低血钾)与原发疾病(本例为胃肠炎)的治疗。

本教案讨论所需专业知识主要为基本的生理学(心血管功能与心脏电生理、消化系统分泌功能以及基本的中枢神经系统解剖与功能)、生物化学及病理生理学(水电解质平衡紊乱的原因)、诊断学与药理学(生命体征的判断、心律失常的诊断与药物治疗原则)内容以及临床基本的症状、体征的判别与急救的基本知识。同时亦从中学习心跳呼吸骤停的常见原因与鉴别诊断。病案相对简短,强调呼吸心搏骤停的判别、疾病的原因与诱因以及心肺复苏这一重要的临床基本的急救技能,适合在医学院临床前期及桥梁课程学习中应用。若学生学习潜力大,可以在基本心肺复苏教学的基础上进一步推理扩展相关的消化系统、心血管系统与水电解质平衡紊乱的病理生理与疾病的临床治疗原则等学习内容。

人类社会目前正处在一个高速发展的阶段,同时人类也在身体上和精神上承受巨大的压力,身心健康面临着十分严峻的挑战。21 世纪复杂的、多因素致病的心脑血管疾病已经成为威胁人类健康的第一杀手,心搏骤停的发病率增加十分迅速。心肺脑复苏术是各种原因所致心搏骤停的最初始和最基本的方法,同时又是最有效与最简易的抢救方法。心跳呼吸骤停也常常发生在医院以外的任何地方,为争取时间需要立即当场实施抢救,因此,无论对于临床医务工作者还是从事基础医学教学与科研的教师,充分学习和掌握心搏骤停的发生原因、机制和心肺脑复苏术的实施方法均十分必要。

关键词:心搏骤停;心肺复苏;水电解质;低血钾;心室颤动

学习目的

【基础医学】(解剖、生理、生物化学)

1. 循环系统的解剖与心脏的基本功能。

2. 心脏的电生理与心律失常的电生理基础、正常心电图与常见心律失常的心电图。

3. 正常血压与高血压、低血压的诊断标准。

4. 消化液(胃液、肠液)的构成及其变化对血电解质的影响。

5. 血液生化、水电解质与酸碱平衡与心脏电生理的关系。

6. 意识的维持与中枢神经系统的兴奋和抑制过程。

【临床医学】（心跳呼吸骤停的临床表现和诊断与急救原则、药理学）

1. 掌握心跳呼吸骤停的临床表现判别与抢救原则。。

2. 熟悉心跳呼吸骤停的常见原因，与其他原因引起的意识障碍的区别（晕厥、昏迷等）。

3. 感染性炎症的综合治疗原则，抗菌药物的类型与抗菌谱。

【医学人文】（医学伦理学、卫生经济学、卫生法学、卫生政策、医患沟通学等）

1. 讨论如何在医疗系统内部及医疗系统之外的人群与社区中开展心肺脑复苏基本常识的宣传教育。

2. 由于消化系统生理及临床各学科理论授课尚未开始，因此消化部分内容需要学生自学，通过鼓励学生自学可以进一步提高学生自学的能力。并在各系统学习的基础上，强调人体不同系统之间的关联。

拳头的力量

第一部分（2学时）

王女士今年68岁，三天前吃了朋友从外地带回的海产品后，出现腹部疼痛、腹泻。腹泻已有十余次，量较多。先是有较多粪便，后腹泻呈稀水样，伴恶心、呕吐。昨天起发热。在门诊开了一些药物服用效果不佳。

医生诊断为急性胃肠炎，安排王女士住进了急诊观察室。因为吃什么就吐什么，医师嘱咐王女士暂时禁食，并给予静脉输注庆大霉素治疗，同时静脉补充5%葡萄糖生理盐水1000ml、10%葡萄糖水1000ml。经过一个白天的治疗，王女士的病情渐渐得到了控制，体温下降，腹泻明显减轻，但王女士仍觉腹胀、乏力，没有胃口。

晚间值班医师接班时查房见患者意识清楚，平卧于病床上休息，体温37.5℃，血压110/80mmHg，心跳88次/分钟。

其他情况：王女士为家庭主妇，一直在家做普通家务，除了近年偶尔有些血压增高（150/90mmHg）外，无明显心脏疾病或其他特殊疾病及药物过敏史。

教师辅导注意事项

1. 患者为老龄女性，首诊疾病为胃肠炎，可以提醒学生如果遇到此类患者，应注意其原发病症可能会引起哪些生理功能的紊乱，并考虑如何进行适当的补充，包括水及电解质。

2. 大量的腹泻、呕吐，加上进食减少，可以导致缺钾；同时由于葡萄糖进入细胞时同时将钾离子带入细胞，可降低血钾，因此输注葡萄糖溶液时，应适当补充钾离子。可通过口服或静脉补充。

3. 因为患者为老龄，又有高血压病史，因此要考虑消化道疾病及高血压导致的心血管系统基础病变对心脏功能与电生理的影响。

主要讨论点

1. 消化液的组成与胃肠道病变导致的水电解质平衡紊乱及其治疗原则。
2. 血压的构成因素、高血压或低血压的形成原因。
3. 高血压病及其并发症的预后。
4. 感染性炎症的治疗原则。

教师提示用问题

1. 此患者的诊断治疗原则是否正确？
2. 如果你是首诊医师或当天的值班医师，你会怎么做？
3. 对该患者的检查与治疗可以做什么补充？
4. 老龄患者各系统与器官功能有什么特点？

第二部分第一页（1 学时）

值班医师查体测定血压之后，转身将血压计放回诊疗台，突听身后患者的陪伴女儿尖声呼叫："我妈妈不好了！"。

医生回头见患者意识丧失，两眼上翻，四肢呈强直性痉挛状态。值班医师迅速拿起听诊器往患者胸前听诊，未闻及心音，迅即举起拳头就往患者胸部用力捶去……

"为什么打我妈妈！……"患者女儿的抗议声未落，只见患者双眼睑翻了数次，然后缓缓睁开眼睛，恢复了意识，惊异地看着身边正在哭泣的女儿，不知刚才发生了什么事情。

教师辅导注意事项

1. 患者突然出现意识丧失提示严重的脑缺氧，多数原因为阿斯综合征，即心源性脑缺血综合征。

2. 心跳呼吸骤停时应立刻作出的处理是：迅速判断患者心跳呼吸骤停，并立即开始以恢复大脑的血液供应为首要目的的抢救，即恢复心跳与通气。

3. 在学习心跳呼吸骤停的判断与处理的同时，引导学生寻找呼吸心搏骤停的原因。

主要讨论点

1. 心跳呼吸骤停的判别及其与休克、昏迷等的鉴别。
2. 心跳呼吸骤停的抢救原则与心肺脑复苏术。
3. 心跳呼吸骤停的原因。

教师提示用问题

1. 发现有人突发意识丧失，你该怎么做？是先找人把患者送往医院，还是先设法急救同时寻找发病原因？

2. 该患者突然意识丧失是什么原因？诱因是什么？还有哪些原因可以导致意识丧失？

第二部分第二页（2 学时）

患者意识恢复后即做心电图，显示窦性心律、多发室性期前收缩。立即开始给予静脉连续滴注利多卡因。5 分钟后患者再次发作意识丧失一次，心电监护记录显示如图 7-2 所示。

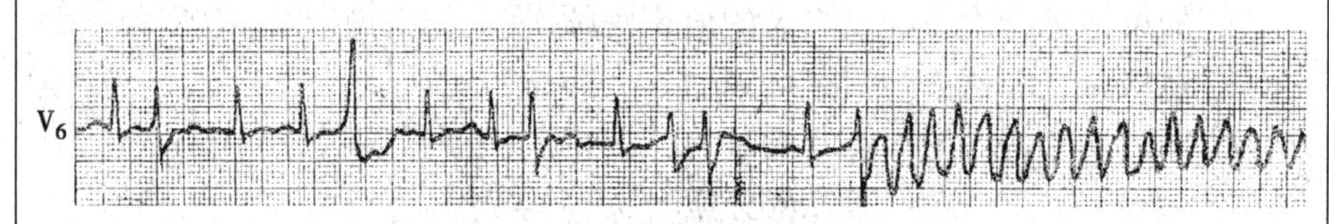

图 7-2 患者发作意识丧失前及意识丧失时的心电图

此时立即将备好的心电除颤器进行充电，接好电极立即行体外心脏电击，一次电击成功恢复窦性心律，心电图如图 7-3 所示。

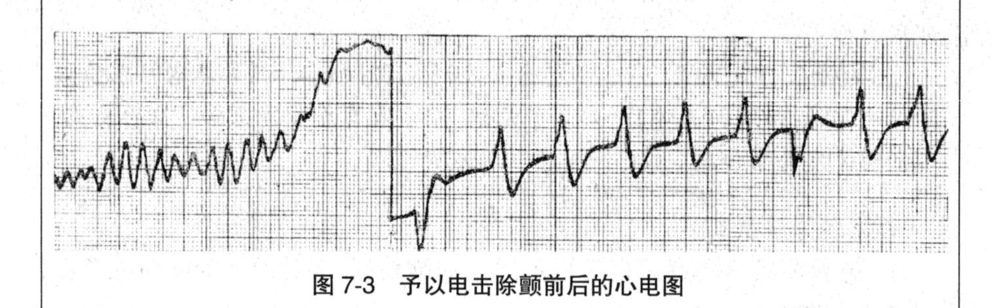

图 7-3 予以电击除颤前后的心电图

教师辅导注意事项

1. 实施心外按压及人工呼吸等心肺复苏的同时，应立即迅速准备除颤器及气管插管设备，以备可能需要的电击除颤及进一步的机械通气。

2. 从病理生理角度出发，积极寻找发生心律失常的原因，对相关疾病进行判别与诊断。

3. 根据患者的心电图表现可分析心肌电生理及其关联的心脏泵功能。

主要讨论点

1. 心肌电生理、正常心电图与室性心律失常的心电图诊断。

2. 心脏解剖与电生理、心脏泵功能。

3. 心律失常发生的原因与诱因。

教师提示用问题

1. 对此患者还应进行什么样的检查以寻找室颤发生的原因?

2. 室颤的原因是什么?

第三部分(1 学时)

心搏骤停抢救的过程中紧急抽血化验的结果回报:血钾为 2.0mmol/L,血糖 5.9mg/ml。于是开始静脉输液中加入高浓度氯化钾缓慢静脉滴注。患者此时呈昏睡状,血压 95/75mmHg,心跳 96 次 / 分钟。

除颤成功后给予患者使用冰帽,静脉输液中继续补充氯化钾,同时使用碳酸氢钠,连续滴注利多卡因。在接下来的治疗中,血压逐渐回升至 130/85mmHg,心跳 75 次 / 分钟。患者的血钾逐渐恢复至正常,心律失常也逐渐减少至消失。神志也恢复正常。

教师辅导注意事项

1. 大量的腹泻、呕吐,加上进食减少,可以导致体内缺钾,而低钾血症是诱发室性心律失常的常见原因。低血糖亦是导致意识丧失的常见原因,故同时宜测定血糖。

2. 补液过程中若使用葡萄糖溶液,葡萄糖进入细胞时同时伴有血钾进入细胞,此时若未及时补充血钾就可能造成血钾进一步下降。但补充钾若浓度过高、速度过快又可能导致严重高血钾而导致心搏骤停,因此治疗上要充分予以注意。

主要讨论点

1. 心跳呼吸骤停的常见原因。

2. 患者心跳呼吸停止后可能出现的酸碱平衡紊乱。复苏后维持头部物理降温以利减轻中枢神经系统缺氧损害。

3. 抢救用品:心电监护仪及除颤器、气管插管用品及呼吸机、常用药品(利多卡因、胺碘酮、肾上腺素、阿托品、多巴胺、碳酸氢钠等)。

4. 意识的维持与中枢神经系统的兴奋和抑制过程。

5. 中枢神经系统缺血缺氧损伤的病理生理与预后。

6. 心跳呼吸骤停的判断与心肺复苏措施在医院系统及社区的实施。

教师提示用问题

1. 若患者心跳呼吸停止时间较长,可能会出现什么样的后果?

2. 意识丧失的原因与诱因、鉴别诊断。

3. 为什么该患者反复出现心跳呼吸骤停?

4. 同学们是否在以往的生活与学习中接触过心肺复苏?

(五)本案例学习小结

案例学习结束时可以图表的形式进行总结,具体参考如下图 7-4。

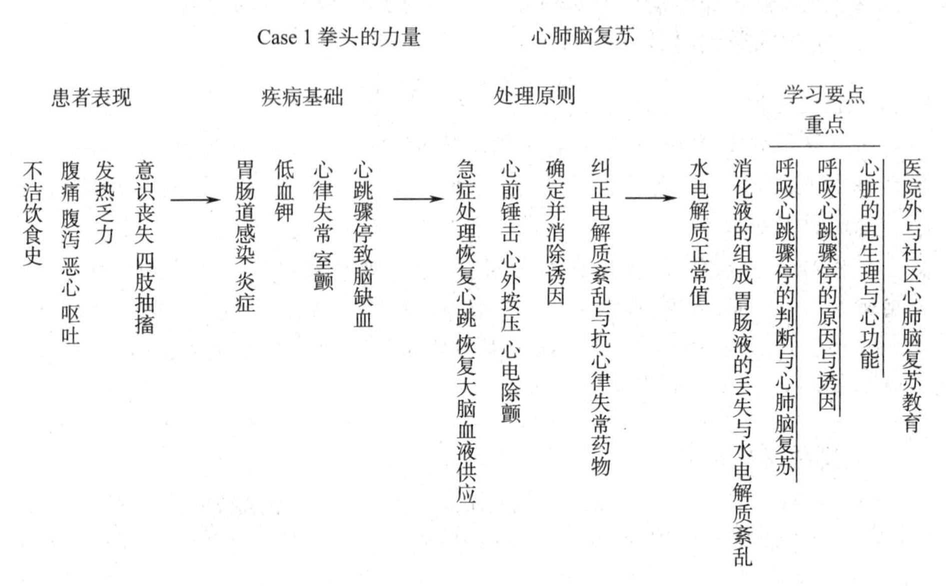

图 7-4 Case1 拳头的力量 心肺脑复苏

本案例在上海交通大学医学院 2008 级临床医学八年制学生中应用后,收到良好的效果。"拳头的力量"这个案例被全程跟随此案 PBL 学习的《文汇报》记者以《"问题"的力量》为题报道,被称为"三集连续悬疑剧":

> 悬疑剧在医学院的课堂里上演。老师布设迷阵,学生们循着线索破解。双方斗智斗勇——老师绞尽脑汁,既要"卖个破绽",让学生有线索可循,也要保持"师道尊严",不能一下子给学生看透谜底;学生们则抽丝剥茧、层层深入,一关一关闯,当他们最终走出迷阵,下课铃响了。"
>
> 这到底是一堂什么样的课?
>
> "拳头的力量!"
>
> 08 级临床八年制正学到"心血管系统",案例名叫"拳头的力量!"。
>
> 在第一堂"悬疑课"前 2 天,学生董樑拿到了"序幕"的脚本,这是老师下发的第一张问题纸:"68 岁的王女士吃了海鲜后,上吐下泻,急送入院。这是什么病?"
>
> 董樑很疑惑:"不是上心血管系统课吗?怎么给了个上吐下泻的病例?"
>
> 用了 2 个晚上,董樑在专业医学教学检索系统内搜索,在网上"百度",最后带着 3 本医学书和数篇肠胃炎的论文走进课堂。

“为什么?”“怎么会?”“我查到……”这三句话在课堂上出现的频率最高。面对接连而来的一道道问题,学生们有的交头接耳,有的一边看课前准备的资料,一边快速翻书,有时还拿出手机或笔记本电脑,即刻上网检索。

第一波讨论持续了近50分钟,大家始终纠缠于那位68岁的王女士是不是吃坏了肚子。此时,老师发下第二张问题纸,震住了所有人:“补液后,王女士突然心搏骤停,医生拿拳头猛击她的心脏位置,王女士随后缓缓睁开双眼。”

不再“被学习”。

“为什么心跳会停?”直到下课铃声响起,学生们还深陷在问题中。

下课后,10个班的同学在楼道里相遇,立即重新组合,继续热烈讨论“案情”……

按这种情景,“我讲你听”的课以后不会有。

两天后上第二堂课,8名学生再次亮出各自找到的答案,继续讨论,探讨的内容涉及病理生理、药理、消化道疾病、急救、心血管……他们一会儿讨论人体的体液平衡,一会儿探讨心脏的电活动规律,连患者双眼睑上翻的原因都详细做了分析。

每当讨论达成共识,老师就会发下一张问题纸。王女士的病情继续跌宕起伏,“剧情”越来越复杂,学生们翻书的频率也越来越高……

从一个记者的报道中,我们可以看到,在这样的PBL学习中,学生是学习的主体,自主学习、积极主动寻找答案,学生们之间热烈讨论并在相互帮助中学习进步,这种学习模式也蔚然成风。

二、基础医学后期阶段的传统教学与PBL学习相结合——以心血管/内分泌系统基础课程的病案讨论为例

(一)临床医学系学生在基础学习后期阶段的特点与PBL学习的应用

临床医学系学生在经过一年左右的临床医学基础课程学习后,已具备了比较扎实的各系统人体生理与病理知识,并学习了各系统疾病防治的基本知识,也经历了一些PBL学习的过程。因此该阶段的PBL病案学习可以将不同系统的疾病整合到一起,通过患者疾病的表现、发生发展与治疗过程,学习如何将人体疾病作为一个整体来考虑,综合考虑疾病的防治过程中出现的问题,养成一种全面、综合看问题与解决问题的能力。

(二)代谢综合征教案的展开与学习

代谢综合征的概念

代谢综合征是指是由于存在肥胖、糖调节受损或2型糖尿病、高血压和血

脂紊乱、胰岛素抵抗及微量蛋白尿、高尿酸血症等，引起以糖、蛋白、脂肪等多种物质代谢紊乱为基础的病理生理改变、最终导致各种心脑血管疾病发生发展的一种临床综合征。

糖尿病是心血管疾病死亡率增加的独立危险因素，因此 2 型糖尿病与心血管疾病常常共同发生，约有 2/3 的冠心病患者伴有糖耐量受损或糖尿病。因此美国心脏学会 1999 年就提出，从心血管疾病医疗的角度看，可以认为“糖尿病就是心血管病”。因此，同时具有糖尿病与高血压的代谢综合征案例十分适合学生结合各个系统的基础知识，学习判别不同系统临床疾病在同一患者身上出现的特点，为培养临床综合防治能力开启新的学习思路。

（三）基础课程学习后期阶段学生的相关知识积累

在此医学基础与临床学习交接阶段的学习，学生们已经学习过心血管系统与内分泌系统生理、病理生理、药理学、诊断学和疾病诊治原则，具备了一定的临床基础知识以及对同一患者出现的不同系统疾病临床表现进行诊断与鉴别诊断的能力。

（四）代谢综合征教案展开学习的时机与安排

学生在各系统基础课程理论学习将近结束时，推出代谢综合征病案。心血管代谢性疾病为现代社会常见病多发病，其防治是临床医学的重大课题，且由于不同系统疾病的特点不同，分科较细的临床医生往往注重自己专科问题的治疗，容易忽略其他系统的治疗。通过本病案的学习，可以加强疾病的整体防治观念，同时，由于临床上对代谢综合征的治疗还有些问题存在争议，比如因为胰岛素可以促进冠心病等血管增殖而可能加重冠脉粥样硬化性心脏病，高胰岛素血症与肥胖的患者大量使用胰岛素降糖治疗，是否会加重其心血管预后不良等问题。借助此病例可以启发学生将基础知识与临床问题结合起来，设计如何研究解决相关疾病治疗问题，启发对现代医学治疗问题的进一步探讨与深入研究。讨论课分三次，前两次为病案学习，第三次为小结讨论课，具体如下。

教案举例 2

适用年级：医疗系三、四年级

应用课程：基础医学整合式教学课程——心血管与内分泌系统

教案撰写者：陈红　洪洁

审查者：关超然

案例摘要

本教案为内分泌疾病及心血管疾病共同发生的一个综合性疾病即**代谢综合征**的案例，同时也可把该病例作为肥胖症或糖尿病合并高血压病进行学习。一位 24 岁男性青年患者，以糖尿病酮症酸中毒为主要诊断入院治疗，同时还患有高血压病和高脂血症。患者自幼肥胖,中学时代就被诊断为高胰岛素血症,曾服用二甲双胍治疗无效,并间断发现血压轻度增高。24岁时发生糖尿病酮症酸中毒,经胰岛素及口服降糖药治疗后血糖控制良好出院。患者此次发病同时患有高血压,虽服药治疗但出院后血压控制欠佳,心率一直偏快。因此对该患者的长期预后判断及综合治疗有待进一步加强。

代谢综合征(metabolic syndrome),又称作**代谢性心血管综合征**(metabolic cardiovascular syndrome)或**胰岛素抵抗综合征**(insulin resistance syndrome),是多种心血管危险因子聚集的状态,构成代谢综合征的基本要素包括肥胖、血脂代谢异常、糖耐量受损或血糖升高、高胰岛素血症及高血压等。肥胖常常是代谢综合征早期表现之一,目前在全世界呈流行趋势。肥胖既是一个独立的疾病,又是2型糖尿病、心血管病、高血压、脑卒中和多种癌症的危险因素,被世界卫生组织列为导致疾病负担的十大危险因素之一。糖尿病是心血管疾病死亡率增加的独立危险因素,2型糖尿病与心血管病常常共同发生,2型糖尿病患者60%以上死于心血管疾病,因此糖尿病被视为冠心病的等危症。因此,同时具有糖尿病与高血压的代谢综合征案例十分适合于心血管系统及代谢性疾病的学习。

本教案讨论的是一个涉及多学科尤其是代谢系统与心血管系统的疾病防治。所需专业知识主要为基本的生理学(能量的代谢与贮存、内分泌系统血糖及其调节、心血管系统血压及其调节)、病理生理学(高血糖与肥胖、高血压、酸中毒)、诊断学与药理学(糖尿病酮症酸中毒及高血压的诊治原则)等内容;同时还应学习糖尿病与高血压的综合防治措施及代谢综合征患者长期预后的判断。病案涉及两个系统的基础与临床,强调糖尿病与高血压病的发生、发展以及治疗与预防;同时此病例所暴露的医疗问题,也为启发学生从心血管代谢性疾病的预防和控制角度出发,学习如何有效地预防和控制代谢综合征的流行趋势,并为学生不断探索未知世界挑战跨学科重大医学难题,强化终生学习这一PBL学习理念提供一个良好的机会。

该案例适合在医学院基础课程后期学习中应用。

关键词:能量代谢与贮存;血糖;胰岛素;肥胖;糖尿病;高血压病;代谢综合征;多种危险因素;跨学科终身学习。

“我要抓紧时间享受美食”

第一部分第一页(2学时)

> 小张是个好学的小伙子,喜爱独自在家玩软件设计及电脑游戏,平素在家中将大部分时间用在计算机或上网(4~5小时/日)上。小张自幼比较胖,

一直都是好胃口,爱吃油炸食物,平素从不喝白开水,只喝饮料,尤其是喝很多"可乐",并为饮料公司做广告因此可以喝大量免费的"可乐",夏季进食较多冰激凌。经常晚上熬夜饿了就叫肯德基或汉堡等外卖。小时候因为患有哮喘在学校时体育一直免修,中学以后哮喘逐渐治愈。12 岁时因为小张比较胖(当时身高 1.60m,体重 85kg),曾在医院医生建议下做过代谢方面的检查,当时发现有高血脂、高胰岛素血症(空腹 67μU/ml),但血糖正常。超声波检查提示患有脂肪肝。

因为小张的奶奶有糖尿病,父母听医生说糖尿病会遗传,同时肥胖可以增加患糖尿病的机会,因此总是劝他减肥,少吃夜食,多吃蔬菜和瓜果。可是,小张觉得父母太过紧张了,还是保持自己的生活习惯。爸爸妈妈带小张去医院内分泌科肥胖门诊,医生给开了减肥药二甲双胍(metformin),吃了体重也没有下降。

教师辅导注意事项

患者为年轻的男性,从小比较肥胖,属生活习惯病,教师可以提醒学生运用基本的生理学知识,通过机体能量的来源与利用的生理学,并复习能量的消耗与贮存等过程,思考肥胖的原因,机体为适应生存进行能量的存储及能量过剩时机体的调节机制,并引导学生分析肥胖时生理功能的改变包括哪些方面。

主要讨论点

1. 机体能量的来源、利用、贮存的意义与能量过剩。
2. 体重指数的计算,超重与肥胖的标准。
3. 肥胖的预后、发生原因与减肥治疗原则。
4. 胰岛素的生理作用,血糖的调节、生理性变化及其意义。

教师提示用问题

1. 人为什么会肥胖?吃的多就一定会肥胖吗?如何判断一个人是否肥胖?
2. 进食同等分量的脂肪与糖产生的能量一样吗?
3. 你见过肥胖的人是如何减肥的吗?如何才能有效减肥?
4. 如果你是医生,你会建议患者对其生活方式做什么调整?

第一部分第二页(1 学时)

小张顺利地上了大学,毕业找工作体检时,身高 1.75m,体重 107kg,血压 142/90mmHg。医生又建议他测定血脂、血糖和胰岛素。小张有些紧张,问医生他是否会患糖尿病。小张的具体检查结果如下:

甘油三酯5.2mmol/L（正常0.56~1.7mmol/L），总胆固醇3.69mmol/L（2.33~5.7mmol/L），高密度脂蛋白胆固醇0.6mmol/L（0.8~1.8mmol/L），低密度脂蛋白胆固醇1.34mmol/L（1.3~4.3mmol/L）；空腹血糖3.5mmol/L，餐后2小时血糖6.3mmol/L；空腹胰岛素24.7μIU/ml（正常值2.5~25μIU/ml），餐后2小时胰岛素148.9μIU/ml。

医生给他看另外一个和他同龄但体重正常的年轻人的结果，并告诉他胰岛素高不好，但小张挺开心，因为他自己的血糖很正常，而且空腹血糖比那位"正常的人"还低："正常人"空腹血糖4.1mmol/L，餐后2小时血糖5.3mmol/L；"正常的人"空腹胰岛素11.5μIU/ml；餐后2小时胰岛素24.8μIU/ml。

医生问小张以前的血压情况，小张记得上大学体检时血压为140/90mmHg，但后来复查血压又正常了。医生还问小张是否有过莫名其妙的心慌、出冷汗等情况。他表示在假期勤工俭学中，曾有过数次中餐前出现饥饿、心悸、出冷汗症状。为了防止中午吃饭前饿，他的早餐都是吃得饱饱的。

医生劝小张要少吃、多运动。并且提醒他，如果他总是吃得太多，不增加运动，不降低体重，可能三、四十岁就会得糖尿病。小张心想：啊，这么说我还有十年左右就可能得糖尿病？那我现在就得抓紧时间享受美食！否则得了糖尿病就不能乱吃东西了！

教师辅导注意事项

本部分内容介绍患者并未按医生的建议积极减轻体重，几年之后再次体检的结果提示患者仍有代谢问题，但因血糖不高所以患者不以为然；当医生告诉他将来可能得糖尿病时，他却想到要赶紧享受美食。在没有正式诊断糖尿病之前，医生如何与患者沟通是非常重要的医疗问题，此处可以提醒学生对类似健康教育问题进行思考。虽然患者没有明显不适的症状，但高胰岛素血症、高血脂与血压增高的存在，意味着患者将来的胰岛功能与心血管预后不佳，因此应该充分引起重视。

主要讨论点

1. 血糖水平、胰岛素的分泌与病理性变化及其意义。
2. 血脂的生理与病理变化及其意义。
3. 血压的构成与生理性波动因素、高血压的标准。
4. 糖尿病的概念。
5. 代谢综合征的概念与疾病的预后。高胰岛素血症与高血压的关系。
6. 慢性疾病防治中对患者的教育方法与存在的困难。

教师提示用问题

1. 小张没有听医生的劝告,继续多食是否意味着他的一些实验室检测异常表现会加剧?

2. 糖尿病是高血糖,但为什么医生要问小张有没有低血糖症状?

3. 医生利用药物和劝说的方法都没有让小张的体重下降,你有什么好办法吗?

第二部分(3学时)

大学毕业工作1年多后的春节,小张因为口渴、多饮、多尿、消瘦一周并有恶心呕吐急诊住院。

据小张回忆说,春节前10天因为加班劳累、睡眠不足患了感冒,节前朋友们聚餐又与人发生争执,情绪较激动。最近1周发现多尿,每天10次左右,1周来体重下降很明显。2天前出现恶心,呕吐。在外院查过血糖,空腹时为15.5mmol/L,餐后2小时血糖:21.1mmol/L,血压140/100mmHg。今在院急诊室查尿酮体(+++),葡萄糖(+++)。入院前已经用过胰岛素治疗。

入院体检:神志清楚,BP:120/90mmHg,体重97kg,呼吸平稳,无明显脱水貌。

入院后实验室检查

1. 血pH 7.33,SB17.2mmol/L(正常22~27mmol/L),血糖26.34mmol/L,HbA1c 10.6%,尿酮体(+++)。

2. 口服糖耐量试验+C肽测定:

血糖	(mmol/L)	C肽(ng/ml)
空腹:	14.3	1.1
30min:	17.3	1.48
1h:	19.9	1.49
2h:	20.1	2.36
3h:	17.2	1.69

入院诊断为糖尿病酮症酸中毒,即给予胰岛素连续静脉滴注,三天后病情稳定,开始使用含30%普通胰岛素的混合胰岛素皮下注射,根据血糖情况每天胰岛素总用量为50~60单位。住院一周后除上述胰岛素治疗外还加用二甲双胍(metformin)0.85g,每天2次;阿卡波糖(acarbose)50mg,每天3次;贝那普利(benazepril)5mg,每天1次。住院治疗20天后血糖控制平稳出院。

教师辅导注意事项

本部分内容介绍患者发生了医生预料之中的糖尿病，但比预计的要早、更严重，为糖尿病的严重并发症，即酮症酸中毒。经住院积极治疗病情好转，出院时需继续使用较大剂量的胰岛素控制血糖，同时还加用口服降糖药及降血压药物治疗。糖尿病与高血压病的诊断其实均不难，关键是医生应具有全局观点，并应了解不同系统的疾病可以发生在同一个患者身上。此时提醒学生掌握各系统的基本知识，客观、全面地考虑问题以及做全科医生训练的重要性。

主要讨论点

1. 糖尿病酮症酸中毒的诊断要点与治疗原则。
2. 胰岛素的释放与C肽的关系。
3. 代谢综合征的治疗中高血压病的诊断与治疗原则。

教师提示用问题

1. 为什么给小张测C肽？小张的胰岛β细胞功能如何？
2. 医生给小张使用的胰岛素剂量是否合适？胰岛素及降糖药物过量会有什么不良反应？
3. 高血压和糖尿病的治疗原则包括哪些？

第三部分（2学时）

小张出院时医嘱用药：胰岛素每天68单位，分两次皮下注射；二甲双胍0.85g，每天2次；阿卡波糖50mg，每天3次；贝那普利5mg，每天1次。嘱其按此用药3个月后根据情况调整用药。

三个月后小张来门诊复查：一般情况良好，空腹血糖5.1mmol/L，体重95kg，血压140/100mmHg，心率120次/分。医生告诉小张他的血压太高，并嘱咐小张再到心血管门诊就诊调整降压治疗药物，可陪着一起来的小张的妈妈说："我儿子没有高血压病！"小张这时才想起来，好像医生是说过他有高血压。医生告诉小张和他的母亲，贝那普利就是治疗高血压的药物。

五年后医生打电话到小张家想询问他的近况，小张不在家。他父亲告诉医生：小张后来工作挺顺利，一年多后就停止了药物治疗，因为他的病都好了，父亲非常感谢医生的关心。医生问小张父亲小张是否比以前瘦了，父亲说小张现在体重一般在一百九十多斤，而且他又长个儿了，现在身高是1.78米。

教师辅导注意事项

本部分内容介绍患者出院后继续使用胰岛素控制血糖及口服降糖药及降

血压药物治疗,血糖控制良好,但患者的血压仍然很高,而患者及其父母都只注意了高血糖问题,没有重视高血压的问题。这提醒我们,患者会因为高血压没有明显的症状而忽略治疗。因此作为医生,就应该在患者疾病治疗的不同环节对患者进行相应的教育,尤其是疾病的不同侧面,以便患者更好地配合慢性疾病的长期与综合治疗。五年后,小张父亲说小张的病都好了。此时可以提醒学生,作为医生是否应该相信小张的病真的都好了,是否应该对其进行进一步随访。

主要讨论点

1. 糖尿病与高血压病的预后。
2. 代谢综合征的综合防治措施。
3. 医生在对患者进行疾病防治教育中的职责与作用。
4. 医务工作者在医疗工作中的跨学科学习与不断提高医疗水平。

教师提示用问题

1. 小张的降糖治疗是否合适?
2. 小张的母亲为什么着急说“我儿子没有高血压病”?
3. 小张的降压治疗是否合适?
4. 小张的“病”真的都好了吗?
5. 如果你是小张的医生,你会要求小张再来复诊吗?
6. 如果你是小张的医生,你准备为小张开一张什么样的健康处方?

(五)本案例学习小结

教案为内分泌疾病及心血管疾病共同发生的一个综合性疾病即代谢综合征的案例,同时也可把该病例作为肥胖症或糖尿病合并高血压病进行学习。一位 24 岁男性青年患者,以糖尿病酮症酸中毒为主要诊断入院治疗,同时还患有高血压病和高血脂。患者从小肥胖,中学时代就有高胰岛素血症,因肥胖曾服用减肥药物治疗无效,并间断发现血压轻度增高。24 岁时发生糖尿病酮症酸中毒,经胰岛素及口服降糖药治疗后血糖控制良好出院。患者此次发病同时患有高血压病,虽服药治疗但出院后血压控制欠佳,心率一直偏快。因此对该患者的长期预后判断及综合治疗有待进一步加强。

本教案讨论的是一个涉及多学科尤其是代谢系统与心血管系统的疾病与防治。所需专业知识,主要为基本的生理学(能量的代谢与贮存、内分泌系统血糖及其调节、心血管系统血压及其调节)、病理生理学(高血糖与肥胖、高血压、酸中毒)、诊断学与药理学(糖尿病酮症酸中毒及高血压的诊治原则)内容;学习糖尿病与高血压的综合防治措施及代谢综合征患者长期预后的判断。病案涉及两个系统的基础与临床,强调糖尿病与高血压病的发生、发展以及治疗与预防;同时此病例所暴露的医疗问题,也为启发学生从心血管代谢性疾病的预防和控制角度出发，学习如何有效地预防和控制代谢综合征的流行趋势，并为学生不断探索未知世界挑战跨学科重大医学难题、强化终生学习这一 PBL 的学习理念提供一个良好的机会。

案例学习结束时可以灵活的形式进行学习总结。

制作综合机制图要点参考

机体能量代谢失去平衡：能量摄入增加而消耗减少，脂肪贮存过多导致肥胖。

↓

代谢综合征的临床表现特征：肥胖（尤其腹型肥胖）、血糖升高或高胰岛素血症、高血压、血脂异常。

↓

代谢综合征的预后判断：长期肥胖导致糖尿病及高血压发生率增加，并出现酮症酸中毒并发症。

↓

代谢综合征的综合防治：降压与降糖治疗并重。加强对患者的教育、改善生活方式与药物治疗相结合。心血管代谢异常的综合控制。

三、基础医学不同阶段的传统教学与 PBL 学习相结合达到的目标

——以不同难度的病案讨论为支撑

（一）学习的总目标

在上述配合以不同难度案例的学习为支撑，逐步学习各器官系统整合性课程的基础上，逐步引导学生通过自主学习达到以下几个目标：

1. 树立人体各器官系统间相互联系的整体概念。
2. 采用以疾病与问题为基础、学生主动参与、教师启发引导的学习模式。
3. 结合病例，系统地复习有关的基础医学理论知识，通过书面与口头表达两种方法对教与学两方面进行考核。
4. 作为基础医学与临床医学的一个转折点，对同学下一步的临床医学学习给以指导，以期循序渐进，顺利过渡。

（二）PBL 学习实践的总结

通过上述案例综合性讨论课的教学实践，总结如下：

1. 综合性讨论课充分体现了以学生为中心的教育理念　传统的医学教学方式与理念强调的是教师对知识的传授，关注的是学生对知识的获得和掌握。然而，综合性讨论课以疾病为中心，向刚刚结束了医学基础与桥梁课学习

的学生展示了真实的临床疾病状况,引导学生以疾病为出发点,在实践中学会自己去发现问题与解决问题。在这一过程中,学生自己收集资料、复习已学知识,并在相互讨论中查找并学习新的知识。学生在自主学习中不仅提高了自学能力,还通过相互帮助、对新获得的知识进行讨论、分享学习成果等,培养了学生良好的团队精神,也培养了学生的组织能力与表达能力。

2. 以疾病为中心的讨论课起到承上启下的作用　该课选择的综合性讨论课设在基础医学学习阶段结束、临床阶段学习开始之间,以临床常见病、多发病为案例,引导学生复习基础并为临床学习做准备。本次以疾病为中心的讨论课,是对学生所学的基础医学知识的一个总结,又为学生对将要进行的临床学习开启了一个新的视野。授课计划的完成既强调了基础医学模块与临床医学模块的紧密联系,也体现了临床医学与基础医学的一些重要的分层,如图7-5所示(该图作为总结内容,在讨论课结束时由教师以板书的形式边讲解边从中心向两侧及上下展开)。

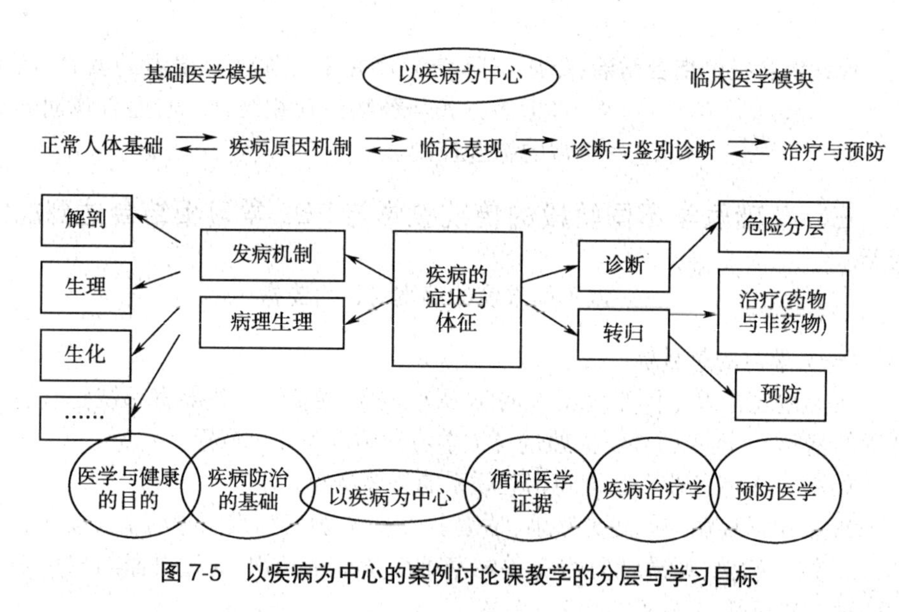

图7-5　以疾病为中心的案例讨论课教学的分层与学习目标

3. 合理的病例选择的重要性　在具体的病例选择上,我们注意强调了现代社会中疾病谱的变化,选择常见病、多发病,同时又尽可能涵盖多个不同系统的疾病,也就是这两个病例,即消化系统疾病引起的全身和心血管病变(第一案例)、以不良生活方式为诱因的涵盖心血管系统和内分泌系统主要疾病的代谢综合征(第二案例)。病例主要涉及消化系统、心血管及内分泌系统生理与病理基础以及临床常见病、多发病(胃肠炎、心跳呼吸骤停、肥胖、糖尿病、高血压)的诊治原则,涉及基本的能量代谢、水电解质平衡基础理论以及流行性疾病的预防等，涉及面广泛而深入。既结合了传统学科如系统解剖、生理、生化、病理、病理生理、药理等，又将不同系统如心血管、内分泌、泌尿、血液、呼吸、神经系统等有机地结合起来，能够让学生有机会充分学习和不断掌握全面和系统的知识，习惯于用发展的眼光透过现象看本质，并着手探讨和解决临床实际问题。同时，学生在学习中涉及疾病的药物与非药物的综合治疗、疾病预防的意义与方法，具有相当的代表性。应用这样的病例学习，对激发学生学习的积极性、引导学生主动学习以及对学生全面掌握基础与临床知识、综合分析与解决问题都具有十分有益的作用。

4. 在各个教学环节穿插基于问题的学习和终身学习的理念 基于问题的学习（problem-based learning，PBL）教学方式源于加拿大 McMaster 大学医学院，这一教学方法的优点已得到医学教育界广泛的认同。现在全世界各大医学院校已在不同层次上开展了这种形式的教学，在我国这种教学方法也在被逐渐接受和采纳[1-3]。

我们的体会是，对 PBL 学习的理解不应简单地停留在对其方法的认识上，PBL 实际上是一种教育和学习的理念。PBL 虽然和传统的教师的课堂授课方式有很大差别，但并不排斥传统的授课模式在现代基础医学教学中的重要地位。如果机械地采用 PBL 的方法而不体会 PBL 的精髓，做得不好反而得不到传统教学所能获得的效果。

在传统的教学实践中，根据具体情况不失时机地采用这样的教学方式，也可收获培养学生主动学习能力的有益效果。在以疾病为中心的综合讨论课中，我们采用的是以疾病为中心的教与学（case-based teaching and learning），实际上也是一种基于问题的学习与教学方法，这种方法也是自主学习和终身学习的基本方法。在现今信息大爆炸的年代，各种知识极大的丰富，而教师疲于传授各类新老知识的方法，会导致学生对学习产生疲倦和厌倦的后果。如果教师帮助学生掌握 PBL 的学习方法和理念，就可以引导学生自主获得知识，养成终身学习的习惯，这无疑有益于培养在医学领域的各个学科都能不断进取的优秀医学人才。与此同时，努力实践这样的教学方法，也会让教师在这样的教育过程中不断进步。

（陈　红）

第三节 PBL 教案设计的临床层面

PBL 学习的三大主体包括学生、PBL 教案和教师，其中教案的设计和编写对于 PBL 学习的成功实施非常重要。基于问题的学习需要以问题为学习的兴趣点，吸引并引导学生展开学习和讨论，激发学生的学习动力，主动去探讨问题的本质,积极查找资料,找出问题的答案及与问题相关的其他方面的知识点,最后归纳和总结问题的最终答案。

教案的设计几乎都由临床问题所引出,但是在基于不同阶段学习和不同学习目的的前提下,在教案的设计中,尤其在临床层面的设计中如何整合系统内基础知识和临床知识、如何串联疾病的内外科知识点、如何整合各系统间的知识点以及如何设计场景激发学生的头脑风暴等问题均需进一步探讨。

一、教案撰写的临床思考

(一)以具有吸引力的临床症状引出教案所要讨论的问题,激发学生的学习兴趣

教案的精彩与否直接影响学生在PBL教学中的参与度和讨论的热情,PBL教学的教学效果主要由学生的参与度来决定,所以设计具有神秘感和学生感兴趣的案例及其重要。无论是基础阶段的学生还是临床阶段的学生,他们对于临床上出现的一些症状都非常渴望去了解,并期望解答其中的奥秘,所以教案撰写时从具有吸引眼球的一些临床症状开始,必定会将学生深深地吸引,一下子产生"头脑风暴",达到PBL教学的目的,以此步步深入引导学生去讨论相关的基础和临床的知识点。"万事开头难",在PBL教案的设计时建议从有趣的临床症状引出讨论的问题,那么PBL教学也就迎刃而解了。

(二)针对不同学习阶段的PBL学习,合理分配基础和临床的问题和知识点,以达到不同学习阶段的课程目标

PBL学习方法在医学教学的通识阶段、基础医学阶段和临床医学阶段都可以采用,目前在基础和临床医学教学阶段应用比较广泛。不同阶段的PBL学习对于教案有不同的要求,在基础阶段针对需要掌握的基础医学知识点设计教案,必须符合和覆盖与系统教学相关的系统的基础知识点,包括该系统的解剖学、生理学、生化学、病埋生埋学和病理解剖学及药物学等方面的知识。在教案的问题引出和讨论中,能自然地引导学生讨论这些需要熟悉掌握和了解的基础知识,同时设计小部分和临床相关的场景以吸引学生的注意力,引出一些临床简单而有兴趣的问题,让基础阶段的学生初次感受自己作为未来一名医师的使命和骄傲,这样可以提高早期阶段PBL学习的学生的积极性。而在后期的临床阶段的PBL学习中,教案的设计应该更贴近临床真实的病例,从真实的活生生的临床症状中引出一系列的问题,激发学生的讨论兴致,围绕这些真实的症状去客观分析症状的病因、发病机制、诊断、鉴别诊断、处理原则和预后等,同时罗列不同的观点,激发学生去讨论选择不同结果的依据。与此同时,利用这一阶段PBL教案的讨论,在案例的设计中可以适时设计一些和临床

相关性比较强的基础知识点，温故而知新，这样可以将前后期的与一个系统或多个系统相关的知识点很好地串联起来，使学生真正系统地掌握该系统的基础和临床知识，以及和其他系统有关的知识。

（三）在教案中有机整合所涉及系统的多个学科的知识点

临床阶段 PBL 教案的设计主要应立足于所涉及系统的临床层面的知识，教案的讨论点能整合与该案例相关的多个临床学科，如内外科和病理科等，由此可以使学生在讨论中全面掌握与案例有关的所有临床知识。

（四）以不同系统共有的临床症状提出讨论的问题，适时整合各系统间的知识点

以多个系统共有的临床症状为引子而设计教案尤其适合基础阶段的 PBL 学习，以 1-2 个简单易懂的临床症状启发学生探究的兴趣，这一症状的出现可以用多个系统或脏器所发生的病理改变而导致，由此可以在讨论时自然地整合不同系统间的知识点。以“水肿”这一症状为例，与之相关的系统可能涉及泌尿系统、消化系统和循环系统，所以以此临床症状而设计的 PBL 教案就能从多个角度引导学生展开讨论，全面掌握系统间的一些相关联的知识，达到事半功倍的效果。

二、教案撰写的临床层面易犯的错误

（一）临床情景设计单调，缺乏吸引力

学生对于教案的兴趣很大程度上取决于富有吸引力的临床场景，在第一幕的开头如果以具有神秘感和吸引力的故事呈现，那么就会立刻激发学生讨论的激情，有了一个好的开头，事情就有了一半的成功。因此在设计教案时，需要撰写者从临床角度出发，设计具有感人情节的故事情景，同时情景设计要能有效引导学生展开多个系统间及系统间不同学科整合的讨论。

（二）在基础阶段的 PBL 教案撰写时，过分偏向临床知识点而忽视基础知识点

基础阶段 PBL 教学的目的和要求是教案撰写者必须首先了解的，在这一阶段学生才刚刚接触医学基础知识，虽然他们渴望了解更多的医学临床知识，但是用于这一阶段讨论的教案还必须以引出基础医学知识点的讨论为宜，所以在教案的撰写中，在临床场景的一些设计方面，适宜采用比较浅显易懂的语言，问题的引出立足于基础知识点的讨论。在设计某一系统的教案时，同样需要注意系统间的整合，不要过多地设计与临床知识相关的复杂问题，而忽视这一阶段应该讨论的基础知识，应使一些原则性的临床结论出现在教案中，为学生后期将要进行的临床 PBL 讨论奠定初步的基础。

PBL教案

（适用于临床医学四年级呼吸系统课程的讨论学习，重点在于呼吸系统临床知识的讨论）

第一幕：

李先生，今年73岁，外地回沪人员，平时身体一直不错，外地退休回上海后和老伴两人每天也没啥特别事情，一直帮儿子、媳妇带带孙子，可是近一个月以来一直咳嗽，咳少许痰，有时觉得有点胸闷、气急，同时最近也觉得有些瘦下去。其他也没什么不舒服，因为平时也没什么毛病，所以自己吃了些消炎药，但一直不见好，所以儿子让他去医院看看医生。

第二天老李和老伴就听从儿子的建议去了医院，医生详细询问了老李的病情。发现老李于一月前不明原因出现咳嗽，为阵发性连声咳，无昼夜差异，伴咳白色黏痰，量不多，无发热、胸痛及痰中带血，自诉咳嗽剧烈时有胸闷气促感。夜间能平睡，没有明显盗汗症状。这段时间以来，老李胃纳可，二便正常，但一直感到乏力，体重明显减轻，约5kg。老李既往有吸烟史30年，40支/天，但已戒烟3年，无其他个人嗜好。

引出主要讨论要点：

本部分主要描写一位老年男性患者的病史，这里的临床关键词有老年男性、吸烟30年、咳嗽、咳痰、消瘦、无发热，根据上述材料来探讨咳嗽咳痰的发生机制，常见咳嗽咳痰的病因及相关伴随症状可能涉及的疾病。

问题：

1. 咳嗽咳痰的产生机制及伴消瘦的可能病因？
2. 该患者咳嗽一个月后才就诊的原因？
3. 复习呼吸系统的解剖、生理等基础知识。
4. 哪些部位的病变可引起咳嗽？下一步需要做哪些相关检查以明确这些症状的病因？

第二幕：

医生随即给老李做了体格检查和其他的一些辅助检查，情况如下：

体格检查：T：37℃　P：100次/分，R：24次/分，BP：140/80mmHg，轻度贫血貌，右锁骨上可触及淋巴结肿大，直径1.5cm左右，质硬，活动差，边界尚清，余浅表淋巴结未及肿大。右下肺呼吸音低，无明显语颤降低，右肺中上叶可听到吸气相哮鸣音。HR 100次/分，律齐。余阴性。

血常规：HB：90g/L，WBC：8.8×10^9/L，NEUT%：80.8%

胸片:右下肺大片密度增高影,建议进一步CT检查

胸部CT:右下肺占位伴阻塞性炎症,右侧胸腔积液。

引出主要讨论点:

该部分描写的是患者的体格检查和门诊辅助检查,提示三个要点:贫血、肺部占位性病变和胸腔积液。通常同时出现这三个结果的肺部疾病可能有哪些?用一元论来解释还是多元论来解释?

问题:

1. 这个患者贫血的原因可能是什么?
2. 锁骨上淋巴结肿大的原因可能是什么?
3. 右肺占位伴咳嗽咳痰需要考虑哪些疾病?
4. 胸腔积液的常见疾病有哪些?如何鉴别渗出液和漏出液?
5. 最后明确诊断需要做哪些检查?

第三幕:

两天后医生又为老李预约了电子支气管镜检查,在表面麻醉后老李做了电子支气管镜检查,术中可见右中间支气管距小隆突1cm以下黏膜肿胀伴局部隆起,中叶及下叶黏膜明显肿胀,管腔狭窄。于右下叶基底段活检、刷检,刷片见癌细胞,活检示鳞状细胞癌。老李随即被收治入院,完善相关检查,包括血常规、动脉血气(未吸氧)、头颅CT和同位素骨扫描等。老李被确诊为右肺鳞癌Ⅲb期,建议化疗加放疗治疗,家属讨论后认为治疗会让患者知道病情,且治疗费用昂贵,难以承受,效果难以预料,故决定出院并行中医中药治疗。

引出主要讨论点:

通过上述检查已经明确了支气管肺癌的诊断,考虑肺癌的发病原因,探讨目前肺癌的流行病学情况及目前我国吸烟状况,并复习肿瘤发病的免疫学原因,肺癌的病理学分型及各自的特点,转移和扩散特点,重点讨论肺癌的临床表现、诊断、鉴别诊断和治疗原则。患者鳞癌已经诊断明确,然而患者入院后为什么要做这些检查?上述检查的临床意义是什么?通过上面检查,结合肿瘤的TNM分期,如何来判断这个患者的临床分期?怎样判断肺癌的内外科治疗疗效如何?各有哪些利弊?

问题:

1. 肺癌的病因和发病机制有哪些?
2. 肺癌的流行病学情况?
3. 肺癌的组织学分类及其特点?

4. 肺癌的扩散和转移途径有哪些?

5. 明确该患者的临床分期需要做哪些相关检查?

6. 肺癌的临床表现有哪些?如何诊断和鉴别诊断?

7. 肺癌的治疗原则是什么?如何决定内外治疗?

8. 肺癌的化疗方案有哪些,各药物的作用机制及副作用是什么?

9. 什么是肺癌的靶向治疗?哪种情况下选择靶向治疗更合适?

10. 肺癌哪些情况下选择放疗?放疗要注意哪些副作用?

11. 这个患者最合适的治疗方案是什么?

12. 从伦理学角度讨论有无必要向晚期肿瘤患者告知病情?家属真能代表患者意愿吗?这种情况的优缺点是什么?

13. 患者是自费,也是放弃治疗的原因之一,患者可通过哪些途径寻求帮助?共同探讨目前的医疗体制,如何才能更好地为患者服务?

14. 如何预防肺癌及早期发现、早期治疗?

(邵 莉)

参考文献

1. 诺贝尔奖官方网站:http://nobelprize.org/nobel_prizes/medicine/

2. 关超然,李孟智.PBL——问题导向学习之理念、方法、实务与经验.台湾:Elsevier Taiwan LLC,2009.

3. Norman JN.William Withering and the Purple Foxglove:A Bicentennial Tribute.J Clin Pharmacol,1985,25(7):479-483.

4. Louis Rosenfeld.Insulin:Discovery and Controversy.Clinical Chemistry 2002(48):2270-2288.

5. 孙贺一,路振富.日本“以问题为基础小组讨论式学习”的最新进展及对我们的借鉴.中国高等医学教育,2006(3):61-62.

6. 陈红,王一飞,张君慧,等.整合教学中的心血管药理学教学与体会.中国高等医学教育,2006,(11):82-83.

7. 陈红,薛明圆.在药理学实验课中增设“药理见习”的设想.上海高等医学教育,1995,(3):161-163.

8. 蔡景一,王晓莉.对香港大学医学院教学模式改革的理解与思考.中国高等医学教育,2006,(3):80-81.

9. 陈红,王一飞,张君慧,等.以疾病为中心的综合性讨论式教学与考核研究初探.中国教育与发展杂志,2007,(6):18-20.

10. Srinivasan M,Wilkes M,Stevenson F,et al.Comparing Problem-Based Learning with

Case-Based Learning: Effects of a Major Curricular Shift at Two Institutions. Academic Medicine, 2007, 82(1): 74-82.

11. 施嘉奇:“问题”的力量《文汇报》2010 年 11 月 28 日第 1 版。原文链接:http://comment.whb.cn/shenghuxi/view/8863

第三篇 感悟篇：

PBL 实践者的经验、心得与回馈

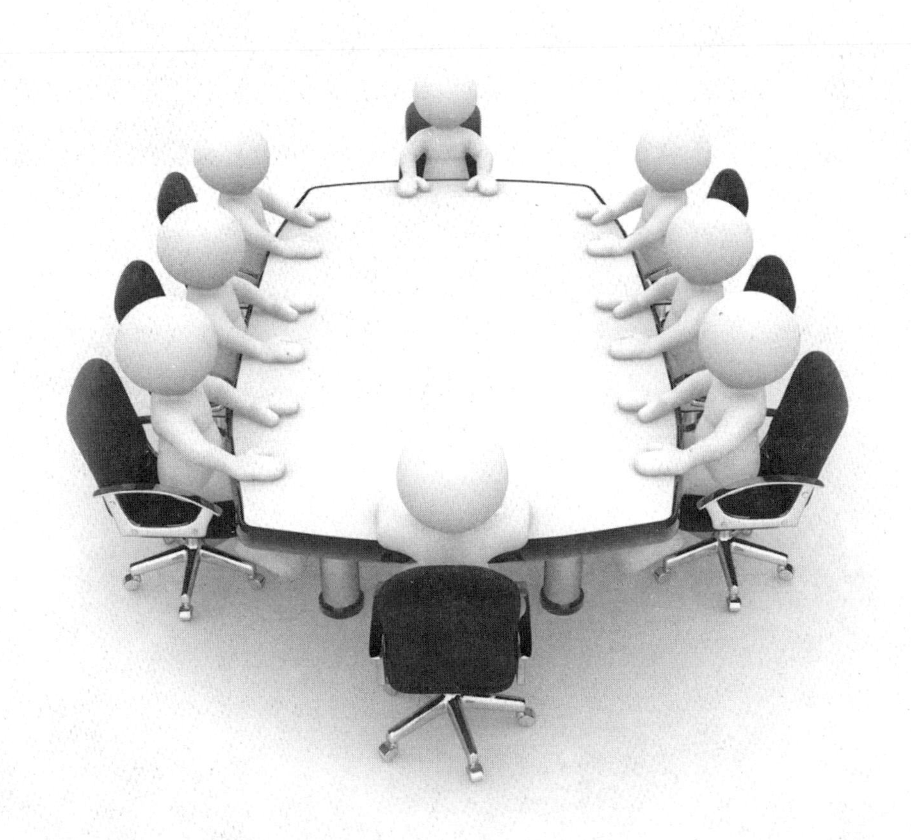

第八章

教育行政者对引入PBL的期待、策略与担忧

第一节　上海交通大学医学院PBL改革实践

PBL(problem based learning)最早是1969年由美国神经病学教授霍华德·巴罗斯在加拿大麦克玛斯特大学首创,发展至今已有30多年的历史。目前,PBL已在世界很多医学院校作为医学教育改革的一部分广泛运用,并得到了世界卫生组织和世界医学教育组织的认可。

早在1986年,上海交通大学医学院(原上海第二医科大学)就在86、87、88届临床医学专业部分学生中施行"以临床问题为引导的基础医学课程(PBC)"和"以问题为引导的临床医学教程"改革,在国内率先引进了以问题为引导的启发式教学改革。2002年起上海交通大学医学院在临床医学七年制选择部分班级作为教改班进行了全面的教学改革,开设了以器官系统为基础的综合性整合课程,并安排了以问题为基础的讨论课程、学生小组活动和教师指导下的自学。2008年,医学院又进行了八年一贯制临床医学专业培养方案的顶层设计,PBL成为其中的重要教育理念。2008年9月起,教务部门整合基础与临床医学院的教学资源,针对八年一贯制临床医学生进行了新一轮PBL改革实践。2012年,PBL在交大医学院的新一轮探索已进入了第五个年头,这里尝试对上海交通大学医学院PBL改革实施情况进行回顾,总结经验,为更好地培养卓越医师奠定基础。

一、PBL改革背景

21世纪的医学科学快速发展,对医学教育提出了新的要求。国际医学教育委员会(IIME)提出的全球医学教育最低基本要求(GMER)包括7大领域60条标准,主要内容是:医学职业价值、行为和伦理;医学基础知识;交流技能;临床技能;群体健康和医疗卫生系统;信息管理能力;批判性思维与

研究等。PBL 使学习从被动接受型变为主动探求型,同时强调培养学生的交流能力与信息管理能力,正是一种“授人以渔”,培养学生养成终身学习能力的好方法。因此,现代医学院校教育中引入 PBL 是医学教育发展的必然要求。

面对医学新目标与人才培养的新要求,上海交通大学医学院在 2006 年开展了教育思想大讨论,明确了医学人才培养目标,即培养具有良好思想品格与职业道德,较为广泛的人文、社会和科学知识,拥有终身学习、科学思维、善于实践、敢于创新、沟通交流和社会适应等综合能力,掌握较为扎实的医学理论与基本技能,能解决基本的临床实际问题,并能适应医学新模式的高潜力的临床医师。围绕调整后的培养目标,医学院在 2007 年确立了教学改革的重点:即从单一的知识传授向培养与提升医学生的综合能力与良好素质转变,并由老专家挂帅进行了改革方案的“顶层设计”,从 2005 级八年一贯制临床医学专业开始推进新一轮教学改革。改革方案中着重全面推行以学生为中心的参与式学习,PBL 成为其中重要的举措之一,引导学生利用所学知识提出问题、分析问题、解决问题并建立批判性思维。

二、上海交通大学医学院 PBL 改革实践

医学院新一轮的 PBL 实践是立足于自己特点的渐进式混合型 PBL 学习,即基础医学学习阶段采用以器官系统为重点的 PBL 学习,临床医学学习阶段采用以循证医学为重点的 CBL 学习。

05 级八年制学生的 PBL 以《基础 PBL》和《临床 PBL》两门独立的课程进行。在基本完成了解剖、生理、生化、病理等基础医学课程学习后的第三学年先进行《基础 PBL》,第四学年再进行《临床 PBL》。《基础 PBL》按器官系统共分八个案例,包括循环、消化、呼吸、血液、内分泌、泌尿、神经、生殖系统。《临床 PBL》则按学科共分为十个案例,其中内科 3 个,外科 3 个,妇产科 2 个,儿科 2 个。所有学生按照每组 7~8 名同学分为若干小组,各组由基础和临床医学教师各一名担任 tutor。每个案例 9 学时,分四次进行(2,3,3,1),其中最后一节课由案例撰写教师进行大课总结。在实施过程中,随着整合式课程体系的全面推进,从 08 级八年制开始,PBL 不再设立独立课程。《基础 PBL》八个案例分别插入到八个器官系统整合课程中,《临床 PBL》十个案例也插入到内、外、妇、儿科临床课程中,以更好地实现传统课堂理论教学与 PBL 的互相融合、补充。同时根据师生反馈意见,课时数从每个案例 9 学时调整到 6 学时,比例保持在总课程学时的 20%~30%,学时分配也从“2,3,1”调整到“2,2,2”。2012 年,PBL 学习已推广到临床医学五年制,引入到诊断学、内、外、妇、儿等临床课程中。

国内医学院校实施 PBL 改革模式面临着很多挑战，包括政策、经费和硬件支持、教师和学生的理念和角色转变、案例的撰写、PBL 和理论课的结合、评价系统的建立、教学质量的监控等各个方面。医学院在 PBL 实施过程中积累经验，不断进行改进和完善，取得了良好的教学效果。

（一）医学院支持

上海交通大学医学院 2008 年决定推进 PBL 后投入了大量经费用于软硬件建设。2008 年初，医学院选拔部分基础与临床医学的具有丰富教学经验、副高职称以上或具有博士学历并愿意参加 PBL 的骨干教师分三批到阳明大学、香港大学和悉尼大学系统学习 PBL 理念和基本教学技巧，并现场观摩 PBL 过程。这批“种子”教师组成小组，利用业余时间完成了第一批 PBL 案例，并在教学过程中试用。到 2011 年底，医学院已先后选派了 157 名教师赴境外学习 PBL。这些老师回国后都以种子教师“老带新”的方式逐步加入到 PBL 实践中。为了进一步扩大 PBL 教师队伍，每年邀请境外 PBL 学习专家开展校内大规模 PBL 教师培训。

为了更好地调动教师参与 PBL 的积极性，医学院出台了配套政策。2011 年度修订的医学院教师职务聘任条例中，申请正高或副高的教师除每学年完成一定量教学任务外，还必须参与教学改革、教学建设和研究并取得一定业绩方能通过教学考核。PBL 工作是参与教学改革的重要指标，其中申请副高的教师需要经过培训获得 PBL 指导教师资格，每年参加 PBL 或撰写的 PBL 教案至少有 1 个获医学院奖励并应用；申请正高需要撰写的 PBL 教案至少有 1 个获医学院奖励并应用。

2009 年医学院还投入经费在新教学楼建设完成了 14 间 PBL 专用讨论教室，全部配备投影仪及手提电脑，可供 14 个小组同时开展 PBL 讨论课。医学院图书馆引进了 Dynamed、MD consult、Clinical Evidence，Cochran library、Clinical evidence 等循证医学资料库，文献检索老师指导学生掌握资料库的使用方法和技巧。

（二）多元评价

医学院在 PBL 改革实践中逐步建立了完整的 PBL 课程多元评价体系。整个评价体系以形成性评价为主，对组成 PBL 课程的学生、教师和案例三个要素进行全方位的评估。学生的 PBL 成绩由学生自评、学生互评、教师评分、机制图（作业）评分四个部分组成，重点考核学生的参与态度、交流表达能力、准备情况、批判性思维以及团队精神。其中学生自评占 5%，学生互评 25%，教师评分 50%，机制图评分 20%。对教师的评价包括学生评教和教学督导评教两部分。PBL 案例的评价则分别来自学生和教师。对几年来的系列评分评价数据的统计学分析结果显示，PBL 改革得到教师和学生的认同，PBL 案例的质量得到肯定,教师的引导技巧也日趋成熟。

(三) 质量监控

教学质量是 PBL 改革成功的关键。医学院主要在 PBL 案例的质量和指导教师的称职与否两方面加强管理。

一个优秀的 PBL 教案必须病史部分清楚易懂,资料准确,兼顾基础与临床医学知识点,难易程度适中,能够充分调动学生的学习主动性,学生能学到有用的知识。为保证 PBL 教案质量,医学院教务处成立了由 30 位基础和临床医学专家组成的 PBL 案例审核专家组。每一个案例在正式使用前都必须经过基础医学和临床医学各一位专家的审核,案例撰写教师根据审核意见进行修改。案例在使用后,由教师和学生共同进行评估,进行再次修改。为了保证案例能激发学生的学习兴趣,每个案例最多使用两届,每年更新 50%。为了保证 PBL 案例库的规模和更新率,2010 年起每年举办校内 PBL 案例大赛,邀请校内外专家担任评审,共征集案例近 200 个。

PBL 对教师提出了更高的要求,教师不再是传统的讲授者,而是整个 PBL 学习过程的组织者、参与者、指导者,是知识建构的促进者。而学生是问题的提出者和解决者,是学习的主体。每一位参与 PBL 的教师必须参加境内外的 PBL 学习培训,持证上岗。为帮助参与 PBL 学习的每一位师生充分理解 PBL 的精髓,熟悉教学过程,完成师生各自的角色,医学院教务处还编写了《PBL 教师手册》和《PBL 学生手册》,从 PBL 的特点、学生的学习策略、PBL 指导教师在讨论中的工作、PBL 步骤、PBL 评分、教学评估和常见问题等多个方面进行了详细明确的介绍。对 PBL 指导教师的评估则综合教学督导和学生两方面的意见,对于不合格的教师暂停其 PBL 教学资格,要求其重新参与培训。

三、我们的体会

PBL 改革已经在上海交通大学医学院开展了近五年,PBL 的管理和实践都日益成熟,逐步得到教师和学生的认同,但仍存在不足之处,有待进一步完善。

(一) PBL 师资

PBL 教师必须具有调动学生学习兴趣,引导学生积极有序发言和完成计划学习目标的组织协调能力。目前优秀的 PBL 指导老师还为数不多。虽然所有参与 PBL 改革的教师均参加了 PBL 培训,但个别教师的观念仍无法从传统的灌输式教学向讨论式的教学转变,对 PBL 指导教师的角色不能很好地定位,使得 PBL 的讨论课沦为小讲课,影响了学生自主学习的积极性,也无法实现医学院开展 PBL 改革的初衷。因此,必须加强教学督导,加强对优秀 PBL 教师的培养。在 PBL 基础教学培训的基础上，对具有实践经验的 PBL 教师进行深度培训；开展优秀 PBL 教师的评选以及示范教学活动；加强 PBL 的经验总结和研究。

（二）PBL 案例

目前的 PBL 案例大都由临床 PBL 老师主写，基础 PBL 老师修改，因此不少案例类似于临床病历的描述，往往专业性充分而趣味性、悬疑性不足，不能引起学生的学习兴趣；案例难度则往往偏大，难以引导学生寻找关键知识点，进行深入的自主学习；由于内容偏于临床，基础和临床医学知识点比例不平衡，不利于学生通过案例的学习对二者进行融会贯通。

鉴于 PBL 授课案例的特殊性，完全由基础或临床医学的教师撰写案例都存在不足。医学院计划建立由基础和临床教师组成 PBL 案例撰写小组，共同完成案例的设计和撰写，同时加强 PBL 案例审核和使用后意见反馈的规范化管理，以保证案例的质量。

（三）学习效果

从几年的实施情况看，学生经过一定的培训和短时间的适应，大多能很好地参与到 PBL 学习，成为教学中的主角。但仍有少数学生参与积极性欠佳，未能积极参与到讨论当中，不进行自我思考和分析，汇报资料时照本宣科。同时也有部分学生反映，医学生原本就课时数较多，而 PBL 要求学生利用课余时间查阅大量资料并进行汇总分析以解决问题，进一步增加了学生的负担，导致少数学生产生畏难和排斥的情绪。

基于此，医学院将 PBL 在课程中的应用比例控制在 20% 左右，并根据具体学科情况选择性应用，注意不同课程 PBL 之间的统筹合理安排。为提高 PBL 的讨论效率和教学效果，对于存在一定难度且偏向临床的 PBL 教案，可提早将案例的第一部分在授课前发给学生，使得学生可以提早预习和准备，相信将有利于学生讨论的广度和深度，从讨论中学到有用的知识。在每一个案例讨论结束前加入师生反馈环节，以鼓励为主，帮助每位学生更好地发挥其主观能动性，完成教学目标。对于不够积极的学生，注意发动每个组员的力量，共同维持团队动力；而 tutor 应在教学过程中留意每个组员的参与度，对不够积极的学生可直接请其针对问题给予自己的意见，如果没有改善，在反馈时段必须提出，督促改进。

目前，PBL 作为传统教学的补充，已成为医学教学改革的重要组成部分，并产生良好的教学效果。在 PBL 实践过程中，理念的改变是成功的先决条件，而学生、案例和教师是成功的三大要素，而全院重视和政策经费配套则是成功的关键。PBL 源于西方，在中国医学教育的应用和实践中，不可避免地会产生各种问题，如何在 PBL 实践过程中应对不断出现的问题，解决问题，并进一步形成上海交通大学医学院，乃至中国医学教学的医学教学特色，是上海交通大学医学院和每一位参与教学改革的教师所面临的挑战。

（梅文瀚）

第二节　华中科技大学 PBL 改革的实践与探索

基于问题的学习（problem-based learning，PBL）模式突破了传统医学教育的学科界限，打破了传统医学教育以教师灌输为主和学生被动接受知识的情况，形成了以解决问题为目标，基于问题进行学习的全新模式，更加重视学生解决问题的学习过程。这个学习的过程，以学生为主体，通过个体的主动学习，小组内学生的充分交流与沟通以及小组成员的协作与团队的集体智慧，解决学习过程中一个又一个问题，使学生不仅学到了知识，而且培养了自主学习能力、思维能力、解决问题能力、交流沟通能力和团队协作精神。PBL 有着传统医学教育不可比拟的优点，因此，华中科技大学同济医学院选择了 PBL 改革，并积极稳妥地实施了 PBL 改革。

（一）顺应国内外医学教育发展趋势，总结医学教育改革经验，寻找医学教育改革重点

华中科技大学同济医学院于 2002 年着手 PBL 改革，主要基于以下四个方面的考虑：

1. 国际医学教育发展的必然要求　随着世界经济和科技的发展，全球化的力量在医学教育中的作用正变得日益明显，医学知识和科学研究已经超越了传统的国界，医生正在成为国际通用的职业，可在不同的国家和地区学习医学和提供卫生保健服务。为了保证全球医学教育质量，促进医学教育发展，在世界范围内建立医学教育国际标准，1998 年经世界卫生组织（WHO）批准，世界医学教育联合会（WFME）组织立项，于 2001 年 6 月发布了《本科医学教育全球标准》。在此基础上，世界卫生组织西太平洋委员会也制定了相应的区域性《本科医学教育质量保障指南》。1999 年 6 月在美国中华医学基金会的支持下，成立了国际医学教育专门委员会（IIME），制定了本科《全球医学教育最低基本要求》（GMER）。目前这三个医学教育的国际标准越来越受到全世界各个国家及医学院校的高度关注。

这三个医学教育国际标准中，WFME 的《本科医学教育全球标准》和世界卫生组织西太平洋委员会的《本科医学教育质量保障指南》主要针对医学院校，属于形成性评价、过程评价；IIME 的 GMER 主要针对的是医学毕业生个体的基本能力，属于总结性个人评价、结果评价。鉴于此，我们不得不对照三个标准重新审视所培养出的医学生，需要站在国际视野寻找医学教育的优势和劣势。

GMER 特别强调了医学生的沟通技能、信息管理、批判性思维和研究能力的培养，而现有的教学模式很难达到对医学生这三种能力的培养。这就使我们不得不反思我们的医学教育，努力寻求有助于解决这三种能力培养的方法。

2. 国内医学人才培养不足的启示　IIME 在对 GMER 深入研究的基础上，提出了相应的测量方法和工具，对每一条标准都规定了具体的评估方法，这种评价方法已经被各个国际教育机构和国家（地区）认同，成为国际上评价医学教育的基础。2002 年，IIME 对中国的 8 所医学院校应用 GMER 测试了即将毕业的临床医学专业七年制的学生。这种测试采用了多项选择题（MCQ）、客观结构化临床考试（OSCE/SIMULATION）、观察及日志（OBSERVER RATINGS，LOGBOOKS）三种方法。

对我国 8 所医学院校的七年制应届毕业生的考核结果来看，8 所学校的医学生与世界其他国家比较，"医学科学基础知识"和"临床技能"是可以的；"职业价值、态度、行为和伦理"采用 MCQ 方法测试的结果也是可以的，但 OSCE 和 OBSERVER 的方法是不满意的；尤其薄弱的是"沟通技能"、"信息管理"、"批判性思维和研究"。我们很清楚我国进行测试的学生是七年制即将毕业的学生，获得的结果是这样的，但如果我们用五年制的毕业生测试，结果或许更加不尽如人意，差距会更大。医学生的"沟通技能"、"信息管理"、"批判性思维和研究"等的培养和养成，如果单纯依靠教师的大课讲授是很难达到 GMER 对医学生的要求的。

尽管我校的学生没有参加测试，但参加测试的这些学校都是我国首批试办七年制的学校，别人有的问题，我们同样存在，怎样改变这种结果，不断增强医学生的"沟通技能"、"信息管理"、"批判性思维和研究"呢？只有改变一成不变的大课讲授，增加一些学生积极主动参与的教学环节，方能解决这个问题。通过借鉴国际医学教育的经验，我们认为 PBL 学习改革是解决这个问题的最为有效的方式之一。

3. 医科教学改革的自身需要　1996 年教育部为了推进我国高等教育的教学改革，设立了面向 21 世纪教学内容、课程体系改革的教学改革项目，医学教育的重点是课程体系的改革，原同济医科大学申请了"高等医学教育学分制教学内容、课程体系改革与实践"的项目，重点在学分制的改革上，但课程体系改革是学分制改革的核心内容。医学院 1994 年率先在全国医学院校实行学分制改革时，在课程体系改革方面，强行压缩了所有必修课程 10% 的学时数，将这些学时数用于选修课程的开设；1999 年在这个项目研究过程中，学校根据不同的课程性质继续压缩必修课程 10%~30% 不等的学时数，用于选修课程的开设。在这种课程体系的执行过程中，我们发现，如果教师的教学内容和教学方法不进行必要的改变，而仅仅一味地减少必修课程的学时数，势必会影响到所培养医学生的质量。

2000 年在原项目研究的基础上，学校又申请了教育部世行贷款项目“高等学校医学学分制管理与实践”的课题，这次学校将教学内容的改革作为课题研究的重点，为此推行了一系列的改革，经过几年的实践，大家发现教学内容改革也好，课程体系改革也好，如果没有教学方法的改革与之配套，再好的课程体系都无济于事。

学校在教育部教学改革项目的推动下两次大的教学改革在学生综合能力的培养上没有得到根本性改变，因而逐步地意识到如果一线教师的教学方法不改变，任何针对学生学习的改革都难以真正达到目的，所以必须寻找一个适合我校的教学方法。希望这种教学方法能够改善医学生终身学习能力、沟通技能和批判性思维，而 PBL 是适合解决这些问题的一种有效的教学方法。

4. 试办八年制医学教育推动 PBL 改革 2004 年经教育部批准同意，我校开始试办八年制医学教育。尽管我校已有多年举办七年制临床医学专业的经验，但针对八年制医学教育的培养目标和现有医学人才培养中对照国际医学教育标准可能存在的不足，必须在八年制医学教育中得到有效的解决。学校正式抓住试办八年制医学教育的这个契机，自上而下地推动了 PBL 学习改革。

（二）抓住实施 PBL 各阶段的关键点，建立 PBL 学习改革方案，积极推进 PBL 学习改革

医科实施 PBL 大致经历了思想准备、部分试点、提出方案、全面实施、课程整合五个阶段。

1. 思想准备阶段（2004.2~2004.9）

（1）确立改革方向：在分析了国内外医学教育发展的现状和我校医科的实际情况后，确立了将 PBL 学习改革作为未来几年内医学教育改革的重点和难点之一。积极探索和实践，最终形成以学科为主体，PBL 学习为重要补充的医学教育教学体系，为八年制医学教育实施 PBL 学习改革奠定基础。

（2）建立组织保证：PBL 学习改革是由当时医学院教学管理部门首先提出的。教学改革的成败关键是教师的积极参与，由于 PBL 学习改革难度非常大，涉及面非常广，不是单纯依靠个别教师能够独立完成的，于是在 2004 年成立了 PBL 领导组和专家组。PBL 领导组由医学院教学副院长牵头，八年制医学课程所涉及的院系分管教学的院长为成员。PBL 专家组由基础医学院、临床医学院和公共卫生学院所涉及八年制课程的教研室分管教学主任和个别长期热心从事教学改革的教师28人组成，从组织上保证了PBL学习改革的开展。

(3) 广泛动员学习：学校各级领导利用各种机会不断地宣传和学习PBL，逐渐地使大学、医学院、医科各院系认识到PBL学习改革开展的必要性和紧迫性，造成一种PBL学习改革在我校已经势在必行的舆论支持。

(4) 开展教学研究：将PBL学习改革作为每年申报各级教学改革项目的重点，给予教学改革经费支持，自2004年起连续四年以PBL为教学改革的省级项目18项，校级47项。充分调动了教师参与PBL研究的积极性，经费的支持又保证从局部开始实施PBL成为可能。

该阶段重点解决的是教师的观念问题。首先从PBL专家入手，充分依靠专家。由医学院教学管理人员介绍改革思路和设想，要求每位专家查阅文献资料，了解动态，制订其所在教研室改革的初步方案和思路，定期在PBL专家组内部互相交流学习，使教师们在思想上能够接受PBL，并愿意尝试PBL的教学改革。

2. 部分试点阶段(2004.9~2005.9)

(1) 开展试点工作：经过半年多的思想准备，医学院一方面请专家不断地学习PBL，另一方面鼓励部分有积极性的专家、教师小范围地试点PBL。当时在内科学、儿科学、病理学、医学免疫学等课程中开展了PBL学习尝试，通过试点，学生对PBL学习十分感兴趣，学习的积极性非常高；教师也发现学生自我学习的潜能非常大，完全超出教师想象。当这种试点的结果出来后，更加坚定了我校医科实施PBL的决心和信心。尽管实施PBL学习改革在条件上还存在一些问题，但是等条件成熟后再实施，可能会失去教学改革的绝好时机。

(2) 加强师资培训：师资培训既是PBL学习改革的一项长期任务，也是PBL学习改革的关键点。学校采用"走出去学"，"请进来教"和自己培养的办法学习PBL，在"走出去学"方面，专家组成员先后考察了汕头大学医学院、锦州医学院、中国医科大学等的教学改革，参加了教育部组织的教学方法改革培训班和教学方法的研讨会，先后选送5批教师赴中国香港、韩国、日本、德国、中国台湾等地学习；在"请进来教"方面，医学院先后邀请了德国海德堡大学医学院和台中中山医学大学的专家来我校开展PBL学习的经验交流，使广大教师对PBL学习改革有了充分的认识，基本掌握进行PBL学习的基本技巧；在自己培养方面，学校每年投入5万元用于PBL的师资培训，定期举办PBL学习师资培训班，通过理论讲授、见习和实习等方式培训师资。学校还编制了PBL学习改革的学习资料，增强了教师对PBL学习改革的理性认识。通过这一系列的准备，专家组和师生进一步明确了医科实施PBL的重要性和必要性，为 PBL 的顺利开展奠定了思想基础和师资基础。

3. 提出方案阶段(2005.9~2006.1)

(1) 设计总体方案:在试点的基础上,进一步明确了 PBL 学习改革的目标,提出分三步走的方案:

第一步:建立 PBL 学习方法。以各门课程为单位的 PBL 学习改革试点,各门课程提出适合 PBL 的教学内容,并编写相应的教案,选择部分学生进行试点,完善 PBL 教案。使各门课程均有经过实践检验的成熟的 PBL 教案。

第二步:整合教学内容。在各门课程改革试点的基础上,提出课程与课程之间,特别是基础与基础课程之间,临床与临床课程之间,基础与临床课程之间内容的有机整合,进一步完善和补充 PBL 教案,初步形成适合于 PBL 学习的体系。

第三步:形成 PBL 学习方案。在全面实施 PBL 学习改革过程中,不断完善,形成适合我校医学教育教学特点的 PBL 学习方案。

(2) 提出具体要求:医学院针对总体方案中的第一步提出了具体实施方案,要求所有为八年制开设的医学课程均需要进行 PBL 学习改革试点,根据不同的课程性质,规定了应当完成 PBL 的最低教案数,以教学文件的形式下发,要求各门课程必须完成,例如基础医学的启蒙课程要求 1 个教案,桥梁课程要求 2 个教案,临床课程要求 3~4 个教案等。

(3) 加强组织保证:通过试点,进一步明确了 PBL 领导组和专家组的职责。PBL 领导组主要负责 PBL 的组织、协调和落实工作;PBL 专家组负责 PBL 教案审核、教师培训、学生学习指导和评价工作。同时成立了院系 PBL 领导组和专家组分别负责本院系 PBL 改革方案设计和具体实施以及监督执行,并将其纳入院系教学年度考核的重要指标之一,从组织上保证 PBL 学习改革的顺利开展。

(4) 规范教案编写:PBL 教案的编写是开展 PBL 学习改革的核心,为此,我校制定了《同济医学院 PBL 教案编写指南》(试用)、《同济医学院 PBL 教案审核程序》(试用)等教学管理文件,明确了教案的编写原则、审核程序和评估标准。一个完整的教案必须包括供学生使用的教案和供教师使用的教案两部分,每个教案应以真实的病例为基础,由基础医学和临床医学教师共同完成,并根据教案所涉及内容征求公共卫生、伦理学、心理学、法医学等教师的意见,并经 PBL 专家组批准方可成为正式教案,在学生中试用。截止 2006 年年底,我校已编写了 57 个 PBL 教案,其中基础医学 19 个、临床医学 32 个、预防医学 6 个。

4. 全面实施阶段（2006.2~2008.9）

（1）开始全面实施：2006 年初绝大多数课程进行了 PBL 学习改革试点，并分别以临床医学（五、六、七年制）和预防医学等专业学生为对象进行了教学试点。2004 级八年制学生进入基础医学课程阶段已经全面开展了 PBL 学习改革。为了解决八年制学生没有接触过 PBL 的实际，我校设计了一个由 3 幕组成的“什么是 PBL?”的教案，帮助学生首先学习和了解 PBL 学习方法与传统大课讲授之间的区别及各自的优缺点，以及如何更好地开展 PBL 学习改革，最终在八年制医学教育人才培养方案中正式设计了 53 个 PBL 教案。

（2）建立评价方法：合理的评价方法既决定着 PBL 学习改革的成败，也是推动 PBL 学习改革的风向标。改革了教学方法，相应地必须改革评价方法，否则难以保证改革的持续发展。因此，我校制定了《同济医学院 PBL 学习效果评价方法和标准》（试用），规定了评价的内容主要包括脑力激荡中的表现、搜寻资料、解决问题的能力、与同学分享所学、与团队互动与沟通的能力等方面；评价的方式包括教师对学生、学生对学生、学生对教师、学生自我评价等。

（3）加强硬件建设：为了 PBL 的顺利进行，学校投入 170 万元建立了 30 间 PBL 专用教室，购置了 PBL 教室设备，从条件上保证了 PBL 的开展。

由此可见，PBL 学习改革的顺利实施，思想观念是先导、师资培训是关键、教案编写是核心、评价方法是导向。

5. 课程整合阶段（2008.9 至今）

PBL 学习改革严格意义上讲是一个教学模式，鉴于推进这项改革的难度和现实情况，我校起步阶段仅仅将其定位于一种教学方法，提出了三步走的方案。第一步就是以学科为基础建立 PBL 学习方法；第二步就是课程整合，在 PBL 实施过程中，每个教案的每一幕，尽管有主要的教学目标，但是学生在学习讨论过程中，是不受限制的，一定会涉及许多其他学科的内容，这其实也是一种整合，随着 PBL 学习改革的推进，课程整合也在逐步地开始，并最终以器官系统为基础进行了基础课程整合和临床课程整合。第三步就是形成器官系统的课程体系。

基础医学课程整合。将以学科为基础的 11 门基础医学课程重组构建为以器官系统为基础的课程模块，由基础医学导论模块（概论）、器官系统模块（运动、神经系统，血液、内分泌及免疫系统，呼吸系统，心血管系统，泌尿与生殖系统，消化系统，感染学基础 7 个部分组成）、多系统交叉模块（贯通课程）三个模块组成。

临床医学课程整合。将以学科为基础的 10 门临床课程按器官系统整合为临床医学导论模块和器官系统模块（血液系统、心血管系统、呼吸系统、泌尿系统、消化系统、神经系统、内分泌系统、女性生殖系统、骨骼与运动系统、感染性疾病等 10 个部分）。

我校在课程整合的基础上，继续编写和更新 PBL 教案，截止 2011 年 8 月已经编写教案 129 个，其中基础医学 39 个、临床医学 82 个、预防医学 6 个、法医学 2 个。

（三）面对 PBL 学习改革存在的问题，努力寻找解决方法，保证 PBL 学习改革

PBL 学习改革毕竟是一个复杂的系统工程，不可避免地会遇到许多问题，需要大家直接面对问题，努力地寻找解决的办法，保证 PBL 学习改革的顺利进行。

1. 进一步完善与 PBL 学习改革相配套的教学评价体系　PBL 学习改革能否顺利实施，关键环节还在于教学评价体系，特别是考核评价体系，如果教学方法改了，而对学生的考核方法依然沿用过去的方法，无法使学生立刻体会到大课讲授与 PBL 之间的区别，PBL 的优势短时间内也又很难显现，学生很可能认为 PBL 只会增加学生负担，而无法享受 PBL 带来的益处，因此就不配合，导致 PBL 很容易流产。这就要求已经开展 PBL 学习改革的课程，在考试中增加判断、综合性题目，减少记忆性的题目。另外针对医学生的特殊性，毕业一年后的医学生要参加国家执业医师的考试，其通过率直接会影响到学校的声誉，学校对八年制医学生设置了三个阶段的综合考核，即基础阶段考核、临床阶段考核、毕业阶段考核。基础阶段考核是基础医学阶段结束后，进行基础医学课程的理论综合考试和技能操作考试两部分，考试合格者进入临床阶段的学习，不合格者继续学习基础医学课程；临床阶段考核是临床医学理论教学结束后，进行侧重于临床医学的理论综合考试和 OSCE 两部分，合格者进入临床实习阶段，不合格者继续学习。毕业阶段考核采用临床病例分析和 OSCE 两部分考核。这种综合考核，必须要求学生对所学内容灵活应用，PBL 学习改革的优势将会逐步显现出来，使学生真正的从 PBL 学习改革中获得益处，逐步缩小我国医学生与其他国家医学生在几个方面的差距。

2. 进一步完善课程整合，最终形成比较完善的整合的课程体系　为了适应 PBL 学习改革的需要，对基础医学和临床医学课程进行以器官系统为基础的课程整合，由于整合的难度比较大，这种整合目前还仅仅是在基础医学课程之间和临床医学课程之间的整合，基础医学课程整合是由基础医学导论模块（概论）、器官系统模块（运动神经系统，血液、内分泌及免疫系统，呼吸系统，心血管系统，泌尿与生殖系统，消化系统，感染学基础 7 个部分组成）、多系统交叉模块（贯通课程）三个大模块组成。临床医学课程整合是由临床医学导论模块和器官系统模块（血液系统、心血管系统、呼吸系统、泌尿系统、消化系统、神经系统、内分泌系统、女性生殖系统、骨骼与运动系统、感染性疾病等 10 个部分）两大模块组成。随着基础医学和临床医学各模块课程的成熟，逐步推动基础医学与临床医学相应模块的整合，最终形成比较完善的整合的课程体系。

3. 进一步更新和完善 PBL 教案　PBL 教案是实施 PBL 学习的关键所在，PBL 学习改革之初，所有的教案对学生来讲都是新的，学生需要通过网络、图书馆等自我学习，自己查找资料，准备下次上课所需资料。学生通过这个学习过程掌握知识，培养能力，提高素质。当这些教案第二次、第三次被不同年级使用时，个别学生学会了偷懒，将上一届学生查找到的资料借来使用，省去了自我查找的过程，也就不同程度省去了自我学习的过程，使 PBL 学习大打折扣，这也向教师提出新的要求，必须要不断地更新 PBL 教案。随着课程整合，一方面 PBL 学习过程中涉及许多课程整合的问题，另一方面课程整合也需要大量 PBL 教案作为支撑，因此许多教师编写足够量的 PBL 教案来适应教学改革的需要。

4. 进一步加强师资培训　师资培训是伴随 PBL 学习改革常抓不懈的工作。师资培训应当包含两部分的内容：一是教案编写的培训，二是 PBL 学习的组织与实施。

对教师来讲，PBL 学习的关键是好的教案的编制，而 PBL 教案的编制，需要教师不仅熟悉本学科的内容，还要了解其他相关学科的内容，例如，基础医学的教师要了解临床医学的内容，临床医学的教师要了解基础医学的内容。在培训时，重点解决编写 PBL 教案的技巧，使教师掌握教案编写的流程和关键环节。同时学校通过建立教案编写组，部分地解决了跨学科的问题。

另一个培训的重点就是 PBL 学习的组织与实施的技巧，也就是 tutor 的培训，使教师掌握作为一个好的 PBL 教师的关键环节。

（四）实施 PBL 学习改革的体会

1. 实施 PBL 学习改革的五个关键环节　在 PBL 学习改革推动和实施过程中，在教学管理上我们认为有五个关键环节值得注意：第一，观念转变是重点，只有教师、教学管理人员的教育观念转变了，认识到对授之以“渔”比授之以“鱼”更为重要，让学生掌握自我学习的能力，比简单地灌输知识更为重要，实施 PBL 学习改革的阻力就会小得多；第二，师资培训是关键，教师观念转变了，学校要创造条件让教师掌握 PBL 学习方法、理解编写教案的思路和方法、实施 PBL 的步骤等，让教师心中有数，结合专业开展 PBL 学习改革，只有让教师掌握了钓鱼的方法，才能对学生“授之以渔”；第三，教案编写是核心，PBL 教案是教师和学生实施 PBL 的“教材”，学生依据教案按步骤开展 PBL，教师按照教案引导学生实施 PBL，最终达到学习目标。高质量的教案不仅使学生能够达到学习目标，同时潜移默化地培养学生的自学能力、交流沟通能力、表达能力等，而且使教师实施 PBL 相对容易，非本专业的教师也能够按照教案实施教学；第四，评价方法是导向，与 PBL 学习改革相适应的评价方法才能促进这项改革，如果依然沿用灌输式教育下的注重知识掌握的评价方法，教师和学生都无法体会到 PBL 注重能力培养的不同之处，PBL 学习改革的积极性将会受挫，因此必须改革评价方法，使其促进 PBL 学习改革；第五，硬件建设是保障，小组学习是 PBL 的特点之一，学校需要提供给学生能够开展小组学习的环境——能容纳 10 人左右的小教室，教室内应该有网络、电脑、活动桌椅、黑（白）板等基本设施保障，为开展 PBL 提供硬件支持。

2. 值得注意的问题

（1）教学改革是永恒的主题，但是绝对不能为改而改，应当因校制宜。 PBL 学习改革模式是目前比较先进的教学模式，但是不是适合每所医学院校，多大程度上进行这项改革，都需要慎重地考虑，切忌一哄而上。从我校已经实施的 PBL 过程中，我们发现这项改革增加了学校的教育成本、耗费了教师更多精力、延长了学生自学时间等。对学校来讲，以八年制学生为例，在以大课讲授为主的情况下，100 人 2 学时，学校只需支付 2 学时的费用，而 PBL 通常由 6~8 人组成一个小组开展学习交流，100 人被分成了 12 个组，教师由 1 人增加到了几人，学时数由 2 学时变为了 24 学时，费用也因此增加很多，无形中增加了学校教育的成本。另外原来一个大教室就可以解决的问题，现在需要若干小教室才能开展教学，又增加了运行成本。对教师来讲，PBL 学习的关键是好的教案的编制，而 PBL 教案的编制，需要教师不仅熟悉本学科的内容，还要了解其他相关学科的内容，例如，基础医学的教师要了解临床医学的内容，临床医学的教师要了解基础医学的内容。学生依赖于临床实际的病例学习基础医学知识、学习临床医学知识，这将增加教师教学的压力。学生在获取知识时，由过去教师通过讲授直接告诉学生是什么，转变为了由临床病例入手，以问题为中心学习知识，需要学生通过网络、图书馆自我学习，3 个学时的 PBL，需要花费学生几倍的时间查阅资料，无形中增加了学生学习的负担。

（2）转变教育思想，更新教育观念是教学改革的关键，但其不能停留在理论上，而应当有具体的载体。 我们每每谈起教学改革的时候，都一定不会忘记提起转变教育思想，更新教育观念，谈的多了，也就变成了空洞的口号，到底转变什么样的教育思想，更新什么样的教育观念，反倒不清楚了。学校在推行PBL学习改革时，从PBL学习方法改革下手，教师通过学习PBL的理论与方法，践行、总结PBL，从PBL学习改革中真实地触摸到了PBL改革给教师和学生所带来的变化，进一步意识到了教学相长，从而体会到转变教育思想，更新教育观念的重要性，并将其变成一个主动的行为。因此，学校应当有一个真实的载体，让教师投入其中，通过践行教学改革，达到转变教育思想、更新教育观念的目的。

（3）教师是教学改革的主体，同样对教师“授之以渔”，明确思想上为什么改，行动上怎样改，对教师教学方法的培训常抓不懈。目前我国医学院校留校任教的教师，大多数是医学院校培养出来的毕业生，本科毕业读硕士，硕士毕业读博士，博士毕业留校任教。在整个医学生培养过程中，较少关注对于教学能力的培养。留校后，学校所开展的教师师资培训大体是通过以下方式进行的：一是留校任教时学校进行的岗前培训，主要是教育理论、教育心理学、普通话等的短期培训；二是教研室老教师或者高年资教师以“师带徒”方式传授；三是通过预讲、试讲、听课等方式，由教师提出改进意见等方式进行学习；四是送出校外进行培训。教师在其当学生时从他们的教师那里所接触最多的教学方法是大课讲授，在自己当教师时所有的培训也是围绕大课讲授展开的，而怎样讲好一节课，通常是通过教师自己体会出来的。这些教师专业知识很强，但没有经过教育学的正规化的训练，学校较少给教师提供持续的关于授课技巧以及多种教学方法在医学教育中使用等的师资培训。因此，学校开展的各种教学改革，一定要创造条件让教师接触这些理念，理解这些理念，同时要教师掌握这些教学方法，然后开展教学改革。

（厉 岩）

第三节 西安交通大学课程整合与PBL改革的实践与体会

西安交通大学医学部以八年制临床医学专业（宗濂医学实验班）开设为契机，全面进行临床医学教学改革，大力推行PBL学习模式，并因此对传统课程体系进行重新整合，此举极大调动了广大师生的教与学的积极性，收到了良好的教学效果。

作为台湾光华基金会资助的重点教学项目，西安交通大学医学部与台湾阳明大学密切合作，首先在临床医学专业进行PBL改革。学校先后派出数批近百名骨干教师赴台参观学习，并请美国UCLA和台湾阳明大学教授来校讲课示范,培养了一批热心、投入的 PBL 骨干教师。在此基础上,我们以借鉴阳明大学经验为基础,结合国内、本校实际,反复研究、设计,建立起具有本校特色的临床医学专业 PBL 体系。笔者在附属医院从事临床教学与管理多年,有幸作为我校八年制临床医学专业(宗濂医学实验班)临床阶段课程整合与 PBL 改革具体负责人,全程参与了这一过程,受益匪浅,感触良多,现介绍我们临床阶段课程整合与 PBL 学习的一些体会。

一、课程整合原则

首先,先易后难,以点带面,逐步推进,全面发展。为此,初期阶段以目前传统的骨干专业课程(如内科学、外科学、妇产科学等)为基础进行 PBL 的课程整合,发挥这些学科师资力量雄厚、所涉及疾病与内容易于系统划分与整合、与基础医学 PBL 疾病系统易衔接等优势,全面推行和积累经验,随后逐步向其他学科(如眼科学、口腔科学等)、其他专业(如预防医学、护理学等)推进;其次,强调与目前社会发展密切相关的急救与重症医学、肿瘤病学、精神心理疾病、介入诊疗技术和重大传染疾病在临床医学专业,特别是八年制教学中的地位,要求在课程整合过程中予以充分关注,以便培养与社会发展相适应的高层次实用型人才;第三方面,专门设置临床研究辅导课程,鼓励结合临床实际进行临床研究,提高解决临床实际问题的科研水平与临床技能。

二、具体措施

将所有临床阶段学习分为理论学习、通科实习、科研训练、临床技能定向训练、答辩与考核 5 个模块。在理论学习阶段,实行骨干整合课程 PBL 与部分课程传统授课并行的教学(表 8-1)。

1. 骨干理论课程整合 抛开原有的诊断学、内科学、外科学、妇产科学、儿科学等骨干学科系统的界限,设置了以器官为系统、疾病为中心,整合解剖学、病理生理学、物理与实验诊断学、影像诊断学、临床药理学等相关系统知识的区段课程体系,包括:心血管病学、呼吸病学、消化病学、肾脏与泌尿病学、血液与肿瘤病学、内分泌与代谢病学、骨与关节病学、神经与精神病学、宿主防御与传染病学、女性与生殖病学、儿童生长发育疾病共十一门骨干区段课程,实行全新的 PBL 模式授课,即大课精讲、小组 PBL 案例讨论,辅以必要的临床见习(课程整合模式参见表 8-2、8-3、8-4,肾脏与泌尿病学区段教学大纲)。这种教学模式大大压缩了传统授课时学生被动理论学习的学时,有效保障了学生为主体、问题为中心学习的学时,通过小组 PBL 课程的自己查找资料、互动脑力激荡、角色扮演体验与教师的辅导与点评,充分激发了学生的积极性与潜力，培养学生主动学习、终生学习、勤于思考的良好习惯。这种教学模式也对教师提出了更高的要求，有限的理论大课时间内如何抓住重点、难点讲透，小组 PBL 讨论时段如何准确及时导引而不过多干预、如何驾驭课堂进程与气氛而不喧宾夺主，影响学生主动性、创造性发挥。

2. 过渡性导引课程　对暂时没有纳入上述区段课程整合体系，而又必需的许多基础性、公共性专业课程，如外科学总论、康复医学以及物理与实验诊断学、影像诊断学的公共基础部分内容以及许多目前需要强调的社会人文类课程，如社会医学、医患关系学等，还有一些临床新兴的、日趋独立的学科，如介入放射学、器官移植学、医学信息学等，专门设立一门全新的过渡性导引课程《临床医学导论》。本课程先于区段整合课程开课，为其做必要准备。授课模式以理论讲授为主，辅以 PBL 模式角色扮演与讨论。

3. 传统授课　包括了中医学、眼科学、口腔科学等临床专业课程，并将急诊与重症医学纳入必修课程予以强调，同时专为八年制新设了专业英语、科研设计与训练等课程，强化临床科研意识与能力（表 8-1）。

4. 通科实习（表 8-1）

5. 科研训练（表 8-1）

6. 临床技能定向训练（表 8-1）

7. 答辩与考核（表 8-1）

三、工作推动与管理落实

鉴于临床教学师资队伍的工作兼职性，为保障课程整合与 PBL 改革顺利进行，必须配套相关制度落实到人才能保证 PBL 学习改革这一新生事物的顺利推进与质量。本院专门制定了工作方案：①实行学科主任负责、分工协作、任务到人、限期检查制度。②相关学科系主任总负责本学科工作方案的落实，包括各类教师队伍建立、培训与授课分工，课程整合（教材）、案例编写、课程正常运营等。③相关专业主任在系主任领导下，负责组织骨干教师进行系统疾病整合方案的落实。包括本专业系统疾病区段整合、PBL 案例编写、执行课程计划等。④涉及跨学科 / 专业的课程整合问题，由相关学科系主任沟通协商解决。⑤一个区段设总负责人 1~2 名，课程整合（教材）骨干教师 3~4 名，案例编写骨干教师 2~3 名，并培养引导老师 4~6 名（骨干教师 + 培养对象）。⑥学校对本工作给予经费支持，由系主任 / 区段总负责人掌握，用于教学耗材、印刷、调研、评审及劳务支出。

表 8-1 八年制临床阶段 PBL 学习改革计划与课程设置（试行稿）

课程类别	课程名称	学期	第四学年		第五学年		第六学年		第七学年		第八学年	
			7	8	9	10	11	12	13	14	15	16
		类别		临床课程学习			通科实习		科研训练	临床训练		考核 / 答辩
				44W		20W	48W		22W	52W		8-10W
临床医学必修课程	临床医学导论	整合课程		8			1. 内、外、妇、儿、传、神经 / 精神等专业轮转实习 2. 出科考试 3. 双向选择专业方向及导师		临床研究训练（专业课程）与科研实践	1. 依照 MD 标准模式，进行二级定向专科临床技能训练 2. 结合临床实践延续临床科研工作		1. 依照 MD 标准进行临床技能毕业考核（通科 40%+ 专科 60%）;2. 论文答辩;3. 毕业教育
	心血管病学			8								
	呼吸病学			8								
	消化病学			8								
	代谢内分泌学			8								
	神经精神病学			8								
	肾脏泌尿病学				9							
	骨骼关节病学				9							
	血液与肿瘤学				9							
	宿主与感染病学				9							
	女性生殖病学				9							
	儿童疾病学				9							

续表

课程类别	课程名称	学期	第四学年		第五学年		第六学年		第七学年		第八学年	
			7	8	9	10	11	12	13	14	15	16
		类别		临床课程学习			通科实习		科研训练	临床训练		考核 / 答辩
				44W		20W	48W		22W	52W		8-10W
临床医学必修课程	中医学	传统授课				10						
	眼科学					10						
	耳鼻咽喉学					10						
	口腔科学					10						
	急诊医学					10						
临床选修课	老年医学	传统授课				10						
	临床营养学					10						
科研训练课程	专业英语								夜间授课			
	文献检索											
	科研设计											

表 8-2 肾脏与泌尿病学区段理论教学大纲

功能模块	学科	章节	理论授课内容	学时
总论	诊断学 解剖学 生理学 病理学 泌尿内科泌尿外科学	1	尿液及肾功能	2
		2	泌尿系统疾病总论(肾脏的生理功能、肾脏疾病的病理、流行病学、病理生理,常见综合征)	3
		3	泌尿生殖系外科解剖学	1
		4	泌尿、男性生殖系统外科检查和诊断	2
肾小球疾病	内科学 临床药理学	5	原发性肾小球疾病总论 急进性、慢性肾病综合征、IgA 肾病 肾上腺糖皮质激素及免疫抑制剂在肾小球疾病的应用	4
泌尿生殖系统感染	泌尿内科学 泌尿外科学 临床药理学	6	尿路感染 男性生殖系统的感染 抗生素及抗结核药物的应用	7
小管、间质疾病	泌尿内科学	7	间质性肾炎及肾小管酸中毒	2
泌尿外科疾病	泌尿外科学 临床药理学	8	泌尿系统梗阻	2
		9	泌尿系肿瘤	2
		10	泌尿系损伤	2
		11	泌尿系结石	1
		12	男性不育症及性功能障碍	2
功能异常	泌尿内科学	13	急性肾衰竭	2
		14	慢性肾功能不全	3
功能异常治疗	泌尿内科学 临床药理学	15	肾脏的替代(血液透析和腹膜透析)治疗	1
		16	抗高血压药物肾脏疾病中的应用	1
合计				37

表 8-3　肾脏与泌尿病学区段临床见习大纲

见习课次	见习课内容	学时	学科		备注
1	肾小球疾病	3	泌尿内科	一附院见习教室	
2	肾盂肾炎、肾小管疾病	3	泌尿内科	老师根据情况安排录像机进病房见习	
3	泌尿外科影像学检查及膀胱镜检查	3	泌尿内科	录像及常见病实习	
4	外科常见病实习	3	泌尿外科		
5	尿毒症	3	泌尿内科		
合计		15			

表 8-4　肾脏与泌尿病学区段 PBL 案例大纲

名称	主要内容	学时
奶奶的烦心事	肾病综合征的诊断、鉴别诊断、肾小球疾病与肾小管疾病的鉴别，肾性高血压及原发性高血压的鉴别，肾活检的指征，临床与肾脏病理的联系，肾病综合征的治疗原则，激素与环磷酰胺的常见副作用。	5+1
老张的西瓜汁	血尿的诊断流程；血尿的鉴别诊断；尿路上皮的特性与覆盖范围；上尿路与下尿路的分野；尿路上皮癌恶性度的分级（grading）；膀胱原位癌其实是一种高恶性的肿瘤的概念；BCG 诱发毒杀肿瘤的效应的机转；膀胱癌或尿路上皮癌是一种具有“多发性”、“复发性”特质的肿瘤的概念；侵入性膀胱癌的治疗选择；膀胱替代重建与尿路分流的基本概念与其利弊；吸烟等危险因子与膀胱癌之间的关系。	5+1
合计		12

制定者：
校对者：
审定者：张亚莉　李旭东　吕晶

（和水祥）

第四节　在探索中前行：一位教学管理人员的感受与思考

2008 年夏天我从临床医学专业毕业，留在上海交通大学医学院教务处任职，有幸加入 05 级八年制临床医学专业的 PBL 改革团队，并担任教学秘书。

这是我院首次开展国际正规的 PBL 改革,无论是教师,学生,还是管理者都没有足够的经验,只能边学边干,不断探索。半年的工作实践,我感触颇深,受益匪浅。

一、PBL 与传统教学的比较

我当学生时接受的是传统的医学教学,经过比较,我深深体会到 PBL 对学生学习所起的作用,它彻底颠覆了原来“上课记笔记、课后背笔记、考试默笔记、考完全忘记”的学习模式,目的是培养学生自主学习及积极探索的能力。孔子曰“学而不思则罔,思而不学则殆”,PBL 对学生的要求是:发现问题、解决问题。7~8 个学生为一个学习小组,有主席、记录员,学生是主角。在发下的 PBL 案例中,找出问题,分析问题,将其分为主要问题和次要问题,然后分工在课后查阅资料,于下一次的小组讨论时交流。学生间的提问和讨论占据了课堂绝大部分的时间。老师的职责只是引导学生正确的学习思路和获取知识的方法。若要在新的课程模式中有所收获和提高,获得较高的评价,就要不断查找资料,获取知识,不断思考新的问题:查阅资料是否符合病例的诊断、如何解释疾病的机制、与小组其他成员讨论的内容中是否有矛盾等,而不单纯是被动地接受知识的灌输。步入二十一世纪,医学知识的更新速度日新月异。传统的教学方式已很难跟上知识更新的步伐,“授人以鱼,不如授人以渔”,与其向学生灌输现成的知识,不如培养学生主动获取知识的能力。PBL 课程的优势就在于以问题为基础,以学生为主体,培养学生自主学习的能力,学生获取的知识可以从传统的经典理论拓展到学科的最前沿。在自主学习的过程中,同学的临床思维能力,团队协作能力,文献检索能力及交流表达能力均得到了提高,与 21 世纪医学人才培养目标相符。同时由于 PBL 的老师都分别来自临床和基础不同的学科,每次上课所讨论的 PBL 案例的内容未必是自己学科的内容,所以老师们在课前也必须查阅大量文献,把每个案例内容中所涉及的临床、基础乃至伦理和人文方面的知识融会贯通,才能在同学热烈的讨论中做到游刃有余。所以 PBL 真正实现了“教学相长”的目标。

二、PBL 管理者的感受

PBL 是医学院全方位教育教学改革方案中的一部分,受到医学院领导的高度重视。尤其在师资培训方面,医学院投入很大。2007 年底至 2008 年上半年,医学院选送数十名有丰富教学经验的基础与临床教师分赴香港大学、台湾阳明大学、澳大利亚悉尼大学学习观摩 PBL。08 年暑假我刚到教务处报到,就有幸随顾鸣敏老师赴沈阳参加第七次亚太地区 PBL 研讨会,开始对 PBL 有所了解。2008 年 10 月,医学院教务处邀请台湾阳明大学医学院 4 位专家来沪,对我院广大教师进行 PBL 的初级培训，对正在任教的 tutor 们进行高级培训。他们参加了 05 级八年制 PBL 小组讨论，分别与相关的教师、学生座谈。台湾与大陆教师共同切磋、探讨 PBL 的要素，共同分享 PBL 的经验，进一步提升我院 PBL 实践水平。

在实施 PBL 改革前，教务处制订了详细而严谨的 PBL 案例撰写要求、学生评分标准、案例反馈表格等。每位参与培训的教师都撰写了 1~2 个案例，在 tutor 会议上经过教师们的多次讨论，从 30 多个案例中精挑细选 8 个适合本学期学习的 PBL 案例，并经相关临床和基础学科的老师们反复斟酌、修改，再正式运用到 PBL 课程中去。在教学过程中，基础和临床老师克服平时教学任务重、科研要求高和医疗工作繁忙的困难，不辞辛劳地在百忙中抽空参与 PBL 的备课和授课，表现了对 PBL 改革的高度重视和全力支持。

我们欣喜地看到，我院的 PBL 改革正在逐步走上轨道，趋于完善。学生在小组讨论时的表现由最初的羞涩转变到后来的畅所欲言；课程后期各组学生代表在总结课上的案例总结归纳令人刮目相看；学生寻找的资料从最初的杂乱无章，从各个网站上截取到后来能够在专业文献资料库中寻觅，并做成 PPT 在讨论课上进行汇报；各小组所做的机制图也从最初的凌乱无序到后面的规范和全面。这些进步都建立在老师和同学共同努力的基础上。大家的努力得到了台湾专家的肯定，他们当时的评价是：虽然我院的 PBL 改革刚刚起步，但已基本达到了他们医学院开展 PBL 课程 8~10 年的水平！当然，这是因为我们的起点较高，踩在了巨人的肩上。

三、PBL 课程所遇到的问题

PBL 实施也遇到了不少困难和问题，如：①案例撰写中，基础教师缺乏临床病例，而临床老师的思路只偏向临床，因此令人满意的基础与临床有机结合的案例就较难得；②同学查阅资料的条件尚待改善，女同学的寝室无法上网，给查阅资料造成了一定的困难；③临床教师医疗任务繁忙，有时与上课时间冲突，偶有缺席；④上课教室分散在各个部门，条件不一，教学资源相对不平衡；⑤各小组老师对学生的要求不同，故各组学生的评分有明显的差异，相对不公平；⑥学生所做的机制图格式不统一，给归档和比较造成了一定的困难。

PBL 实施是首次探索，教师和学生都在摸着石头过河，遇到各种问题在所难免，相信通过学校各个部门的共同努力都将得到改进。以后将有更多的学生参与 PBL 实践，因此需要更多热心 PBL 实践的基础和临床教师加入到这个教学团队中，对学校的教学资源提出更高的要求。现存的问题解决了，新的矛盾又会出现，PBL 改革的道路不会是笔直的，唯有不断地探索才能一路前行。

（马　骏）

参考文献

1. 程伯基. 医学教育的质量保证. 医学教育探索,2003,(2):1-3.

2. 曾诚,万学红,阎正民,等. 三套本科医学教育国际标准的比较. 医学教育探索,2002,(1):55-57,61.

第九章

教师的经验与体会

第一节 医学生基础医学教育 PBL 的实施与学习体会

为积极培养具有国际竞争力的高级医学人才,西安交通大学医学部从2010年开始,对长学制医学生(侯宗廉医学实验班)进行“区段整合式”医学教育模式改革,将问题导向式学习(problem based learning,PBL)引入对医学高级人才的培养。

PBL在西安交通大学医学部的组织实施模式借鉴了台湾阳明大学和美国加利福尼亚大学洛杉矶分校医学院新课程改革体系,结果中国医学教育标准与西安交通大学长学制医学教育发挥特色,对医学教育体系进行了调整,将原有的医学课程以“人体器官系统”为中心整合为11个区段,分别为:人体生物学绪论、运动系统、感觉器官与中枢神经系统、内分泌系统、宿主防御系统、心血管系统、呼吸系统、消化系统、泌尿系统、生殖系统、生长发育,同时减少理论和实践教学课时,尽可能让学生早日接触临床问题,以提高学习的兴趣;部分课程采用单独开课,与整合式课程并行,如细胞生物学、生物化学、专业英语、分子生物学、生物统计学、医学伦理学、公共卫生学、局部解剖学、医学心理学和机能学综合实验设计。除“人体生物学绪论”区段外,其余10个区段分别安排2个PBL案例的讨论。

一、PBL 在西安交通大学医学部的实施

1. PBL 案例(case) 最初阶段,案例由指定专家针对各个区段的教学大纲进行编写,由编审专家组成员进行修改,并请台湾阳明大学专家进行修正和润色;第二阶段(目前),根据教学目标在全院范围内征集,由编审专家进行筛选和修改,逐步建立能与区段整合式教学模式紧密结合的case库;现有的case在实际运行后,根据tutor和学生的意见进行修改和调整。每区段设立2个case,每个case讨论学习时间为4小时(1+2+1),每周二、五下午进行,case完

成后一周由 case writer 做 case wrap-up 1 小时。

2. PBL 引导小组　在进行 tutorial 之前,tutor 均经过相应的培训(境内 / 外,校内 / 外),包括 tutor 训练课程的学习以及实际的演练。首批 tutor 直接接受台湾阳明大学资深 tutor 的指导,并以 co-tutor 和 tutor 的身份完成 case 的运行。在西安交通大学医学部,tutor 引导小组的队伍目前正在逐步壮大,在基础医学教育阶段,现有 tutor 8 名,每名 tutor 负责一个 PBL 学习小组的学习以及一名 co-tutor 为期一学期的培训。Tutor 引导手册对 tutor meeting 的时间安排、PBL 小组讨论流程、学生表现的评价与评分方法、case 的印刷与发放、教师及学生对 case/PBL 学习的调查问卷、case report、PBL 教室安排以及请假制度等均做了详细的说明。

3. PBL 学习小组　侯宗廉医学实验班共 30 名学生,被分为 4 组,每组 7~8 名。PBL 学习正式开始前,学生须进行为期 2 周的 PBL 培训,由专门的 PBL 培训教师负责。PBL 学习小组成员,每个新的学期会进行重新分配;PBL 学习在专门的教室完成,tutor,co-tutor 与同学围坐,面对面交流。

二、PBL tutorial 体会

PBL 学习改变了以教师为主体、以“讲”—“听”—“记”为主线的传统教育模式,它以学生为主体,重在培养学生的学习兴趣,提高自主学习能力,以达到终身受益的目的,同时又能培养学生的团队合作精神以及语言交流能力。学生是所有学习活动的发动者和执行者,tutor 仅仅需要给予必要的指导。在最初实行 PBL 时,我们的确有很多担心,担心同学们能不能发现问题、能否整理并提出问题、还在基础医学知识学习阶段的同学能否看懂 case 中的医学术语、他们会不会过度关注涉及临床的知识而忽略基本理论的学习等。通过案例的学习,我们感觉“充分相信同学的能力、适时的给予引导”在 PBL 引导过程中非常重要。

1. tutor 尽可能少地、无必要地介入学生的讨论　在 tutorial 过程中,tutor 要相信学生的能力,给他们一个尽情发挥的舞台。Tutor 最急于介入同学们讨论的时候莫过于听到讨论偏离主题时或者出现错误时。其实讨论的过程就是同学们不断思考和进步的过程,tutor 最好不要急于纠正,给一定的时间,同学往往会自行修正。比如:我们在进行有关“乙型脑炎”的案例讨论时,第一幕根据患者的症状有同学提出很可能是“重度胃肠型感冒”,于是同学们的注意力迅速转移至有关感冒症状的筛选、可能的病原和感冒的分类的讨论,大约持续 2 分钟。此时我们并没有直接的否定同学的推测,而是很期待并关注每一位同学的发言,不负所望,很快就有同学提出案例中有一个信息是“种猪饲养场”,患者的症状会不会和什么特殊的病原有关,接下来又有同学马上补充“极

度劳累、江南水乡”等信息,此时 tutor 鼓励的眼神足以将话题带到“人畜共患病”。最终我们成功地把讨论的主线引导到以猪为宿主、由蚊子传播途径的乙型脑炎。

Tutor 急于介入同学们讨论的另一种情况往往是当同学设立的学习目标与原定学习目标存在差异。在第一、二幕进行时,同学的讨论往往是“天马行空”,尤其是在基础知识学习阶段,有的分析可能“离题万里”,设立的学习目标也不够集中,其实这正是 PBL 的优点所在,培养学生学习兴趣,提高主动思考的能力。tutor 切忌打断这些看似无关的讨论,强行将讨论的方向拉回到既定的目标,同样也不必担心学习目标不能达成,此时 tutor 需要做好记录,认真地欣赏讨论。此时,如果有一名同学的发言对讨论很有帮助,tutor 不妨把它重复出来,以引起同学们的注意。教学中曾经遇到类似问题,学生在第一、二幕讨论中漏掉了 2 个学习目标,却把第三、四幕涉及的目标拿来学习(注意,不要阻止!),到后来讨论三、四幕时,他们主动联系一、二幕的内容,把漏掉的学习目标又补了回来,而且整个案例的学习效果非常好。

如果到讨论的最后,仍然漏掉主要的学习目标,可能会有 2 方面的原因:第一,学习目标设立不合适,需要修正;第二,tutor 没有把握好引导的机会。如果漏掉的问题非常重要,在回馈与评估阶段,tutor 不妨告诉同学们还有哪些问题需要注意,并且提醒大家分析原因,便于以后注意。但是,要注意不要过分强调“知识点”,同学们要注意的是以后如何才能不遗漏。

学生的潜力是无限的,他们除了可以修正自己讨论中的失误或偏差之外,还能对案例做出扩展和补充。我们在进行神经系统的 2 个案例学习时,同学们通过讨论不仅补充了新的学习目标,并且通过查阅资料对案例中的小瑕疵做出了相应的修正。

2. 必要的 tutor 介入,可以促进讨论的顺利进行 在 tutorial 的过程中,需要 tutor 适时的介入。tutor 除了对一些医学术语的读法,如 Babinski reflex,以及癫痫(dian-xian)等给予帮助之外,针对同学们“高度关注临床相关问题而忽略基础知识的学习”的问题,需要适时的介入来促进讨论的顺利进行。同学们知道自己将来要成为一名医生,临床相关的问题更能吸引大家的注意力,引发讨论的兴趣,这是非常自然的现象。Tutor 往往会担心基础知识被遗漏,担心时间都被同学们没有目标、甚至不合逻辑的讨论所浪费。遇到这样的情况,tutor 不必担心,但是需要行动(tutorial- 引导)。如:①开始 PBL 学习时,提醒同学目前还在基础知识的学习阶段,请同学们注意讨论的重点,多考虑“异常”与正常的区别、“异常”发生的部位、原因、可能和哪些器官、系统、结构有关等;② PBL 讨论进行中,对一些临床或实验室检查结果给予解释,淡化同学对临床相关问题的关注度,如案例中涉及的“直腿抬高试验、膝腱反射、跟腱反射、4

字试验,股神经牵拉试验”等一系列检查,提醒同学们目前只需关注这些检查分别和哪些神经、肌肉的功能有关即可,解释案例中的“直腿抬高试验阳性”表示异常,“Babinski 征阴性”表示正常,体格检查“颈软”表示正常等,这样既可以避免讨论主题的偏移,也能防止加重同学们的学习负担;③回馈评估时,提醒同学们对时间的掌控,训练怎样抓住重点“拨云见日”。

另如,在设立学习目标的过程中,也需要 tutor 的介入。我们的学生能非常迅速、准确地找到案例中的信息,并进行相应的分析,但是很难从中提炼出需要学习的内容,即设立学习目标。比如,案例中有“脑脊液在局部聚集”现象,同学们也认为需要找出原因,应该学习相关内容,但是就是没有能够将这一现象和脑脊液的循环联系起来,tutor 适时的引导同学们把脑脊液的聚集形象地看作“水池”,同学们便豁然开朗,很容易就从“来源”和“去路”去思考脑脊液的产生、循环、重吸收,思考影响其循环的可能因素。

需要注意的是,tutor 在不得不介入同学们的讨论时要选用合适的语言,不打击学习的积极性,又能帮助同学们理清思路,更好的设立学习目标。如我们小组的同学讨论中涉及“情绪”、“睡眠”时同学使用了“中枢神经系统的一些功能”,引导老师补充说:某某同学是不是想说“脑的高级功能”,便马上得到了认可,而且提供了正确的术语。

3. 尽情欣赏沿途的风景,不过分追求最终的结果 PBL 引导不同于传统的理论课教学,它更像是对知识丛林的一次探索性的旅游,tutor 仅仅是同游人,而不是向导,tutorial 的过程就是陪伴同学们一起探索和猎奇的过程。Tutor 要有强烈的方向感,剩下的就是和同学们一起体会探索学习的乐趣,也许沿途会发现更多更美的景色。比如,我们在学习运动区段的“关节与肌肉”相关内容时,提供的案例主要希望同学们学习“肩关节的构造”、“骨骼肌运动机制”、“肌腱损伤”等,案例的插曲涉及一位 13 岁小朋友的肘关节骺板损伤,同学们在完成既定的学习目标的同时,还饶有兴趣地学习了“肘关节的结构、特点、损伤的原因以及儿童骺板损伤患者出院后要注意的问题”,不仅涉及医学知识,同时兼顾了人文关怀和家庭护理内容,效果很好。再比如,在讨论“药物过敏”的案例时,有同学针对休克患者“出汗多”,但是“少尿”提出问题,并且提前对休克时微循环变化进行了学习(此时还没有开始“心血管系统”区段的学习),解释了为什么会出现“一多一少”,而这个内容并不在既定的学习目标中。

Tutor 与同学们“同游”,不可避免的会有不能完全达到设定“终点”的可能,而且,时间的掌控也变得更加困难。正如前面所述,当遇到同学们漏掉学习目标的情况,根据学习目标的重要程度,tutor 应灵活掌握。如果是次要学习目标,个人认为可以放过,如果是主要学习目标,回馈时和同学们一起总结原因,把目标反馈给同学,同时做好记录,将案例进行的情况及时反馈给 case writer，以便做出相应的调整。关于时间的掌控，需要 tutor 和主席同学共同努力，保证讨论“形散而神不散”。这需要一段时间的配合，当 tutor 与同学之间的默契程度提升，不用出声打扰，一个眼神就能起到提醒的作用。其实同学们在讨论过程中，非常关注 tutor 的表情和态度，tutor 赞许、期待、鼓励的眼神都会起到很好的引导作用，最终达到“此时无声胜有声”。

4. Tutor 的责任“育人”胜过“教书”　PBL 学习主要是培养学生对知识的兴趣、提高自主学习能力，同时培养学生的“团队合作”精神和“专业素养”。好的医疗效果并非依赖某一个医生的个人行为，而是基于良好的医 - 医、医 - 护、医 - 技、医 - 患合作，而且医疗过程中，难免会有提出质疑、回答疑问的时候，因此，要成为一名合格的医生，必须要有团队精神，并且具备一定的专业素养，包括语言表达能力、社会交流技巧等。我们的学生往往因为个人比较优秀，从而忽视“集体学习”，不知道进行合理的分工、合作，case report 的完成往往是主席 / 书记的个人所为；而 tutor 在讨论中要么对同学的提问不能正确对待，缺少足够的尊重，或者为了不得罪同学，干脆不提出任何的问题，即使已经发现有必要进一步讨论。因此，Tutor 需要随时关注同学们的表情，对提问题的同学给予肯定，对能够正确对待并回答问题的同学给予赞许，鼓励大家进行讨论、甚至争执。

此外，tutor 作为同学们的“同游人”，需要放下“师者”的架子，与同学们成为朋友，进行平等的交流；对同学们在讨论中的“反应”、“态度”的关注大于对“知识”的关注，平等对待每一位同学，一视同仁，“友好”但不“娇纵”，“严格”但不“苛刻”，在需要指出“不足之处”的时候一定不能回避，这也是对专业态度的一种培养。

三、目前存在的问题和困难

我们学校的 PBL 改革仍处于初级阶段，实施过程中还有一些困难，而且也发现了一些尚不成熟、亟待提高的地方，一切都还在不断地完善中，把我们遇到的问题列举出来，以供兄弟学校参考，希望能够起到“抛砖引玉”的效果。

1. 教案有一定的局限性　我们使用的 case 结构参照台湾阳明大学，由 4 幕组成，第一幕“发病”，提供患者的基本信息和背景资料；第二幕“检查”，提供各种检查方法和结果；第三幕“诊治”，提出诊断，并给予相应的治疗措施；第四幕“转归”，疾病的发展以及可能出现的问题。（编者语：这是临床流程的设计方式，也有它的弊病。）

在 PBL 运行的初级阶段，组织结构良好的 case 对于整个 PBL 的学习起到非常重要的作用。经过一段时间的运行后，我们发现我们现有的 case 还有以下问题值得注意：①知识点局限，缺少学科、专业之间的交叉：case 编写多由某一个专业领域的教师完成,因此往往仅强调本专业的学习目标,而忽略了和其他知识的联系;②完整性欠佳:基础医学教育阶段的 case 撰写人缺少临床实践经验,案例中遗漏背景信息、检查结果,语言也不够规范;③教案信息量分布不均衡:个别案例第一、二幕信息量偏大,学生感觉负担很重,而第三、四幕没有什么可以讨论;④ Tutor guide 提供资料与学习目标不符,“机制图”经常是某一疾病的“发病机制”;⑤设立学习目标与学习阶段不相适应,如基础学习阶段的主要学习目标为“某消化系统疾病的症状和体征”。

2. 理论教学与 PBL 案例内容重复　PBL 学习是对基础知识的拓展、延伸和对新知识的自主学习过程,不应该是对大课教学内容的复习和巩固,也不同于实验课的“验证式”教学。个别案例的学习内容与大课教学内容重复,影响学生学习兴趣。在 tutorial 的过程中曾出现下述现象,有一次,同学们拿到案例,简单一看马上就按照某一疾病的发生、发展进行很有目标性的讨论,原来是 case writer 的理论课。

3. 小组汇报缺乏互动　可能是和我们的文化传统有关,也许和教育背景有关,同学们很少有眼神的交流,语言交流也很少。经常是汇报的同学只顾埋头“读”自己的资料,不张扬、不自信,其他同学要么听,要么在准备自己的问题,不交流、不提问。不看眼睛可能是害羞,或者觉着不礼貌;不提问题可能是不想为难同学,也担心自己提的问题太简单而被别人笑话。因此,小组汇报经常显得非常“有纪律”,气氛不够活跃。(编者语:PBL 根本就不应用汇报方式,应尽量讨论不做汇报,这是教师培训不足的原因。)

也有这样的现象,有同学提出问题,但显得不够“专业”。提问的同学可能是针对某个同学,而非问题,而回答问题的同学显得不够冷静,缺乏对同组同学的尊重,回答问题变相成为“争执”,甚至“吵架”,非常影响讨论的气氛。

4. 来不及反馈与评价　按照 PBL 流程,每次课结束时,tutor 要对每位同学的表现,同学们对自己及同组同学的表现以及 tutor/co-tutor 的表现做出评价,该坚持的要鼓励,需要改进的也要提出来。可是,现实是经常会因为时间不够,要么没有回馈就匆匆下课,要么是象征性、非常宽泛地给予评价,流于形式,没有实质内容,没有起到应有的作用。Case 结束后一周,tutor 的评价会反馈给同学们,但是,此时已经是本区段第二个 case 进行了一半的时候,提出的问题只能希望在下一个区段的时候得到改进了。课后通过和学生交流、分析同学们的调查问卷,可以看出大部分同学都能积极、公正的进行自我肯定和自我批评,能对同学的表现给出中肯的建议。但是,个别同学对同组同学采取一味说“好话”,要么不关心,直接写“没有需要改进的”;同样,也只有部分同学能够指出 tutor/co-tutor 的不足之处。这并不代表同学们都完全满意,可能和“不敢”或“难为情”有关。

5. 学生对信息的加工整理、对学习目标的提炼有待提高 就目前的情况，同学们普遍"消化不良、吸收困难"。大家主要的信息来源仍然是"教科书"，对于课本以外其他资源、尤其是研究型专著的占有率不大；对获得信息进行过滤、加工、整理的能力还有待提高，同学们面对查到的信息，往往不知道哪些有用，因此常常把"小组汇报"变成一个"有声杂志报告会"，未做加工的完全转述；碰到参考资料中"观点不一致"的时候更是困难，没有分析，只有罗列；小组汇报时"读"多于"讲"，没有互动，重点不突出，影响学习效果，而且还会占用较多的时间，影响下一位同学的汇报。我们也有几个非常活跃的学生，将查到的资料整理成图，也有同学会主动站在白板前，一边画图、一边讲解，效果很好。

在设立学习目标方面，同学对问题的理解程度不够，往往将学习目标当成一个个的名词解释，难于从现象中抽提出需要学习的内容，占用了大量的时间，还可能面临找不到答案的问题。我们有一位同学，试图直接以"脑脊液的局部聚集"为主题词查询，结果找不到需要的信息。

四、PBL 引导教师小贴士

1. 遵从内心的热情，认真对待每一次 tutorial class，认真对待每一位同学；
2. 眼神明亮，表情丰富；
3. 密切关注并详细记录同学们的表现，反馈时做到"言之有物"，"闪光点"一定不能漏掉，需要提高的地方一次不要提太多；
4. 勇敢、认真地进行自我评价，及时总结，不断提高；
5. 及时反馈对同学们的评价（可通过电话、电子邮件），注意私密性，尽可能做到"一对一"交流；
6. 灵活机智，学会处理各种突发事件，比如"冷场"、"争论"等；
7. 忘记自己的专业背景，该保持沉默的时候一定要"三缄其口"；
8. 不吝啬"夸奖"，不忘记"鼓励"；
9. 坚持学习，多交流（和学生、同事、资深专家等各方面的交流）；
10. 表达对同学们的感激。

五、PBL 学习学生感言

通过每个 case 学习结束时学生的反馈、与学生座谈以及分析调查问卷（学生版）获得同学们对 PBL 学习的感言。经过 PBL 的训练，我们欣喜地发现同学们能够畅所欲言，积极、勇敢的表达自己的感受。

1. 学生感言 同学们普遍认为：① PBL 激发了学习热情：同学们乐在其中，尤其是在探索未知领域时，感到非常兴奋，并且收获很大；②学会了思考：

知道了如何将“现象”和已有的“知识”联系起来，将“结构”和“功能”结合起来，将“正常”与“异常”进行对比，从而自己得出结论，记忆深刻，这种方法终身受益；③提高了探索学习的能力：面对问题不再胆怯，不再等待老师来帮助解答，学会了分析问题，搜索新知识，独立寻找答案，将来能不断充实自己；④增强了语言表达和社交能力，敢于向同学发问，能听取同学的意见；⑤训练了团队合作的技巧：通过讨论来寻找问题、解决问题不仅充满了乐趣，而且开阔了思路，所获取的知识甚至超过了课堂的学习；⑥更加自信，也更加有“包容力”了，尤其是当自己的分析比较独到、又得到大家认可的时候。

2. 意见和建议　下面是对同学们的建议的一些摘抄，同学们普遍表现出极大的热情和很高的参与度，从不同的角度提出了自己的期望：

（1）希望教案能更贴近临床实际，在语言和内容编排上更加引人入胜；

（2）教案中实验室检查项目不全，第四幕的信息不够，使得自己查阅很多资料没有得到验证，感觉失望；

（3）希望引导教师能够多关注小组汇报时同学们的学习态度、是否思考、是否参与讨论，而非搜集到的内容是否正确；

（4）希望同学在汇报资料时能够加以整理，节省时间，不要耽误别的同学；

（5）有时老师、同学的语速太快，有的同学声音太小，听不清，希望注意；

（6）有同学回答问题像是“吵架”，希望 tutor/co-tutor 能给予指导；

（7）个别同学发言太积极、抢话，希望留时间给别的同学；

（8）小组汇报不够活跃，没有人听，也没有讨论，大家都在准备自己的发言。

六、结语

通过一段时间 PBL 学习，我们欣喜地发现同学们敢于表达自己的观点，自主学习能力、查阅文献的能力以及团队合作的能力明显得到了提高；tutor/co-tutor 的引导技巧也得到了提升。结合“学生多年来养成被动学习的习惯和学习态度”这样的现状，在目前阶段，相对于知识的学习，PBL 学习更注重对学习心态、动力及能力的培养，tutorial 的过程更应关注同学们的表现能力、表现方式。有了专业的态度，掌握了正确的方法，不愁学不到知识。因此，无需追求完美的结局，但求有完整的过程。

PBL 学习模式顺应时代的发展，代表一种新的教育理念，对高层次的医学人才的培养，对提高医学生的社会交流能力、与人合作共事技巧等都有非常大的帮助。我们内地医学院校的 PBL 仍然处于起步阶段，只有不断探索、锐意进取，才能把 PBL 的教学模式更广泛的推行开来，为医学教育质量的提高做出贡献。相信,通过大家的不断努力,一定能够建立适合中国学生特点和教学体系的 PBL 学习模式,进而促进医学教育与世界接轨。

（吕海侠　刘　勇）

第二节　PBL 的经验与心得

从 20 世纪 60 年代起,加拿大麦克玛斯特大学的神经病学巴罗斯教授,以人类思维科学理论为基础,开创了基于问题的学习(PBL)并开始在医学教育中应用,经过 40 多年的完善和发展,已成为国际上流行的一种学习方式,PBL 引入我国已经过了 20 余年,越来越多的医学院校都开始应用此学习方式,正在逐步成为我国医学教育模式改革的一种趋势。

PBL 是围绕由教师精心准备的案例,提出需要解决的问题,学生利用各种资源寻求答案,通过自学和小组讨论的方式学习相关知识。这种教学模式是以学生为中心,老师只为引导者,这不仅激发学生的求知欲望,而且在学习相关知识的同时,也培养、锻炼了学生运用理论知识去分析和解决实际问题的能力。它与传统的以授课为基础的教育模式在设计理念、实施方式、考核与评估体系等方面有着根本区别。因此 PBL 学习的指导教师(tutor),与传统授课教学的老师相比,在职责、地位、要求等方面有着根本的不同。

一、角色、地位

师者,传道、授业、解惑也。传统的授课教学中,教师是课程的主体,以传授知识为主要任务,在课堂上起主导作用,教师的理论水平和授课技巧,决定了课堂上传授知识的多少。PBL 是以建构主义理论为指导的,以学生为中心的教学方法,在基于问题的学习中,学生们是从开放性的问题入手,指导教师(tutor)对这些问题也没有现成的唯一的标准答案,tutor 与学生站在同等的位置上,学生们不必一定听从 tutor 的指示和解答。PBL 学习中 tutor 不再是课程的主体,在整个教学过程中,tutor 起组织者、指导者、帮助者和促进者的作用,他要充分发挥学生的主动性、积极性,帮助学生达到课程设计的学习目标。PBL 要求教师角色的根本性转变,从传统教学中教师是课程的主体和知识的源头,转变为学生获得知识的帮助者和指导者。

二、职责

在 PBL 中,学生是学习的主体,并不意味着忽视指导教师(tutor)的作用,tutor 能否发挥组织者、指导者、帮助者和促进者的作用,对 PBL 的教学效果来说具有决定性意义。

首先 tutor 从教案编写教师那里,了解该案例的构建、问题的设置、引导方向及预定学习目标,是一个学习小组的组织者;其次,tutor 就学生的推理过程进行提问和启发,鼓励他们对信息的批判性评价,指导学生在问题讨论中协调、整合基本知识与实际技能等。tutor 要通过提出能引发的深层理解的问题,来示范高水平的思维技能,比如问:“为什么?”“还有其他可能吗?”“你怎么知道这是对的?”另外,还要示范自己的分析、推理技能,以及进行自我评价的技能。tutor 引导学生逐步走过 PBL 的各个环节,鼓励学生对学习过程的控制调节,支持小组的积极互动,监视小组活动,以确保所有的学生都参与到活动中。

与传统教师的职责不同,tutor 不是知识的来源,一般不直接向学生表达自己的观点或提供有关的信息,尽量不利用自己的知识去问一些能把学生“引到”正确答案上的问题。tutor 应该在认知过程上提问,针对的是问题解决过程中的计划、监察、控制和评价活动,而不涉及具体领域的知识,比如:“我们还需要弄清什么,下一步该怎么办,有不同的意见吗”等。

虽然经过 tutor 培训,但很多教师多年形成的思维定式很难迅速转变,潜意识中仍然固守“教师的职责”,无论是学生忽略了重要信息、还是判断错误,tutor 经常会有“控制不住自己要告诉学生答案的冲动”,曾有一位很有责任心的教师问“看着学生们在犯错而不纠正,是否有误人子弟之嫌”。其实与传统的讲授式教学相比,PBL 强调教师不把现成结论告诉学生,而是让学生自主探究问题,重视学生在探究过程中获得的体验和感悟。初级的 tutor 最容易忽视这一点。

在 PBL 课程的开始,tutor 需要更多地发挥支持作用,而随着活动的进行,学生分析、推理技能的提高、参与热情的增加,他会慢慢地隐退,更多地让位于学生的独立探索。一个好的 tutor 不会限制学生对各种可能的未知领域的探索,但他会精心地把学生引导到问题空间的关键侧面,从而更好地利用问题所提供的学习机会。

三、要求

首先对教师的专业知识的要求不同。传统的讲授式教学,课程有较明显的基础与临床、学科与学科的界限,每次授课的内容都有教学大纲详细的界定和规范,教师必须充分掌握教学大纲要求的内容,从某种意义上说,教师在此专业领域的知识越精深广博,就越有利于教学效果的提高。而 PBL 课程对教师的专业知识要求就不尽然,其一,PBL 课程的设置就是以真实问题或病例为中心,涉及基础、临床不同学科甚至社会人文等多方面知识,不可能有 tutor 能够对课程涉及的所有知识都有精深的研究和造诣;其二,有研究表明,专家型

tutor 在 PBL 并无绝对优势，因为在人的认识过程中，已有的知识和经验有先入为主的特征，专家型 tutor 指导的 PBL，更容易引导学生获得正确的答案，小组讨论的效率高，但在某种程度上限制了学生脑力激荡的视野和激情，而非专家的 tutor，更像学习的帮助者和促进者，虽然学习效率较低，但给予学生更多的空间发挥想象力和创造力。国外有些医学院校 PBL 课程的 tutor，扩展到有医学知识的教师、律师等社会志愿者，而且取得了良好的效果。在我国医学院校的 tutor 多以在校教师为主，tutor 指导的课程虽然跨越基础、临床各学科的界限，但只要认真参加 tutor meeting，认真学习教案，在专业知识方面都没有困难。

其次，虽然 PBL 课程的 tutor 不再是课程的主体，但对教师的能力提出了更高的要求，tutor 不但要了解足够的专业知识，还要了解案例中问题的设置背景、学习目标，了解各种评估学生表现的原则和方法，了解促进学生发现、分析和解决问题能力的技巧，掌握引导学生自我学习、自我评价的能力等。只有经过完善的 PBL 师资培训，并不断在实践中探索，才能成为优秀的 tutor。

四、授课技巧

传统的讲授式教学，虽然也要求课堂上生动活泼、师生互动，但教师终究是课堂的主体和掌控者，因此对于 20~30 人的小班级或 200~300 人的大班级，教师都能够游刃有余、收放自如。但要把 8~10 人的 PBL 课程进行得生动、活泼、有序却绝非易事，因为学生是课程的主体，作为辅助的教师，要帮助学生在既定的课时内，达到预想的学习目标，既不能“喧宾夺主”，又不能“袖手旁观”，掌握干预的分寸十分重要。对于不同性格、不同专业、不同阶段的学生，因人而异。对于刚刚接触 PBL 课程的学生，他们从小接受传统的课堂教育，突然接触 PBL 这种完全由学生作为学习过程核心的教学方法可能会觉得无所适从，整个小组都很安静，这时 tutor 无论是在发现问题、分析问题还是提出假设等阶段，可能都要干预，以推动课程的进行；当学生讨论偏离主题时，tutor 要在不提示其正确答案的情况下将讨论拉回到预定主题上来；当小组思路奔放、讨论热烈而超过时间，tutor 要在不损伤他们热情的前提下适时提醒时间的限制。

在 PBL 课程中，较棘手的问题是遇到沉默的学生。传统讲授式课程，学生的沉默只是对教师授课的反应，不影响课程的进行，也不是评估课程效果的指标，有的学生没有接受教师的信息，有的学生接受而不理解，还有的学生已经吸收了教师传授的知识而不愿表达。在 PBL 中学生是问题的发现者和解决者，必须赋予他们对于自主学习和教育的责任，培养他们独立自主的精神。每位学生都应主动积极地参与整个过程，发表意见、分享成果，沉默的学生不但自己没有得到知识、提高能力，也影响整个小组的成绩。沉默的原因可能有很多种：有些为天性沉默寡言，有些对知识的掌握或自我表达方式不自信，有些对 PBL 方式不感兴趣，有些与同学关系不融洽……。教师可能要花费更多的时间和精力，通过课上鼓励、课后谈心等方法了解问题所在，应对方法因人而异，总的原则是多以积极鼓励的方法，适时创造机会让他发挥，适度夸奖以建立其信心，考虑自尊，不刻意指出，需要时使其担任主席或记录的角色，增加他的参与度。考虑到人的功利和懒惰等因素，将 PBL 课程考核量化，并增加其在毕业成绩中的比重，可能更加有效。

五、评价

从心理学的角度来说，问题可分为结构良好的问题和结构不良的问题。传统教学中的问题是结构良好的问题，答案是在限定的条件中预先设定好的，解决过程和答案都是稳定的；PBL 中的问题基于真实世界中的问题，是属于开放的、结构不良领域的问题，解决方法也不是唯一的、恒定的。因此，不能用传统教学的评价标准来衡量 PBL 的教学结果。比如，一个缺铁性贫血的案例，4 个学习小组的报告各不相同，有的侧重于贫血的发病机制，有的对实验室检查分析的十分透彻，有的对药物治疗更感兴趣；在一个循环系统案例中，患者的最终诊断为扩张型心肌病，1 个小组虽然诊断为不典型冠心病，但这个小组对该病例的讨论视野开阔、讨论热烈、获取知识广泛，教师仍旧给予了他们较高的评价。因为 PBL 的培养目标，不但要求学生掌握医学理论，还要掌握学习、沟通和研究技巧及持续学习的能力，更要树立学生的关怀、信任、责任、团队等精神。

Tutor 对 PBL 学习的每一步，都要进行评估，而且是多方面的，虽然所有评估的根本目标都是鼓励学生围绕着问题进行思考，但如何评价学生的自主学习能力、分析推理能力、沟通协作能力等，没有可遵循的依据或标准，给 tutor 在实际操作中带来困难。我们的经验是，既要横向比较，又要纵向比较，多用鼓励、良性刺激，这些都可以激发学生的学习热情和主观能动性，即使对后进的学生也尽量不用批评、负面的评价。

总之，PBL 学习的指导教师（tutor）与传统授课教学的老师相比，虽然不再是教学的主体和中心，但他发挥组织者、指导者、帮助者和促进者的作用，对 PBL 的教学具有决定性意义。PBL 学习对教师提出了更高的要求，只有在不断学习和实践中，才能理解其精髓，逐步掌握引导学生自主学习、鼓励学生沟通合作、帮助学生分析推理的能力。

（李海丰）

第三节 PBL对手术室护理可持续性发展的现实意义

随着外科新手术和新技术的不断涌现，手术室护理工作内涵不断扩大，手术室护理工作及护理教育有了较大的进步，手术室专科护理和整体护理的理念不断深入。手术室护理在推动外科诊疗及手术水平的前进中发挥了重要作用。手术专科护理小组的成立、临床护理专家的培养、手术室护士适任培训的开展、与科研的密切配合、与国内外的合作交流均促进了学科的有序发展。采取合适的继续教育模式，建立一支高效、可靠的手术室护理队伍，是保证手术室护理可持续性发展的关键，实施基于问题的学习（PBL）就是一种新的尝试。

一、相关概念

1. 可持续发展 可持续发展（sustainable development）的概念最先于1972年在联合国人类环境研讨会上正式讨论。1987年，世界环境与发展委员会出版《我们共同的未来》报告，将可持续发展定义为："既能满足当代人的需要，又不对后代人满足其需要的能力构成危害的发展。"1992年中国政府首次把可持续发展战略纳入我国经济和社会发展的长远规划。1997年的中共十五大把可持续发展战略确定为我国"现代化建设中必须实施"的战略。这是一种新的发展观、道德观和文明观。

2. 手术室护理 伴随着外科学的发展，手术室作为对患者集中进行手术治疗和诊断的一个特殊场所，逐渐形成并发展成为外科乃至医院中的一个重要部门。手术室护理也经历了一个从无到有、从小到大、从简单到严谨的发展过程。而在发展过程中，逐渐形成了一套自己独特的护理体系，有学者称其为"护理的第一专业"。而随着科学的进步，将进一步强化手术护理研究，为其向专业化、专科化手术护理的发展、完善，奠定更强有力的基础。因此，对手术室护理工作和护理技术也提出了许多新的要求。专科护士培养体制的不断完善，专科护士的大批涌现，正是手术室专科建设的关键。

3. 基于问题的学习 基于问题的学习（PBL）是1969年美国神经病学巴罗斯教授在加拿大的麦克马斯大学创立的一种自主学习模式，是指在基础课或临床课中，以问题为基础、学生为主体、教师为导向，并运用科学的方法发现问题、寻找信息和知识空白点，以加强自学及团结协作、解决问题为目的的一种教学方法。PBL被认为是联系理论与实践之间的一座桥梁，是一种全世界医学院校公认的教学方法。从20世纪90年代起，PBL被引入我国护理教育，主要应用于中专、大专、本科的专业基础课、临床课、临床带教、个案分析及护理查房教学活动中。2008 年,瑞金医院手术室首次将 PBL 学习应用于在职低年资护士的继续教育,受益良多。

二、PBL 在手术室护理继续教育中的应用

1. 应用对象　手术室低年资护士,包括新职工和 2~3 年护士,按工龄分别成组,各推选组长 1 名。

2. 前期准备　由科护士长、教学护士长、协同手术室普外科、妇产科、神经外科、关节外科等各专科组长,组成 PBL 专职小组,进行每月 1 次专科手术案例的选择与设计、课程安排及考核工作;与低年资护士共同学习掌握 PBL 学习方法的概念、实施及关键点,制订教学计划及工作流程,明确职责。

3. 项目实施　月初由相关专科组长给出手术案例,并根据案例提出问题;由组长协调安排组员分工,带着问题去查阅有关文献资料、结合实际工作进行解答,并在专职小组内交流;然后再次提出问题、查阅资料后予以完善;于月末以 PPT、视频等形式在科内开展课堂讨论、总结。即分为提出问题—建立假设—收集资料—论证假设—小组总结五个阶段。

4. 反馈调整　各专科进行相应年资护士的理论考核与操作考核;通过问卷调查了解全体护士(包括参与教学或旁听讨论者)对 PBL 实施过程及效果的评价与建议,并在下一次 PBL 学习中进行修改或完善;同时,结合外科手术的发展,及时更新案例;结合日常工作与考核,评估护士专科医、教、研及管理等各方面的情况。

三、护士考核结果

1. 与历届相应年资的护士比较,理论考核成绩无明显差异,采用 PBL 学习组的操作考核成绩显著优于历届护士。

2. 对现实工作中实际问题的判断思路、协调能力、解决技能以及处理结果等,PBL 学习组护士的优势较为突出。

3. 带教技能、科研水平、论文撰写、文献查阅、多媒体制作、创新意识、服务理念等综合素质方面,PBL 学习组的护士更为全面。

4. 参与教学的专科组长及护理骨干的带教意识、讲解水平、专业知识、沟通技巧、管理理念等也有了长足进步。

四、成效分析

PBL 学习成果的展现,有效确立了其在促进手术室护理可持续性发展中的意义。

1. 充分体现公平性　在传统的教学中,往往以带教老师讲课为主,忽视

了低年资护士的感受与体验,没有双向交流启迪的过程。而在PBL学习过程中,改变了两者支配与被支配的地位关系,而是以患者的疾病问题为基础,以护士为中心,以教师为引导,将理论与实践很好地联系起来。每次教学,每位组员的分工各有不同;应用于每一届护士的案例除有需要调整完善的内容以外基本相同;每次课后,都会由专职小组提出反馈意见,并对已完善之处给予肯定;带教老师每次都要应对教学过程中出现的新问题,在答疑解惑的同时不断完善案例。因此,所有人都在整个教学过程中获得知识和解决问题的技能,促进学生间、教师间、师生间的公平交流。

2. 保持可持续性的趋势 PBL学习内容设置涉及各个手术专科,有从第1年到第3年的阶梯式递进,注重由洗手护士、辅助护士的单纯角色到统筹安排的全面发展,并能及时结合现实工作中出现的新问题、新技术,使得每次教学既有必须掌握的基础知识,又有切合实际的专业技能与应对技巧,通过课后讲评与改进,不断充实教学内容与形式,丰富了教学成果。教师队伍的整体素质逐步提高,有序地进行培养性授课,同样构成了递进式的师资培养。而低年资护士专业水平的持续性提高也得到了保障,更激发了教师的教学积极性,工作经验与职业精神得到有效传承。教与学之间,形成良性循环。

3. 维系和谐的生存状态 PBL学习,对师生而言,既是考官又是学员,既是演员又是观众,有经典也有创新,有遵循也有颠覆。任何事物任何状态的存在,都有其必然性与偶然性,只要协调好相互间的关系,就可以保持一种互惠共生的关系,促进其合理性。因此,从中所体现出来的团队合作精神是教学活动得以顺利开展的关键,更是在手术护理实践中赖以生存的先决条件。其次,PBL学习案例,充分体现出专科知识侧重点,而同时又模糊了各学科间的界线,使各学科横向联系起来,在查找护理专业资料的同时,可能会汲取到更多边缘学科的最新相关信息,从而拓展了知识涵盖面。

4. 满足各护士群体的需求 手术室对护士而言,并非单纯的工作场所。价值观取向决定了护士业务之余的动机与追求,因此只有立足于人的需求,才能向不同年资的手术室护士提供实现美好愿望的机会和充分的发展空间。PBL就是在教与学的过程中,提供给双方学习、锻炼、沟通,展示文献查询、演讲示教、多媒体制作等才能以及现场状况驾驭手段与能力的机会与平台,完成自我实现的最高境界,同时,积极向上的科室文化得到进一步弘扬。

5. 提高效益性价比 传统的授课,以记忆、强制灌注为特点,重知识传授,轻素质和能力培养,学员多数处于被动地位,教师成为学习过程中的主角。而PBL学习是以低年资护士讲授为主,与专职小组共同讨论,课堂气氛活跃,充分展现双方的主观能动性,尤其有利于低年资护士自学能力和创新精神的培养。PBL学习正是改变了以往单向式的教学法,把教育对象的教育意图转化为受教育者的自觉行动,加强护士学习的主动性,所以更符合现代手术室护理教育理念。护士评判性思维能力、解决实际问题的能力得到了提高,也有利于进一步加深对业务知识的理解、掌握和运用,以更好地适应手术室专科护理工作。

6. 取得阶跃性的成效　伴随着外科学的发展,手术室逐渐形成并发展成为外科乃至医院中的一个重要部门。手术室护理工作日趋科学化、理论化、系统化、规律化,尤其涌现出了大批专科护士,其参与意识和观念也在不断优化。医学模式的转变以及人本管理、人性化服务的主流影响,对手术室护理工作和护士的综合素质提出了更高的要求,PBL 就为提高专科护士的整体素质提供了有力支持。通过结合护士梯队化培养计划、合理培训课程、更新教学模式,有步骤、分层次地开展专科业务学习和操作培训,配合人文素质培养,全面提高了护士的综合实践能力,为专科建设奠定了坚实的基础。

五、存在问题及相应对策

经过 3 年来对低年资护士实施 PBL 学习的努力,我们在促进手术室护理可持续发展方面取得了一定成绩,但同时也面临着许多矛盾和问题。

1. 缺少系统性的手术室专科 PBL 教材　由于 PBL 在我国甚至全世界也只处于刚刚起步的尝试性阶段,经典 PBL 需要打破学科界限,打破原有的教学体系,不再依赖某本教科书,对传统的教学内容有所取舍,围绕临床问题编制多学科交叉融合的综合教材。这就要求教师不断完善自己的知识结构、改变自己的思维方式,针对手术室实际工作设计出具有思考价值的问题;还应更加敏锐地洞察学生的思维和心理,为学生的自我探索和研究提供必要的方向性引导和信息上的支持;但同时面临的还有手术业务的快速增长、外科技术的日新月异,对专职小组编制教材也提出了挑战,必须与时俱进。

因此,实施 PBL 学习以来,虽然专职小组持续对教材内容进行修订,但必须在经历并达到一定量的积累之后,方可形成较为成熟、完善的系统。

2. 缺少科学有效的评价方法　教学方法的改革,需要相应的考试方式与之配套,而 PBL 不同于传统的教学方法,所以用传统的评价体系不够科学合理,甚至受到限制。国内外对 PBL 的效果也一直缺乏有效且一致的评估方法。大部分教师认为考试需要对实际知识回忆,并通过客观题形式显示出来,而对于个人能力的评估较难衡量。可见,如何发展有效可行的成绩评价手段和方法,也是应该关注的问题。

于是,通过理论、操作考核,结合情景模拟考试,以及专科组长、带教老师、护士长等人员的主观评价,可以较为全面、动态、真实地考核个人业务水平及综合能力。

3. 人力资源有限、队伍结构尚待优化 护理工作内涵扩大，工作量大幅度增加，而人数核定一直沿用1978年的人力资源配置标准，且还难以真正落实；手术室护士的时间被大量间接护理工作和非护理工作占用；由于女性多，在编不在岗现象严重；由于教育体制关系，高学历护士比例尚低；外科病房急剧扩容，加之护士培养周期的限制，低年资护士成批加入；同时，多数医院的资深手术室技术骨干相对少，管理者更少。于是，有限的时间和精力阻碍了护理水平的提高，无法再作深层次的探究，对全新教学方法的应用造成了障碍。缺乏优质师资，没有充裕时间，长期所处疲惫状态，阻碍了PBL学习的顺利开展。

只有通过适当沟通与宣传，获得医院以及社会层面的理解与支持，调整政策、增加投入、稳定护士队伍、优化层次结构，才能不断完善手术室护士的在职培训体系。

六、小结

一个成熟的发展模式，要达到永远保持其合理性，不仅要有动力学的机制，而且应当具有自我评价、自我约束、自我反省、自我规范的机制。手术室在实施PBL学习的过程中，边实践、边修正，不断反馈。虽然还存在着许多不足，但在我们的继续探索下相信会日益完善，最终实现手术室护理的可持续发展。

（周 双 王 维 钱蒨健）

第四节 参与PBL系列课程的感想

在过去的教学实践中，我经常将实际病例与课程教学的内容密切结合，希望通过这种教学方法给予学生一种理论联系实际的学习范例，从教学效果来看肯定比单纯的理论讲解或灌输式教学效果好，也认为在教学方法上作了不少改革性的探索。但2007年学习PBL到今年下半年实际参与PBL，使我对教学的改革有了进一步的认识。为此，谈谈自己的感想。

一、热心PBL的由来

30多年前在我当实习医生时，我最感兴趣的是每周一次的科主任教学查房，这些主任教授扎实的基础医学知识与现实病例临床表现和症状的完美结合与联系的讲解，一次次促动我学习神经。每天我都会去图书馆查找资料，从参考书中为自己接触的病例寻找机制和解决问题的答案等，这也是自己建立的一种基础与临床知识相结合的学习方法。记得当时由湖南医学院编写的《生理生化与临床》一书，是我印象中较深的基础医学知识与临床实际较好结合的讲座体系的参考书，也是我当实习医生期间经常会去翻阅的书籍之一。自己在学生时期所接触的基础与临床紧密联系的学习氛围,也为我后来在从事教学工作中,大量收集相关病例、充实实际教学过程,并在八年制病原生物学教学改革实践中开展 CBL 教学奠定了基础。2007 年我总结自己的教学体会,专门撰写一篇“PBL 运用在寄生虫学教学中的体会”,发表于《热带医学》杂志 2008 年第 1 期。从台湾阳明大学学习后才使我明白,自己在八年制病原生物学教学中所采用的是以病例入手,结合临床和实际应用以启发性教学为主的教学方法,这样一种新型的医学教学模式严格地讲应该是 CBL(case-study based learning),是我国在高等医学教学中首次提出的一种新型的教学模式和医学教育方法的探索。而 21 世纪经济和科技的竞争实质是人才质量竞争,人才质量的差别就在于掌握专业知识和技能、更在于人的素质。而当今医学教育较为普遍采用的 PBL 对培养具有自学、创新、自主教育和科学思维能力的头脑,同时具有个体发展优势的全面发展的高素质人才意义重大。

学校结合医学教育改革,在八年制医学教学方案中对 PBL 系列课程的设计,也的确提高了自己参与的热情,从台湾阳明大学学习回来更激发了我参与 PBL 的信心。上海交通大学医学院八年制临床医学教育采用的 PBL 模式,也一定会激励一大批学生提高自主学习的积极性,高素质的医学人才也会脱颖而出。

二、参与 PBL 也促进我勤奋自学的热情

PBL 学习突出了以学生为主体,使学生在提出问题、解决问题以及寻找答案的过程中获取知识,培养能力。教师的作用在于控制课程进度并确保达到计划要求的教学目的,要求所有的学生都能完成规定的学习任务。教师要善于调动学生的积极性、控制教学节奏所发挥作用的前提是要有一定的相关知识,能有效组织学生参与学习过程。所以,自己在接收到每一个 case 后,第一点是通读《教师版》的注意事项、提示的问题、备课要点以及附录材料等。通读后的理解也完全是一次自学相关知识的过程。翻开《实用内科学》、《默克诊疗手册 - 世纪版》、《病理生理学》等一本本相关学习书籍;打开电脑点击一条条有关信息,在浩瀚的医学知识海洋里探索,我似乎感觉又一次回到学生时代,针对一个个问题和疑点寻找答案。但我更明白自己作为教师的责任性,因此我要弄清楚每一个问题。比如,《真想生个孩子》中,下丘脑—垂体—卵巢轴的异常、高胰岛素血症和高雄激素血症、LH/FSH 比值等与 PCOS 形成的相互关系,涉及一系列相关激素的调节与反馈作用,是实实在在地经历一次多囊卵巢综合征的致病机制及诊治知识的自学过程;同样,《嘴歪了》所涉及的中枢神经和脑血管的解剖学,以及脂质代谢、糖代谢的异常与动脉粥样硬化的关系等知识的学习,也丰富了自己的知识结构。应该说,是参与 PBL 改革激起了我自学

的兴趣和热情，这种热情也延伸到了专业课程的教学，今年又编写出用于06级八年制病原生物学CBL学习的病例，提高了专业课程的教学效果，病原生物学CBL教学法的实施也为学生进入下一阶段的PBL改革打下了基础。

三、认真编写教学案例体现自己工作的责任性

带着任务去台湾阳明大学学习，也在学习过程中促进了任务的完成。在学习前学校为我布置了编写PBL案例的任务，由于自己在日常教学中积累一些病例，自己觉得能完成任务，但在全程参与台湾阳明大学PBL学习过程中才明白，医学教育中的PBL模式是强调把学习设置于复杂的、有意义的案例中，通过学生的合作解决病例中真实性问题，并通过学习隐含于问题背后的医学、人文知识，形成解决问题的技能，培养自主学习的能力。PBL案例的设计要达到这种学习目的，在获得真实的病例、不违背科学性的前提下进行加工修改认真编写，这完全是自己对有关基础和临床医学知识的学习、理解，从而组合成教学案例的情景、教师注意事项、备课要点、讨论的问题和相关的附录材料。我选择了一个十二指肠钩虫性贫血症病例，在经历长期被误诊为胃炎、消化性溃疡、下消化道出血性炎症、下消化道肿瘤等的情况下，最后通过内镜检查首先在回盲部结肠确诊有钩虫成虫寄生，使疾病诊断明确、治疗有效。这样一个素材按照学习目的，经多次修改撰写并拟名为《移居他乡》的PBL案例，将基础医学的血液生理、铁的代谢、肠道结构和运动、钩虫生物学特性等知识，与临床消化系统的胃/十二指肠炎症、溃疡、出血性病症等知识结合起来，并向学生提出了一个误诊所面临的医学社会学问题，使学生能对今后从事医学工作的责任性有所思考。这样一个教学案例的撰写过程，既是自我学习、充实知识、提高能力的过程，也是面临一个教师工作责任性的检验，学生、同仁和专家就是对自己工作情况评判的最好考官。

四、PBL对提高学生素质培养的促进作用

传统的以讲授为基础的教学方法，尽管教师采用启发式教学，也尽可能地进行师生互动，但受到客观条件限制，实际还是表现为以教师为中心的教学模式，很难做到像PBL模式那样充分调动学生学习的积极性和主动性，促进学生对知识的理解与记忆，重视对学生分析解决问题能力的培养。

在我参与的PBL学习小组的8个学生中，在开始第一个循环系统案例学习时，有个别学生的参与积极性不高，显示出羞羞答答的状态，也难免有相互“不协调”等现象；但同时也有表现出运用知识能力、各科知识横向联系和分析问题能力较强者，特别是个别学生能较好地将基础与临床知识结合和显现出解决问题的能力。随着课程的进行，到了第四个泌尿系统案例的教学时，学生

已经可按照学习目标，通过各种形式获取新知识，并能较好地提出、分析和解决实际问题的学习技能，也得到了全程参加第三学习小组教学的台湾阳明大学教授的认可。因此，在我们运用 PBL 学习过程中，显现出培养学生自学能力、创新思维能力、结合临床病例将基础与临床知识点有机结合地获取知识的能力、分析和解决问题的能力、交流和团队合作的能力，以及运用信息资源能力等方面的促进作用，为培养高素质的医学人才奠定基础。

实施 PBL 对提高学生综合素质培养的优点是显而易见，同时也可以促进教师掌握新理论、新技术，改善知识结构，提高自身素质，从而也可提高课程教学的效果。学生刻苦钻研的求知品质，打破了“唯师是从”的理念、提倡“创新和事实”的学习氛围，分工协作探索科学知识的求索精神，包容、平等、互动、和谐的人生品行，以及培养自身厚实的医学人文素养等。这些在 PBL 学习过程中，学生所体现出的许多可贵的品质也是对我的一次再教育。

（徐大刚）

第五节　PBL 学习伊始点滴

一、前期试点 PBL

自 2006~2008 年 3 年间，上海交通大学医学院曾在 2002 年级至 2004 年级临床医学七年制小班中试行以系统为中心的教学，作为以系统为中心教学的基础教室，我负责了心血管系统的绪论、药理学总论、心血管药理与内分泌药理的授课。在医学基础学习阶段结束前，我有幸与临床医生合作，参加了两次以病例作为引导的 PBL 讨论课，由于我有从事临床工作十年的经验，因此也负责 PBL 病案的撰写。

首个 PBL 学习课程是在各器官系统整合性课程学习的基础上，以高血压 / 心肌梗死与肥胖症 / 糖尿病两个实际案例作为切入点，结合病例，采用以问题为基础，学生主动参与，教师启发引导的学习模式，让学生系统地复习有关的基础医学理论知识，作为基础医学与临床医学的一个转折点，对同学下一步的临床医学学习给以指导。实际讨论课程分为三部分，两周结束，共计 10 个学时。第一部分 PBL 讨论课由两位主讲老师介绍两个病例，部分案例学习时还将案例的主角请到教室里，让同学们有机会现场问病史、给患者做体格检查，由教师为学生们补充病例中的相关临床病史，然后组织学生讨论逐步归纳出 8~10 个主要论题，然后学生们分组（每小组 6~7 人）进行一周的学习讨论。每个学生需要完成书面作业，并针对其中 1~2 个主要论题进行深入准备，在第二部分讨论前，安排一次教师课外答疑，以掌握学生动向与状态，同时学生递交第一份书面作业;第二部分 PBL 讨论课由学生分别就这两个病例的主要论题进行全班大组讨论,在讨论中主讲教师加以点评与引导,肯定成绩,提出一些不足及应当深入分析的方面,对进一步讨论提出指导性意见,同时邀请其他有关教师参加,集思广益;第三部分 PBL 讨论课在教师辅导、同学继续寻找材料补充学习的基础上,进行再次大组讨论,学生分别发言后,由两位主讲教师进行总结、归纳,提出代谢综合征概念,并对今后的学习方法给以指导,启迪学生树立诊断、预防及健康促进的综合理念。学生在课后修改原有书面作业,一周后递交第二份书面作业,并由教师对学生的讨论情况及书面报告进行分析总结和点评。

在 PBL 课程结束后,同学们感慨万千。许多同学主动与我联系,希望关注自己讨论的病例将来的发展情况,其中还有一位是来自台湾的学生,课程结束后也给我留下了联系方式希望将来进一步交流学习。通过 PBL 学习,学生们真正感受到了自主学习的快乐,并形成了一种学无止境的观念。记得我在 2006 年第一次聆听关超然教授有关 PBL 学习讲座时感受最深刻的观念之一就是:PBL 学习倡导的是终生学习的理念,而学生们在 PBL 讨论课学习中和学习结束后的表现,也正是 PBL 倡导终生学习观念的可喜成果。

二、正式展开 PBL

2007 年底,在正式开始大规模 PBL 学习之前,我有幸参加了医学院组织的赴台湾阳明大学 PBL 学习的观摩学习,并参加了关超然教授在台湾阳明大学组办的 PBL 进阶培训班,第一次系统学习了 PBL 学习的备课、组织实施与教案撰写等培训。2008 年,在医学院主管教学的黄钢副院长的主持下,PBL 学习课程作为正式课程在八年制学生中全面展开,第一期共有九大系统的病案分别开展 PBL 讨论课学习,由基础医学院教学副院长担任主讲教师,教案分别由基础教师及临床医师撰写。在 PBL 的学习中,学生们的学习积极性充分被调动起来,其中参加 PBL 的上海交通大学医学院第一届八年制 2005 年级学生早已离开基础医学院,进入临床实习,有的同学已赴国外深造,他们也写下了自己对 PBL 学习的体会,希望给学弟学妹们积极的鼓励和有益的帮助。

(陈　红)

参考文献

1. 崔晓阳,李益,廖虎,等 .PBL 学习法在我国医学教育中的应用及存在问题 . 医学教育探索,2010,4(9):439-442.

2. Susarla SM, Bergnan AV, Howell TH, et al.Problem-Based Learning and Research at the

Havard school of Dental Medicine A Ten-Year Follow-up.Journal of Dental Education,2004,68(1):71-76.

3. Hmelo-Silver CE,Barrows HS.Goals and strategies of a problem-based learning facilitator. Interdisciplinary Journal of Problem-based Learning,2006,1:21-39.

4. Mcpanland M,Noble LM,Lnllvgston G,et al.The effectiveness of problem-based learning compared to traditional teaching in undergraduate psychiatry.J Med Educ 2004,38:859-867.

5. Dolmans DH,WolfhagenI,et al. 以问题为基础的学习(PBL)中通过小组活动解决问题:紧紧抓住 PBL 的宗旨 . 国外医学:医学教育分册,2002,23(4):45-46.

6. Leung KK,Wang WD.Validation of the Tutotest in a Hybrid Problem-Based Learning Curriculum.Adv Health Sci Educ Theory Pract,2008,13(4):469-477.

7. 汤丰林,申继亮 . 基于问题的学习与我国的教育现实 . 比较教育研究,2005,26(1):73-77.

8. Kindler P,Grant C,Kulla S e,t al.Difficult incidents and tutor interventions in problem-based learning tutorials.Medical Education.2009:43(9):866-873

9. 黄鑫,胡艳波 . 医院手术室数字化转播系统的设计与完善方案 . 医院数字化 .2010,25(8):36-38.

10. 陆希平,王本荣,陈家玉 . 问题导向学习文献回顾与未来展望 . 西北医学教育,2006,14(4):378-380.

11. 刘利平,方定志 .PBL 学习方法的调查和探索 . 医学教育探索,2006,5(1):95.

12. 余咏,胡华,郎红娟,等 . 应用 PBL 学习法进行临床护理带教的尝试 . 护理研究,2003,17(6):663.

13. 王维,钱蒨健 . 以问题为基础的教学方法在手术室护士培养中的实施与效果观察 . 齐鲁护理杂志,2010,16(12):117-118.

第十章
学生的体会

第一节　PBL 学习体会

本学期,“PBL”这门课首次出现在 05 级临床八年制学生的课程表上。起初,对我们而言,这三个大写字母仅仅是“Problem Based Learning”的缩写,和“CBL”没有什么明显的差别。然而,经过大半个学期的病例讨论和机制图绘制,我们有成长、有收获,对这门课程也有了新的看法,总结下来,仍然是“PBL”三个字母:“Personality”、“Breakthrough”、“Learning”。

一、Personality——个性

当今社会常常宣扬和鼓励学生个性的发展,但在传统课程中,多数学生都是跟着老师、课本走,难以自我发挥,鲜有机会展示自己的个性。PBL 则不同,它是以小组为单位,围绕病例展开自主讨论,每一次的个人发言都是一次个性的展示。由于各个组员性格不同,表达方式也不同。起初,大家会争先恐后地表达自己的想法,说话倾向于绝对化,对别人的意见予以否认,一味坚持自己的想法,甚至在第一次讨论中出现了过激争论。此外,课堂上还时常会发生多人同时发言的情况,各说各的,最终其他人什么都没听清。然而很快,组员们便发现这样不利于讨论的开展,纷纷开始注意自己发言时的语气和态度,看法也趋于客观,学着在保留自己意见的同时倾听别人的意见。在讨论气氛稳定后,每位组员的个性也通过一次次的发言逐渐变得鲜明起来,正如来访的台湾教授所说,我们的组员各有特色,既有咄咄逼人的主攻,也有见缝插针的助攻;既有滴水不漏的防守,也有老成持重的军师。这些鲜明的个性不仅使整个讨论的气氛既热烈又不失和谐,也保证了讨论张弛有度,效率明显提高。更重要的是,组员们并非只是单纯地在课程中彰显个性,我们往往在相互之间的磨合中学会如何合理、得体地展现个性,甚至是个人魅力。这些都将对我们未来的学习、研究和工作产生不可磨灭的影响。

二、Breakthrough——突破

在课程的整个进程中，我们确实通过不断地总结取得了长足的进步。同时台湾教授的来访可谓是锦上添花，帮助我组突破了不少瓶颈，使我组的讨论层次大为提升。

1. 人人参与 search　原先我组与其他小组一样，在讨论结束后，将遗留的问题分派到个人，课后各自搜集相关资料，并在下一次讨论时做出回答。这个做法乍一看无可厚非且理所当然，但实际上存在不少弊端。组员往往只关注自己负责的内容，对于其他内容则等着别人的报告，但真到了别人报告的时候却又忙着准备自己的演讲，结果并没有听进多少。此外，由于个人只要查一方面内容，所以很少能系统考虑整个病例的走向及机制，也很少有课后组员间的交流，这样一来，讨论其实不是真正的讨论，无非是汇报加提问加答疑而已，并不能起到切实掌握疾病机制的作用。在台湾教授的提点下，我们主动提出改变原来的做法，不再详细地分工搜集资料，而是各自搜集讨论中遇到的所有问题的资料，并在课前将大致机制图绘在白板上，由一个人先讲，其他组员可以补充内容并直接上去修改机制图，这样，不但每个人对整个机制心中有数，而且还减少了 PPT 汇报中难以避免的重复或是拖沓的问题，取得了不错的效果，汇报时间较以往大大缩短，并且为后面的讨论打下了较好的基础，讨论也较之前热烈，并且更贴近主题。另外，由于整合机制图牵扯到不少曾经学过的科目，因此我们往往会遇到想不明白的问题，于是会聚在一起讨论，虽然花费了大量时间精力，但收获颇丰，且大家都感觉有利于对知识的融会贯通。

2. 堂堂绘制（concept map）　一般说来，各组都是在一个病例结束后再绘制出庞大的机制图。如上所述，我组作出的改进就是每堂课的开始都绘制一张机制图。这张机制图主要是根据目前的病例进展，结合基础机制，利用组员课后搜集的资料绘制而成的。用台湾教授的话说，就是一次一张机制图，逐渐深入细化，最后的机制图即由几份小机制图合成。也就是说，最后的机制图绘制工作实际上由组员分摊了，减少了一个人整理制作的庞大工作量，同时也加深了每个人对整体机制的印象。

此外，通过这次经验的成功借鉴，我组认为，充分利用它山之石，学习他人所长，必然对自身提高有所帮助。这对于我们刚起步的 PBL 而言，尤其重要，因为这可以帮助我们少走弯路，迅速赶上有经验的同行。

三、Learning Process——学习过程

PBL 对我们的知识整合能力的培养是非常有成效，有意义的。两年内所学到大量基础医学知识可能只是以一条条标题或者一组组试题的形式存留在

我们的大脑里。而它们正迫切地想突破那层禁锢寻找以新的方式为我们所用。PBL 是以病例为基础的学习，就迫使我们要对现有所学的知识进行交叉和深入的整合，以完成对一个疾病发生发展的解释。这样的学习不仅仅能锻炼我们对知识的运用和反馈能力，也使我们的思维变得更为缜密。这样的学习对我们自身来说其实也是一大挑战，我们首先需要对普遍的理论进行整合，其次还要针对病例进行归纳和总结。

当然，在这个过程中，我组也走过一点弯路，比如前期我们比较注重临床的内容，海量搜寻众多相关疾病的临床知识，费了大量的时间和精力，结果涉猎是广了，但是却没有对案例中的学习点重点学习，降低了学习效果。中后期的学习，在指导老师们的引导下，我们纠正了学习方向，明确了学习目的，以夯实基础知识为目标，使我组的 PBL 改革进入了正轨并越来越有效。另一方面，在学校文献检索老师给我们做了一些指导后，我们也慢慢找到查资料的正道，还学会通过 MD consult 依据症状查阅国外的教科书。随着讨论课的不断进展，我们逐渐培养了从案例中抓取关键的信息，从信息引发到查寻相关的文献或教科书资料，解决讨论过程中的疑惑，归纳总结出机制图。相信这种能力的培养对我们以后的学习和工作都会大有裨益。

另外，我组的成员在这样的学习中个人能力得到了高度的提升。前期制作机制图的时候，同学们平均花费的时间都比较多，而随着几次病例的锻炼和培养，提炼和归纳总结的能力有所提高，整理和绘制机制图的能力在整体水平上也有很大进步。现在同学们都能很快地找到与某一个疾病的发生发展相关的基础知识，也能很高效的选择各种参考文献和书籍，可谓事半功倍。

在讨论中，我们首先要通过病例的线索查询相关资料，经过分析消化，与病例结合，再用自己的语言表达出来，与同组的同学进行交流，在这个过程中，我们不仅锻炼了自己总结知识的能力，同时也提高了语言表达能力。病例讨论中，我们不断要与同学分享自己的见解，讨论结果未定的问题，倾听其他同学发表的看法，交换不同的意见。每个人看问题的角度不同，相应也会有不同的观点，仔细地聆听别人的总结，可以发现自己思考的不周密之处，而完整地表达自己的意见，建立自己的论据和论证，别人才能支持你。在学习中，我们不断完善自我，在与他人的比较中进步。

在学习观念上，我组也经历了一个转变的过程并最终意识到由于没有学过内、外、妇、儿等科目知识，对于我们而言目前的 PBL 最注重的并不是诊断，而是病理、生理、病生、生化、解剖等基础过程。因此，每次 PBL 课程之前的准备我们组都会将重点放在基础机制的学习、了解、巩固上。在这些方面我们都觉得得到了很大的提高。至于临床诊断、治疗方面，也通过自学和资料查询有所了解，为今后的学习打下了良好的基础。

既然有好的方面,自然也存在着一些不足。

首先是资料搜集和汇报的问题。大部分同学会遇到几个问题:一是堆砌材料,不加整理,仅仅是朗读材料,并未转化为自己的知识,甚至有不认真准备材料,将别组同学整理的资料在自己组内朗读的情况发生;二是深入研究了某一问题却忽略了大局,PBL 结束后仅对自己准备的材料方面的知识有透彻了解,而对整个教案要表达的内容了解不够,当然这个问题在避免对搜集资料进行详细分工后得到了解决,但在其他小组不免还会存在。

然后是分工方面,主席的作用不大,可有可无,甚至有时指导老师承担了部分本来应该由主席承担的工作,主席更像一个主持的角色,并且由于主席本身是学生,难以判断讨论是否紧密围绕主题,所以难以控制流程。而书记员与书写白板的记录员在功能上有重复,并且承担了最后机制图制作的大部分工作。组员间课后交流也比较少,一方面是由于没有时间,另一方面讨论地点也有所限制,这一点可能在明年专用 PBL 教室建成之后可以有所改善。

再来就是资料来源的问题。现在 PBL 课程中,同学搜集的主要是中文资料,并且资料的来源是图书馆。这对图书馆造成了不小的压力,某方面的书籍本来就不多,一旦 PBL 开展起来就几乎被学生全部抢光,其余没有借到需要书籍的,就只能求助于网络上的中文资料,而网络资料更助长了不加整理全篇朗读的恶习。而且图书馆的资料比较古老,造成讨论的内容不够与时俱进。而阅读英文资料又要花大量时间,在 PBL 与传统课程并行的现在,时间往往不够用。这一矛盾很难得到有效的解决。

最后是 PBL 课程资料的保密问题,目前已经学习的 7 个案例中,不止一个案例在学习之前,所涉及疾病的诊断就已经被透露,这不免限制了学生的思维,影响了讨论,以至于没有了自己的探索,降低了学生对 PBL 学习的热情,讨论只是走走过场,最终是由机制图来判断 PBL 的效果。并且,老师有些过于推崇极其复杂的机制图,导致现在机制图一次比一次多,一次比一次工作量大,如果是同学自行整理也罢,问题是一些小组开始出现了从网上、书上找张图加上去,看起来是丰富了,可惜不是自己的作品。这都是以教师为中心的弊端,不免与 PBL 的精神偏离了。

这里还有一个建议,就是 PBL 指导教师如果可以有一定程度的轮转,让教师参与不同组的讨论,可能会对学生以及教师都有一定的帮助,对 PBL 的改进也有一定的作用。

总而言之,PBL 本身是一门很好的课程,只是还需要学生、老师的共同讨论于改进。可以确定的是,虽然课程只是刚起步,但我们已经受益良多,只要科学地摸索,这个课程一定会对我们起到更好的作用。

(上海交通大学医学院 2005 级临床医学专业八年制第三组)

第二节　PBL 的感想

本学期开设了PBL课程,对于我们来说并不陌生,在前几个学期我们多少已有所接触,但像本学期这样如此全面系统的从所有基础课程以及临床课程方面来进行,还是第一次。临床的课程是我们还未涉及的,关于具体疾病的诊断、治疗等偏重临床的东西,我们都需要自己去查阅资料,自己理清思路,对我们的能力来说,确实是一个挑战。现在,PBL课程将近尾声,我们小组有许多感想,无论好坏,期望都会为该课程将来更好地进行带来一定的意义。

一、机制图

机制图的绘制是我们PBL课程的一大特色,更是一个我们相对陌生的领域,当然,它也是一个绝对的重点。

我觉得我们应该首先弄清楚机制图到底应该画些什么。在PBL课程的最初期,我们绘制的机制图大多数是整个病例的一个流程,也就是我们根据手中逐步得到的资料进行的一个推理过程。这样的机制图能够涵盖包括诊断过程、病理生理机制以及治疗等一系列的内容,但是这样的机制图绘制比较被动,不能真正体现我们的讨论过程,而只是将案例资料做一个按时间发展顺序的总结,这样也许可以加深对案例本身的印象,但是对于疾病发生发展的病理生理机制并不能充分扎实地掌握。

因此在之后的讨论过程中,我们逐步摸索合适的机制图绘制方法。首先我们将诊断流程、病理机制以及治疗方案独立出来,分别绘制成图。诊断流程图的绘制不再仅仅局限于手中的资料,也可以有前瞻性地推测,另外鉴别诊断也是诊断过程中的一大要点,在流程图里可以很好地反映出来,表现出对问题考虑的全面性和严谨性。病理生理机制图应该是一个较好地复习基础知识的工具,对一个疾病而言,发病机制可以有很多,如何综合考虑这些机制对于疾病的影响应该是病理生理机制图的一个重点。我们可以清楚地说明单一因素如何作用于我们的疾病,但是不同机制之间其实是有重叠部分的,这时就需要我们通过图表将这些机制联系起来。我个人的意见是病理生理机制应该综合在一张图里面,而不是零散地分开解释,这样不利于对疾病发生发展的整体掌握。至于治疗方案的拟定我觉得应该坚持个体化,也就是针对我们的案例特别制定,因此并不是简单地参考诊疗手册上的治疗方案就可以解决的。

我觉得机制图远没有必要画得过于复杂,简单一点,能够说明问题,有一个大致思路就可以了,不用过分强调一些细节或者很深尖的分子机制,画得太繁琐了反而难以理解。

二、老师的指导

在整个PBL讨论的过程中,指导老师给了我们很大的帮助。

首先,就讨论内容而言,虽然PBL是以学生为主导,但在某些关键时刻,老师的意见可以使我们讨论得更深刻、更全面。

像是有些比较典型、简单的案例,很快大家就得出了诊断结果,往往忽视了扩展性思维,而被局限在某个疾病中,只用了很短的时间来讨论一页资料,这个时候,老师会提醒我们更多地去分析一下有关症状体征的病理生理学机制,从我们已学的基础医学知识中去思考可能导致这些临床表现的其他病因以及具体的分子生物机制。相反地,有些案例比较复杂,学生对于相关的知识又不是很熟悉,可能会觉得无从下手,对于有些临床疾病知识的匮乏也让我们难以作出明确的诊断,这时,老师又建议我们可以先分析正常人体相关作用调节的生理学通路,然后考虑哪些环节的功能器质性改变和障碍可以导致疾病的表现。

其次,就讨论形式而言,我组的一个特色就是对问题查询结果的汇报以PPT演讲来进行。这也是费键老师的功劳,他要求我们以这种形式来拓展自己的演讲能力。我们要准备PPT,而且要力求完美,虽然这样我们小组所花的时间要比其他小组多,但我们确实收益颇丰。

在平时的讨论过程中,老师指出了我们缺乏批判性思维的问题,希望我们在讨论中可以更多地"碰撞出火花",并把对于同学汇报后的提问直接与学生的考评联系在一起。这无疑是对我们更大的挑战,但也是对我们各方面能力很好的培养。另外,我组的指导老师对学生不同的角色扮演同样提出了很高的要求,老师非常看重主席在整个讨论中所起到的作用,主席对讨论进度的把握、对问题的分配、对内容的总结、话题与话题的串联、讲话时的语调手势等都反映了同学不同的领导艺术,同时,指导老师对每次轮换的主席都会指出不足,表扬优点,给出宝贵的改进意见,同样让我们学到了很多。

我们的指导老师在每次的讨论课后都会和我们分享他们的体会感受,肯定我们的优点,分析我们每一个人的性格特征以及长处短处,指出我们的不足,提出建议,并指引我们向另一个更高的要求迈进。在每一个case结束后,老师还会要求每一个同学就自己的表现、体会做一简短的表述,学会自我总结和发现问题,并借此了解同学们的进步状态。因此,在老师的指导下,我们可以说通过PBL的每个案例,每节讨论课我们都在不断地进步,真的学到了很多传统课堂里学不到的知识和能力。

三、自主学习

PBL的课程对目前的我们——基础课程行将结束，而临床课程尚未起步的程度来说，是一门连接基础与临床，承上启下的课程。但每一个病例中所涉及的疾病都是没有学习过的，而疾病的发生发展机制、病理生理过程、生理生化表现等都是我们可以用基础医学的知识所能解释的。因此，我们可以从中对从解剖组胚到生化生理、从病理到病理生理的基础医学知识进行复习、巩固同时，学习一些新的东西——临床医学，包括内科学、妇科学等。

由于我们在大二、大三的基础医学学习过程中曾经有许多PBL或是CBL（case based learning）的基础，所以对自行搜索文献、检索书籍等十分熟悉，此外，在本学期的PBL过程中有几名文献检索的老师对我们进行多次指导，我们利用了更多的资源库，例如，MD Consult、Clinical Evidence等。我们组内还会进行资源共享，搜索到一些医学原版教材就劝阻共享达到共赢，通过对最新文献、资料等的搜索，我们不但能很好地完成PBL的教学任务，同时还对许多目前国际上各类疾病研究的最新进展有了深入的了解与认识。

在自主学习过程中，我们学会了用全局的思维思考疾病，学会了临床的思维与逻辑，学会了基础与临床的结合与联系，学会了人文关怀与关爱。这些都是在传统的教授性学习中所无法达到的，也是我们最大的收获。

四、分工和合作

每个case的讨论过程中，我们都会要求有一名主席，这样的分工在一定程度上反映了主席对组员的了解程度。通过对各组员的能力、性格、风格等的了解，分配给最适合各组员发挥的任务，这样可以使得效率最大化。当然主席也不是绝对的权威，可以和各组员讨论、协商完成分工，充分体现团队的完整性，而并非主席一个人的团队。同时，通过两次分配任务及完成任务的情况，可以增进主席对组员的了解程度。对于组员，分工使组员不用面面俱到，可以集中精力专注于某一个问题，同时不会有重复，造成资源的浪费。在分工的过程中，培养了组员的团队意识，如何很好地完成主席分配的任务，这不仅在PBL中，在将来的医学生涯中也是必需的。

有了分工，必定会有合作，否则分工就没有了意义。分工的目的是将一个任务分成几块，同时进行，提高效率，而合作则是将完成的分任务汇总，整合，解决整个问题。首先，合作反映了主席从宏观上对整个case的了解程度，这一点从主席安排各组员进行汇报的顺序可以看出。如果主席并不十分了解，那么混乱的汇报顺序会对整个团队及对case的理解有一定影响；其次，合作也使每个组员各自的任务变得有意义。由于各组员分到的仅是任务的一部分，单独独立出来的意义较小,学到的也就很片面,但是如果和其他组员的任务组合起来,则是对整个 case 的补充和说明。同时合作也使得各组员对其他组员的任务有所了解,对于整个团队了解 case 是有帮助的。

五、PBL 的不足

PBL 学习耗时长,效率不高。我们组的个别同学认为能力的培养没有底线,毕竟我们的知识还不够全面。另外,我们在讨论中出现的想法可能在临床医生看来有些幼稚,我们对临床上的一些约定俗成的规则也可能不懂。在诊断的思路上我们可能与病例上有所不同,而在查阅资料后我们仍然会觉得自己的思路正确,当然病例经过老师多次敲定后再拿到我们手上时,已经具有一定的权威性,所以我们会有迷茫。(编者语:这显示出很多学校把病历当成 PBL 教案而以解决问题为前提。)举个例子,内分泌系统的疾病如糖尿病病例,我们小组在讨论过程中,一直认为心血管系统的并发症是它的一个主要并发症,即使没有临床的表现,也应该给予一定的检查排除,而病例中完全没有提到这个方面,是不是临床上在诊断治疗中有一定的规则,我们就不得而知了。以上是我们小组对 PBL 学习的一些感想,若无署名则无个人意见。

(上海交通大学医学院 2005 级临床医学专业八年制第四组)

第三节 一次难忘的考试

我一直很庆幸自己能够成为上海交通大学医学院医学教育改革班的一员,近四年来,教改班那与众不同的教育理念、焕然一新的教学模式深深地吸引了我。学医是相当辛苦的,而教改班的学习任务又是相当繁重的。然而,在各位任课老师的辛勤投入、精心安排下,我尽管“苦在其中”,却又“乐在其中”。

4 月初,在结束 M2 阶段按人体器官系统的前后期课程整合教学、即将赴市第六临床医学院学习临床课程之前,我们教改班进行了一次 M2 综合性讨论和阶段考核。这次考核由基础医学院药理教研室陈红教授和瑞金医院内分泌科刘建民教授精心设计并担任主讲。考核的形式新颖、内容丰富、成效显著,是我从未体验过的。

这次考核分为病史采集、书面作业、拓展讨论三个阶段。在第一阶段“病史采集”中,刘教授将一名糖尿病患者带入课堂,让我们学生自由发言,进行问诊。由于我们之前在各个系统的学习中都穿插了一些临床知识和技能的培训,也曾在病房中做过病史采集、大病历撰写等模拟练习,因此,大家的发言都非常踊跃。半个小时很快就过去了,接着刘教授总结了患者的一些基本信息,同时指出了我们在问诊过程中暴露出的一些不足之处,并加以指正。而陈红教授则将另一个罹患心肌梗死的患者的基本情况以文字形式展示在大屏幕上，供我们自由摘录信息，进行分析、诊断。通过第一阶段，我们的临床问诊技能得到了考察，临床医学思维得到了锻炼。

在第二阶段“书面作业”中，我们的任务是针对由老师设计的关于两个病例的10个问题给出书面回答。这10个问题涉及疾病的病因、病理、生化、生理、病理生理、实验及临床诊断等基础、临床的众多学科。为了尽可能给出准确、全面的回答，我在接下来的几天时间里，不仅将以往所学的有关知识重新回顾、复习、归纳，还利用空余时间到图书馆、互联网上查阅了大量国内、外文献、资料，经过一遍遍地整理、修改，最终完成了整整7页的书面回答。时间紧迫加上工作量很大，整个过程是辛苦的，但我从中受益匪浅。

糖尿病和心肌梗死是两个综合性的疾病，其发病机制、病理表现、防治原则涉及多个系统、器官，我循着这10个问题的思路，将两年中在各个系统中学习的知识串联了起来，并且在病例分析中加以回顾。第一、第二阶段的考核涵盖了几乎所有系统的基础及临床知识技能，使我对整个M2阶段的学习内容有了一个更加清晰、更加深刻的理解。

在考核的第三阶段“拓展讨论”之前，老师将我们同学分组，分别布置了一个与糖尿病或与心肌梗死有关的问题作为小组讨论的中心，我们小组得到的题目是“冠心病的治疗”。如何在我们力所能及的范围内尽量完善地回答这个问题？小组的七名成员进行了多次商议，最后决定将整个论题分解为七个小论题，由每位同学分别收集资料。我选择的题目是“动脉粥样硬化的介入治疗”。这方面知识老师从未在课堂上讲授过，因此对我来说是完全陌生的。我通过自学教科书、在图书馆、国内外网站上查阅相关文献资料，并与小组其他成员交流信息，获得了丰富、翔实的材料，我也借此机会较为全面地学习、了解了“介入医学”这个领域的理论知识。

接下来是考核的第三阶段“拓展讨论”，同学们都上台根据自己的论题进行汇报展示，老师也即时地给予评讲或者提问，而在座的每一位同学都或发问、或回答，畅所欲言，整个教室中气氛非常热烈。最后，两位老师对整个考核过程中涉及的理论知识进行了归纳和总结，并介绍了国外新近提出的“代谢综合征”的概念、发病机制、诊断标准等内容，使我们在原有知识的基础上得到了进一步提高。

这次考核形式新颖、内容丰富，我从中的收获是巨大的。以病例为中心的“实战”，考察了我们对理论知识掌握的牢固程度，尤其在我们进入临床课程的学习之前，老师给予我们在培养临床思维上的指导也是相当及时和有效的；以开卷为方式的书面答题，给予我们充分的自由，利用各种资源、参考各种资料，考察了我们自主学习、主动寻找问题、分析问题、解决问题的能力，而这些能力对我们今后的学习和工作具有相当重要的意义;以讨论为形式的集体合作使我们每个同学都能充分投入讨论、融入集体,在与其他同学的交流中取长补短,更好地完善了每个人的学习成果;以演讲汇报作为评分的内容之一,考察了我们将掌握的知识融会贯通并且由口头表达出来的能力。

这不是一次传统意义上的单纯的考试,因为我从中学到了很多东西,不论在临床实践技能,还是在临床思维上都得到了不小的提高。总的来说,这次考试不仅是对我们 M2 阶段学习效果的检验,更是一次卓有成效的总结和升华。

感谢各位老师为这次别开生面的考试做的精心准备和组织,它令我终身难忘!

(上海交通大学医学院 2002 级临床医学七年制　郭怡宁)

第四节　学会求知——PBL 学习体会

随着实习的结束,我的本科阶段画上了句号。在这一年的临床学习中,我常常会记起基础医学院的各种学习经历,尤其是 PBL 学习给我带来的提高和帮助。而临床学习阶段的 PBL 学习更使我加深了对这一课程的体会。

大四上学期,教务处为我们第一届八年一贯制 59 名同学安排了 PBL 课程,即“基于问题的学习”。同学们 8~10 人为一组,在一名基础老师和一名临床老师的指导下,各小组分别对病例资料展开学习。每个病例分 4 次进行,共约 8 课时。从患者就诊的场景及主诉开始,问诊、实验室检查、诊断、治疗及并发症处理,各环节逐步构成了一个具体翔实却有无限种可能的故事。

随着病例故事的发展,每次上课我们都会拿到新的资料,就像《House》医务剧一样,剧情逐步展开。每个小组就是一个 House 团队,大家集中精力对有限的信息进行分析,不知道下一步会发生什么。只不过我们没有 House 的知识储备,每一个情节对我们来说都是陌生的。于是大家一起提出疑问,利用课余时间查阅资料、分析讨论、归纳整合,尝试作出一个合理的解答。在一个故事结束的时候,各组将分别绘制病理生理学机制图,并由一名同学在全班总结大会上作代表汇报。虽然只是刚刚入门的医学生,我们却对这一过程感到异常兴奋,大家积极发挥各自的特长,调用各种资源,分享经验取长补短,攻克了一个又一个的问题。在这个过程中,大家建立起了战友般的亲密和信任。当一个病例经过曲折的分析最终被“破解”时,我们会为整个团队感到骄傲。对个人而言,我们理清了某些疾病的病理生理过程,懂得了应用基础知识去理解临床现象,对疾病的诊治有了初步的认识,同时表达能力也得到了极大的锻炼。这使我感到了学习的乐趣。

随后,在内、外、妇、儿各科室的见习过程中,我们也不断应用 PBL 学习,有了基础医学院 PBL 学习的基础,我们已经驾轻就熟,讨论起来更加轻松,分析阐述简明扼要,学习效率也明显提高。我感到,PBL 课程是基础学习向临床学习过渡时期一种非常有益的教学方式。

后来才发现,PBL 课程的价值远不止于医学知识的学习和临床技能的完善。最重要的是,它给了我一种自主学习的意识。在临床实习和研究生阶段学习期间,我常常会遇到一些困惑,但未必能直接从老师那里得到解答,于是我渐渐开始习惯通过查阅资料来自主探寻答案,通过提炼整合来帮助知识内化,通过回顾基础知识来加深对临床问题的理解,而不是依赖于老师的讲解。我觉得这是一种非常值得珍惜的思路,它不仅有助于延伸自己的兴趣点,拓宽知识的深度和广度,而且对知识的印象也更加深刻。

此外,从 PBL 课程中,我懂得了团结协作、交流分享的重要性,观点碰撞的过程,会给你带来许多惊喜和反思,更容易去粗取精,自己理解上的一些误区也更容易暴露和纠正。这个过程不仅有效,而且快乐。

如果说 PBL 学习有什么不足,我觉得,第一次开展的那个学期,课时安排略显偏多。由于 PBL 需要占用较多的课余时间来做功课,加上一开始不太适应,相当一部分同学感到困扰,反映对其他课程的学习产生了影响。其实从大二下学期开始,我们的基础课程中一直有 CBL(case-based learning)的部分,类似 PBL,而且大四全年、大五上学期均有 PBL 课程,我想,第一个学期不妨适当缩减课时,循序渐进。

总的来说,PBL 是一次宝贵的学习经历,它教我如何自主求知。尽管具体方法因人而异、尚需要不断探索,而它重要的引导作用,对我产生了长久而深远的的影响。我衷心希望 PBL 课程能开展得越来越好,给学弟学妹们带来更大的帮助。

(上海交通大学医学院 2005 年级临床医学八年制　孙　迪)

第五节　痛并快乐着

记得两年前初次接受 PBL 时,新的学习方式以及繁如星光的知识让我终日困厄,毫无学习的头绪和思路,不知道从何入手。一直以来,我们都是坐在讲台下,望着老师在讲台上手舞足蹈。而在 PBL 的教室,我们不再是静静的凝听者,也不可以一有问题就问老师,我们有责任自己去寻找问题的解答,我们要将读到的知识融会贯通,然后分享、讨论,偶尔也必须充当“老师”,担负起“传道、授业、解惑”的责任。于是,我们“尽力”把 PBL 转变成大课的另外一种形式,减轻自己的负担,就像应付考试那样应付着 PBL 学习。所以,接受 PBL 教育的一年多来,我未尝体会到追求知识的满足与欢愉,有时竟不免感叹,为什么要把宝贵的时间浪费在这似乎无止境的医学知识的苦海中。

俗话说,没有比较就没有进步。如果没有接受本案例的学习,我想PBL在我印象里仍旧会是一个浪费时间、浪费精力的事情。虽然这次的学习只有简简单单三幕内容、短短的两周时间,但是它带给我的感触,绝对超过了之前一年的学习。

1. 鉴别主观与客观,抓主要问题　在本案例的学习中,我从第一幕的内容中提取出了以下信息:ALT升高、四肢乏力、爬楼吃力、腹胀、"肠套叠"病史及手术史。之后,我就像在之前的PBL学习中一样,针对于每个信息都进行分析,但是每个信息都蕴含了大量的内容,存在各种各样的可能性,这些可能性叠加在一起,让我深陷迷雾之中,找不到前进的方向。通过学习,我知道分析案例必须有侧重点,这样才能找准问题的症结所在,而不是"头发胡子一把抓"。这就需要我们对上述信息进行重要性的排序。通常西医把实验室检查作为一级诊断证据,体格检查作为二级诊断证据,症状表现作为三级诊断证据。这主要是因为西医在认识患者的症状的时候,认为症状是主观的,主观的就是说作为诊断依据不可靠,而体征和实验室检查是客观的,不是患者自己感觉到的,是可靠的。依据这个观点,我可以很容易地找到一级证据——ALT升高,这也是我需要重点学习的。但是"四肢乏力"、"腹胀"和"上楼梯吃力",虽然都是症状,但是前二者是患儿的感觉,后者却是旁观者的观察,所以"上楼梯吃力"属于客观证据,是分析思考时的另一个重要的思考点。在经过简单的"提取—分析—再提取"后,我发现之前繁琐复杂的问题,变得简单明了了许多,我明确了两个学习目标,这也在一定程度上减轻了学习负担。

2. 建立思维路线,明确定性定位　在之前的PBL学习中,我都会根据资料给的信息,在学习之前就确定下来疾病的种类,然后在根据书本进行学习。然而,在这个案例里面,我不再根据信息确定疾病了,比如ALT升高,根据《实诊》,我可以列举出不下十种疾病,如病毒性肝炎、肝癌、脂肪肝、心肌梗死等,然后再对照《传染病》和《内科学》,一个个乐此不疲地排除。在我埋首苦读的过程中,我却忽略了一个最重要的问题:患儿的肝(或心)真的受损了吗?如果没有受损,我在这里分析来分析去又有什么意义。通过学习,我知道一个正确的诊断思路是:定位→定性。只有在明确了病变部位的前提下,才有可能准确地诊断相应的疾病。如果忽略了定位诊断,就好比不打地基盖楼,做出来的诊断必定经不起验证,或者根本就是误诊。在老师的带领下,我们把第一幕的问题归结在了心、肝、骨骼肌上,那接下来所需要做的就是,证明相应脏器是否存在问题。而想要验证脏器功能是否受到损伤,除了求助于诊断指南,我还学习到可以从症状、体征、辅助检查三个方面入手,进行反向验证。这让我的第二幕学习抓住了主要问题,也让我明白了正确的思维路线:分析→假设→佐证。

3. 正确查阅资料,有效阅读　相较于两年前,我在这次案例学习中,查找资料要容易得多。一方面是经过了正确的思维路线的建立,我知道了需要哪方面的知识,让我在查找文献方面有了更多的限制条件,可以比较容易地找到需要的文献资料。另一方面是经过了两年的专业知识学习和临床经验积累,我有了一定的知识累积,让我可以进行快速阅读,从密密麻麻的字里行间,获取实用且宝贵的知识。

4. 拓宽思路,避免惯性思维　每一个医生都有自己惯用的思维方式,有的习惯于理性思维,有的习惯于经验性思维,有的偏爱顺向思维,有的比较喜欢逆向思维,但是这些思维都具有局限性,这也是临床上造成误诊的主要原因。在第一幕的时候,我们想当然地认为患儿心肌或肝功能受损,而忽略了骨骼肌方面的问题,这就是思路狭窄和惯性思维的表现。因为在临床工作中,常规的检查项目中缺少骨骼肌疾病相关指标,而转氨酶的检查又较多的是针对肝功能和心肌问题的。我们经常开“肝肾功能、电解质、心肌酶谱”的化验单,却基本上没有开过“骨骼肌酶学检查”,这就可能导致在分析诊断的时候很容易忽略这方面问题。而 CK 检查相对比较少,因此常会碰到因转氨酶升高就诊患儿,尤其 ALT 升高的患儿,考虑更多的是肝损害,而常忽略其他原因引起的转氨酶升高,如肌病,因而造成误诊。本次案例的学习,让我深刻地认识了这个问题。

5. 学习体会究竟是什么　在之前的 PBL 学习中,我每次都会在学习体会中,花大量笔墨叙述我的学习过程,比如我是怎么想的、查阅了哪些资料、得出了什么结论,较少表达我的感想,如学习是否痛苦、学完了后得到了什么等。现在想来那时候我的学习体会更像是发言稿,夸张点儿的话,就像是一篇论文,缺少了作为主人公的我对学习这个过程的反思和感受。

6. 人文关怀　相较于之前的学习,这次案例的学习,让我印象最深的就是如何告知家长患儿的病情。一直以来,我们都认为学习就是学知识本身,其他的任何事物都不在这个范畴里面。在大课上,老师也只是传授我们知识,告诉我们如何去治病救人,却从来没有告诉我们应该怎样做好一名医生。但是,事实上,作为医生,我们无可避免地会向患者家属交代病情,比如手术的患者、化疗的患者、特别是患有不治之症的患者,我们就更应该注意谈话艺术,既要交代清楚病情的严重性,希望家属做好充分的思想准备,又要给予患者家属生的希望,最大程度上减轻他们的痛苦。

7. 选择检查的必要性和依据　这点是在之前我们从来没有考虑过的。我们没有思考过每项检查的价值、意义以及必要性,说句玩笑话,在临床上,我们开检查项目都是根据各个科室的习惯,就像在开“大处方”,力争做全。但是,通过这次的学习,我意识到,检查得根据病情来开,并了解检查的适应证、禁忌证、注意事项、敏感性、特异性、准确性,对诊断的佐证价值等问题。

通过 PBL 的劳神苦思,我感觉到,我的思考较之前缜密而清晰了,分析问题也较精密有条理了。这次案例的学习,我翻阅了不少的医学知识,也尝试在脑海中将他们分析整理,在其中,我领悟到了一点一滴累积知识的乐趣,如今,不少知识已深植在我脑海。当然,PBL 教给我的,不仅是知识的本身,还有做学问的方法。古人有云"独学而无友,则孤陋且寡闻",做学问不是闭门造车,在 PBL 针对问题的讨论上,同组同学的讨论也激荡出不少思想的火花,帮助我拓宽自己的思路。

总的来说,学习的过程是艰苦的,关键并不在于解决问题,能真正靠自己学到东西是快乐的。这是个"痛并快乐着"的过程。

(华中科技大学　冯颖露)

第十一章

医学顾问的反思

第一节　华人世界里一个 PBL 医学教育顾问的宿命

一、独立生活:踏出宝岛,迈向国际

祖籍广东的我,出生在上海,八个月大就被母亲带来台湾与在台湾工作的父亲同聚。因此童年的小学教育是在台湾完成的,在“国际文化界”(international cultural domain)服务的家父鉴于当时台湾教育制度及理念的落伍以及考试补习文化的泛滥,决定要让我离开台湾投靠香港的亲戚,在香港求学,因而高中及大学的我都毕业于香港。虽然当时台湾与香港的教育环境都处于“教师为中心”的传统年代,香港的学校教育比较注重国际观,英语水平高,容易与国际衔接。家父为我的安排也就是希望我能留学美国完成他自己年轻时因家境情况不允许而没有完成的愿望。我没有令家父失望,终于就读于美国有名的八大常春藤盟校之一,位于费城颇具世界级水平及名望的宾夕法尼亚大学(University of Pennsylvania,简称宾大)的研究所,在那里我攻读了博士学位。宾大当时也仍是一个非常传统的古典大学,我研读的化学,也是一个很传统的科目。即使如此,我个人求学的经历过程本来就非传统,我的学习方式向来也并不十分传统,很不喜欢封建拘泥、约束又权威式的教学模式。反而,我总是能自主学习,自我约束且拥有强烈的团队合作精神。我自少年时代就离开台湾独自在香港接受高中及大学教育,学业上及生活上我都必须要为自己打点安排,为自己的需要做规划及决定,也要为自己的决定负责去执行。“自主”的锻炼带给了我信心及责任感,强化了我对挫折或失败的因应韧度。年纪轻轻 15 岁的我就已认同自己学习的过程及态度比起自己所能汲取知识的多寡更为重要。那是我当时必须独自生活的本能。

我很早就不喜欢传统的大班讲座教学的方式,在香港读大学时,就感觉到自己学习比听教授的课有效多了,也学的更广、更深。在美国读硕士学位时,每星期要上两个晚上,每晚 3 小时的高等无机化学课程,让我感觉枯燥沉闷无

法集中精神听课,实在痛苦不堪。幸好我愿意自主学习,自己反而可以在图书馆阅读到很多参考数据及较新的研究文献信息,结果很顺利取得高分,还把无机化学、物理化学及生物化学整合起来作为攻读博士的论文主题。有趣的是在修硕士学位中,我主修物理化学中的量子热力学。三次量子化学小考我都获得一百分,这个科目的教授挑战我说如果我第四次小考仍得满分,我就不需要参加大考,皇天不负苦心人,我终于如他所愿。

我想,如果我没有离开台湾一直在台湾由小学读到大学,今天的我会是个什么样的我?在香港中学毕业后我以医学院的高分考进第一志愿——“台湾大学”的化学工程系。不过,那仅是我自己能力的探试,我原本就决定不回台湾而留在香港上完大学之后赴美读研究所。如果我当时返回台湾读大学,尤其是一般人皆向往的台湾大学,我今天又会是做什么的人?问这个没有答案的问题也可真耐人寻味。但是,我肯定会走上与今天全然不同的路途。

自小独立的精神奠定了我学术生涯国际化的宿命。

二、学习自主:学以贯通,教予融会

我的博士研究生涯是在美国费城的宾大展开的。虽然宾大是个典型的传统式大学,我与指导教授却一直维持着自由、自主、自律、自治的关系。当初我便经历了从研究课题(也就是 PBL 中的教案主题)的选择与文献数据的搜寻归纳与研读(也就是 PBL 脑力激荡目标设定及循证学习的阶段)到研究过程中与学长、学姐及同侪做过无数次的互动、切磋、挑战及回馈(这就是 PBL 的小组讨论流程)的过程。记得博士班三年级时,我提出一个自己的构想与指导教授商讨,指导教授并不同意我的看法,也不让我花时间去做实验测试,于是我就于星期日早上趁指导教授上教堂时自己偷偷地在实验室测试我的看法(我称之为 Sunday morning experiment),二、三个月的努力我得到充分的证据之后就告知指导教授并与他讨论。他很惊讶也很高兴,我的自主与循证使我及我的指导教授多了三篇论文,当然我的博士学位也自愿地多花了一年才完成。指导教授也在推荐信中叙及这一 Sunday morning experiment。

这种比同侪较为成熟的认同想法(如今回顾,不就是自主学习的雏形概念吗?)陆续地改变及提升了我个人的学习模式,并常有帮助别人学习的欲望,可能这种欲望成就了我提早于 1972 年受录取于宾大化学系作为研究生教学助理(teaching assistant,TA)。成了 TA 我也就不需到餐馆“企抬”(国外常用的广东俚语:做端盘侍者之意)赚取生活费用,还可以有参与教学的机会。我做助教的一个重大的任务是在夜间补救教导一些在白天上大堂课听不懂教授讲化学课的学生群。

1975 年,我意外地荣获了化学系最佳教学助理奖,奖励我发挥最具有影响力的教学技巧去协助化学系一、二年级学生解决化学理念上的困惑，使他们通过了解而非死背而通过大考关卡。而我也是在化学系里第一位外国研究生助教得到最佳教学助理奖的荣誉。当时的大堂授课总有二、三百个学生，我注意到许多学生缺乏互动的动机和习惯，教授也并不鼓励学生发问，以免耽搁授课进度。听不懂课的学生（30~60 位学生不等）就由研究生 TA 辅导，但是，一些 TA 只将教授授课内容重复一次，根本没有解决学生的问题。显然地，我必须以“学生为中心”的角度了解并改善学生们的学习习惯及困难的症结。不同于其他的助教，也不同于台北的补习班老师，我不鼓励学生死记死背教授的讲义，也不要求他们做机械性的作业或考试题的练习，更不做系统性的讲课重复教授的教材。我将学生们依照他们不同的困难分类重组让他们亲自参与互动互学及互相挑战质疑，我仅从旁协导回馈，并用实际日常生活上的例案情境加以开导式地绘图解说。我发觉使用异于平常大堂课的模式，鼓励他们在教室按学生自己需要帮助的层面分组互动、互辅、互教及互学，效果奇佳。一个学年下来，大部分来接受“补救学习”的学生都顺利通过了期末考。

我与这些学生们还成了朋友，课后一起去喝啤酒谈笑风生。有一位犹太学生（宾大特别多犹太人）还表现得很感激，大方地拍胸膛说他若成为医师一定会给我半价优待。学生的口碑相传使得这一个原本并不起色的补救教学班之人数增加了一倍。授奖之日，系主任在全系教授、研究生及 TA 的见证下，除了给我形式化的嘉许及院长赠与的奖金及奖状以外，我特别感到骄傲的是系主任特别指出我是化学系历年获奖者中第一位外国又是东方的研究生，还有令我感动的是补救教学受益的学生代表解释我被学生推荐的原因是我对学生的关怀、尊重，对他们学习困难的了解及帮助他们的热忱。后来回顾发现，原来我已经不自觉地把 PBL 的学习精神应用在自己的教学中（其实 PBL 那时才刚刚在 McMaster 大学萌芽）。他们推荐我的赞语并非是我化学专业知识面的深广，而是我对教学工作的热忱与投入及对学生的耐心与尊重。我那时虽尚未受到 PBL 的熏陶，却早已感受到高等教育的本质在于学习应变的态度而非知识的多寡。有了正确学习 / 处事的态度，知识及技巧当可随心所欲应手可得。学习本质之所在不仅是知识的内容，更是求知的过程。这个过程是要来自内心的驱动而不是外源性的动机；换而言之，要有自主、自发及自律的心态。孔子也感叹：“古之学者为己，今之学者为人”。他自谦道：“吾非生而知之者，好古敏而求之者”。

自主学习的精神不知不觉地为我立下创新教学及研究的抉择。

三、PBL 启蒙：传统为鉴，勇于创新

1976 年取得博士学位之后，为了能与在多伦多的家人团聚，我选择加入

麦克玛斯特大学（简称麦大）做博士后的研究。于是，实际的教学挑战真正的开启了。这一年也正是麦大医学院创新开展一个现在全球知名的以“基于问题的学习”（PBL）在医学教育上的崭新课程后的十周年。PBL 是以学生为中心的自主学习的理念及方式，并且使用小组形式以管控团体动力来推动学习及探索与临床问题互相衔接的基础医学。实际上，我很快就意识到麦大的学术生态，不管喜欢或不喜欢，我都必须为充分准备自己的学术生涯而与这崭新的教育结下不解之缘。麦大是原汁原味的 PBL 教育理念的发源地，进入麦大当初我对 PBL 根本一无所知。事实上，麦大医学院那时首创 PBL 也的确冒了一个极大的风险，在充满了其他学院的反对声浪与敌意的阻力下很艰苦地经营。1980 年我因研究绩效表现出色，由培训的博士后受聘为正式的助理教授（assistant professor）。既然成为医学院教师，就应当参与 PBL 医学教育及其他研究生课程。当时对我而言，参与 PBL 医学教育简直就是一场“文化冲击”（cultural shock），不过，我仍然自愿参与 PBL 工作坊，并自荐担任 PBL 小组讨论的“co-tutor”（co-tutor 的角色与正式 tutor 一样，受 tutor 培训，但没有 tutor 的行政职责）。亲身经历了正统的 PBL 几个星期后，我就有了如鱼得水之感，本组学生在学习结束后对我的评价居然高过他们对正式 tutor 的评价。做了两年 co-tutor 后，我成了正式的 PBL tutor 并担当起培训其他 co-tutor 的训练员，包括 1984 年前来麦大接受培训的一些哈佛大学医学院教授们（很多人不知哈佛大学医学院的 New pathway 其实就是麦大 PBL 的衍生物）。从那时起，我就对 PBL 产生了不会动摇的信念，也成了 PBL 的见证者与宣道者。PBL 的精神成了我日常处事的座右铭。数年来，麦大医学生的学习成效及自己身为 tutor 对学习的乐趣奠定了我对 PBL 毫不质疑的信赖，也让我被 McMaster 医学生提名为 2003 年最佳 PBL tutor，并于 2004 年被选上为最佳 PBL tutor。1992 年麦大给予我五年的留职停薪公假让我有机会接受香港大学的聘请为医学院生理系的讲座教授。我曾拥有的那深在心底一丝一缕模糊的个人使命感突然很具体地在赴香港上任的途中浮现出来……那就是把 PBL 带入亚洲的华人世界里……从传统观念松绑出来接受了崭新理念后再回到传统的环境去解放传统；有人说你何苦呢？也有人说 PBL 在亚洲是行不通的。

麦大 PBL 的启蒙与浸润成就了我职涯与生涯的归宿。

四、倦鸟知返：得之国际，益予中华

旅居国外四十余年，我与中华大地高等教育界的直接交流源自 1987 年，且仅局限在心血管及中草药的医药科学研究领域。1995 年我才在造访“台北医学大学”（胡俊弘校长邀），北京医科大学（韩启德副校长邀）及浙江医科大学

(郑树校长邀)时顺便做了我第一次对大陆和台湾正式在医学教育引入 PBL 的倡导,但是没有碰撞出任何灿烂的火花出来,反而在香港大学医学院推动了四年 PBL。虽然竖立了一些敌人,但同时也结识了很多伙伴同道,终于在 1997 年 9 月,香港大学医学院正式启动了 PBL 课程。事隔十载有七,如今居然常在国际医学教育会议上见到当初振臂高呼反对我推广 PBL 的老师在做 PBL 成功案例的报告,除了莞尔一笑之外,亦不尽唏嘘。

1998 年"国立阳明大学"的陈震宸、宋宴仁、刘秀枝、萧光明以及 1999 年于辅仁大学创立新医学院的林瑞祥、陆幼琴等教授造访麦大,奠定了我在以后的十数年间断断续续地赴台湾协助"国立阳明大学"和辅仁大学进行 PBL 教育培训的基础。2000 年我亦利用六个月的 sabbatical leave(在麦大每服务满三年可有六个月 sabbatical leave)受邀为新加坡国立大学客座教授及 PBL 顾问,帮助建立 PBL 课程及 tutor 的培训,也顺便将 PBL 推广到马来西亚的几所大学。虽然我过去十年来陆续往来台湾和新加坡之间到各医学院校推展 PBL,但有高度意义及成效的还是在 2004 年趁着 sabbatical leave 半年的时间,通过赖其万教授的推荐客座于"和信治癌中心医院",并得到"黄达夫医学教育促进基金会"的资助,系统地在全台湾各地医学院校举办 PBL 医护教育工作坊并推广 PBL 医学教育。这个经验也令我体会到若对 PBL 进行有效的推动,必须在当地找到一个据点并深入其境,才能潜移默化。

以上在亚洲推广 PBL 的经验也促使我于 2005 年通过沈戊忠教授(当时台中中国医药大学医学系的系主任及 PBL 拓荒者)的推荐,应台中中国医药大学蔡长海董事长的礼聘来台中,并受命为教师培育暨成长中心及国际学术交流中心的主任,协助该校医学教育改革及国际化的推展。2008 年,我从 McMaster 大学提早退休成为 Emeritus Professor,让我建立起归属感,能以台中中国医药大学作为基地及跳板专心地继续履行我个人在亚洲高等教育界的使命。以我作为 PBL 顾问的十多年经验,我预期考虑到很多的医学院校在用 PBL 小组讨论来改善学习态度的过程中会遇到一些共同的困境与教训,所以我花了很多的心思在做教师培育暨成长中心的规划,因为对教师适当地进行 PBL 认同的初阶培训及进阶技巧提升是势在必行、不容迟缓之事。如今在中国大陆,PBL 在医学教育中的兴起亦如雨后春笋,在相同的传统文化洪流之下,自然也会面对相当程度的困难,这也是不变且必经的过程。然而在大陆,经过三四十载的政治、文化、经济等巨大的变迁与转型、城市与乡镇贫富资源的落差、传统与现代化的冲突、本土与国际化的矛盾所引发的社会行为效应对 PBL 的接受与实施当会有更大的冲击与困难。

感恩在国外艰苦的锤炼,赋予我勇气接受返回中华大地的挑战。

五、顾问历程:学必习之,习以致用

第一次将 PBL 引入亚洲时是我到香港大学赴任医学院生理系的系主任一职,当时的钟马可基(Professor H.K.Ma)院长认为香港大学医学院尚未做好接受 PBL 课程的准备,于是我便先由自己的生理系开始,一方面利用系主任权职的优势(尤其是新接任的主管有新官上任三把火的优势),另一方面我也花了很多的精力去教导系中的老师写教案及做好 PBL tutor 的角色,我恳求全系的老师削减 1/4~1/3 的大堂课时作为 PBL tutorial 的时间,并且答应所有的老师都维持着过去系上提供的财力补贴,不做丝毫删减(港大的系主任有实权,当可有所为)。但是这仅是生理学系自身的教学改革,学生的评量还得跟随学院的统一传统笔试方式。虽然学生很喜欢 PBL 的形式上课,但也担心自己学得不够应付不了考试。尽管在克难的情况下,从建立起 PBL 的雏形到香港大学的整个医学院推行 PBL 课程,也整整经历了三年,并克服种种的困难也奠定了我受任他校作为一个 PBL 顾问的根基。

作为一个 PBL 医学教育顾问,不仅要懂得 PBL 的"文"(浮于表的形式方法)与"质"(藏于内的精神涵养),也需要懂得医学教育的历史及变迁,毕竟,PBL 是医学教育的近端。孔子也说"吾非生而知之者,好古敏而知之者"。好古,就是研究事情的始末,从历史中求取经验,"温故而知新,可以为师矣",也就是这个道理。在医学教育改革的过程中,一个 PBL 教育顾问的角色是将 PBL 文与质的精髓展现给学术单位让他们"择其善者而从之,择其不善者而弃之",这也是 PBL 中以"学习者为中心"或医疗中以"患者为中心"的精神。

我亦于 1999 年受邀访问国立新加坡大学医学院介绍 PBL 并于 2000 年经由药理学系的 Mathew Gwee 教授(他有医学教育硕士的背景所以成为该校医学院引入 PBL 的主要驱动者)推荐受聘为药理学系的客座教授及医学教改顾问以 sabbatical leave 的形式进驻该校 6 个月为该校设计一个混杂型的 PBL 学程并加强对老师的培训。由于新加坡国立大学医学院是该国唯一的高等医学教育中心,当时的李院长也特别对我强调 PBL 的时数最多不能超过全课程时数的 20%,其余仍保留为传统教学,我虽将设立 20% 混杂型的 PBL 的优劣告之,其中包括了将来 PBL 扩展的局限及难度,也许是受到教师的抗拒以及该医学院是全国唯一医学院的压力,医学院院长依然做此决定。因此,该校 PBL 就以较单薄的混杂式 PBL 起步。在当下以研究为重的大环境里,虽然几位少数的学术主管希望建立 PBL 课程,但该校在整体共识的营造不足使得大部分老师接受 PBL 培训的意愿并不高,对医院医师参与 PBL 的倡导也做得不够。在我初抵达该校的最先两个月内就亲自推行了四次 PBL 工作坊,而每场次仅有少数人参与,我完全感受不到一般教师对教育改革创新的热忱。该校的第一线教职员工虽然很勤奋,但很惧怕犯错,若没有主管的带领或批示,普遍并不愿担负起责任。以上我个人的观察也许部分是与新加坡长期性严厉的权威管理体制有关,这也令我作为客座教授兼顾问产生心有余而力不足的彷徨感。因此国立新加坡大学医学院虽然实施了十年的 PBL,但是学生仍受教于传统教育的理念之下。据说最近在新加坡新成立的一所科技大学以全盘 PBL 为教育宗旨,其成效当可拭目以待。

顺便提其中一件趣事,当时由柬埔寨去新加坡国立大学医学院帮助教育改革的一位具有医学教育硕士背景的临床医师对我做出一个要求,请我列出需要在国立新加坡大学医学院建立医学教育单位(medical education unit,MEU)的五个充分的原因,结果我给了他十个原因。令我纳闷的是他还要求我保密不要令任何人知道(包括医学院院长)。后来我才晓得他将这些信息提议给院长,并请求建立 MEU 并任命他为这个单位的主任;当然,他达到了他的目的,不过,不出一年他就离开了新加坡到加拿大另起炉灶了。我当时就感觉到 PBL 在该学院可能难以生根。即使如此,我还是接受了该医学院药理学系的一位陈老师到 McMaster 大学医学院跟随着我做为期六个月 PBL 的培训。如今她仍在国立新加坡大学医学院的 MEU 服务。

2003 年我接受了世界卫生组织(WHO)亚太分部的邀请作为该组织的短期医学教育 PBL 顾问,主要的任务是为菲律宾的卫生部做 PBL 的认知营,以及对马尼拉的圣托马斯大学(University of Santo Tomas)的 PBL 课程做审核。卫生部要做 PBL 的认知营是因为 PBL 在菲律宾的医学教育也开始风行起来,为了评鉴需要卫生部及相关评鉴单位也得加强对 PBL 的认知。为圣托马斯大学医学院审核其 PBL 课程是因为该学院的教师会要求该校的校长废止已经进行了两年半的 PBL 课程,经过了两个多星期的审视及访查,我觉得这个医学院院长相当注重医学教育而且花了很多的心思建立了很好的 PBL 课程及制度;将之充分地运用在社区医学服务中,让学生能早日接触群众与社区,结合临床经验。我也特别访问了一群各年级的医学生(仅是学生与我,没有让任何老师参与)并向学生担保我们对话的保密性,结果从学生踊跃发表的意见中,我了解到大部分学生喜欢以 PBL 形式主动学习,仅有一部分较内向的低年级学生较倾向于让老师授课的被动学习。学生也透露一点眉目,认为整件事由大致反映了教师派系之间的恩怨。

那么恩怨的问题出在哪里呢?根据我的观察,这所医学院的院长是位很能干,很有活力的女强人,她犯的错误大概是把医学教改的责任,包括所有 PBL 的资源分配、硬件设计、实施办法,全都扛在自己及几位亲信的肩膀上,非但没有授权其他的老师做适当的行政分担,也没有设置一个系统化与正规化的教师培训活动计划。因此,教师的无知、疑惑、焦虑与不安造成终难避免的猜忌与分歧。

由于医学院的院长对崭新的PBL情有所钟,加上强势行政手腕,本来在医学院没有很多教学责任的临床医师除了在医院的教学任务以外,也都要参与PBL tutorial,因而产生了一些临床医师主管的抗拒。再者,我也访谈了当时的校长及副校长,觉得他们对PBL认知甚为肤浅,因此不难想象一群外科医生主管打着教师会的名义(领导是教师会的会长)领导的传统抗拒势力高涨时,校长所能作出的决定是可以预测到的。2003年秋,随着医学院院长任期届满,该医学院短暂三年的PBL也就无奈地寿终正寝了,至今仍无起死回生的迹象。

一个PBL医学教育顾问除了要有深厚的背景及经验,也要有敏锐的洞察力及应变力;当然,更缺不了PBL所强调的人际沟通能力。在少数的一些学校,我甚至受到抗拒派的老师蓄意地甚至敌意般地为难。例如在菲律宾时有老师很唐突地问我,"你来到本校是什么组织对你提供财务支持?",当我很温文儒雅地告诉他"是贵校及WHO委托我来的",他更变本加厉非常无礼地追问,"WHO与你对本校到底有什么阴谋?"我明白对付欺善怕恶的人绝不可手软,必须表白立场响应,而且要以其人之道还治其人之身,于是我如此作答:"我是来协助你们在高等教育上做国际化的提升,贵校的学术政治斗争对我无关痛痒,我也没啥兴趣,我没必要回答你这个既幼稚,且欠风度的提问,而且这种提问的态度也只不过让你在同侪与学生面前更显露出你自身专业素养的缺陷"。出乎我意料,我的那句响应居然得到不少掌声。提问的老师也不知何时悻悻然离开了。还有一位外科医生在我演讲后挑战性地问我:"你讲的PBL只不过是个噱头,世上不少伟人,像华盛顿或爱因斯坦,都生在没有PBL的时代,从来没有人教过他们用PBL学习,他们还不是很成功吗?"。我回答道:"中国的圣人说,世界上学习的人分有四种:生而知之者、学而知之者、困而学之者及困而不学者。像华盛顿或爱因斯坦他们懂得自主学习,晓得博学广读,也知道从他们的周遭环境学习,更能从历史中温故而知新,汲取教训,是生而知之者及学而知之者之辈。请问,你呢?"。随后,该校的医学院院长悄悄地递给我一片纸条,上面写着:"David, it is excellent. You are truly God sent"。

作为一位PBL顾问十年有五,我也看尽了PBL在亚洲各地的起伏兴衰。作为一个顾问并不是要取悦委托者,而是为了尊重委托者的需要做出观察、分析、检测一直到推荐、提案及培训的同时,要坚守专业的素养与维持"当仁,不让于师"的情操。我在台中中国医药大学做了六年的教师培育暨成长中心的主任,但对本校PBL的维持与推广仅限于培训服务的层面,虽然远超于一个顾问的范畴,并没有学术行政上的授权。记得我初到任时一位高级行政主管就特别关照我不要在本校推展全盘PBL,他认为本校仅是位于台湾中部的小型医学专业私立大学,学校的资源及学生与老师的素质都有很大的落差,怕推展全盘 PBL 会导致大幅反弹。这位高级主管明显地对 PBL 及本校的潜力缺乏信心，当然不可能将 PBL 扩大推展成为本校原本可以建立的特色。即便如是，我个人的使命是坐镇台中的中国医药大学，放眼医药大学以外的台湾高等学院，也是坐镇台湾，放眼大陆的高等院校。

既是兴趣，又是使命，何乐而不为？

六、十年沧桑：表象为文，内涵谓质

在中华大地，台湾的 PBL 在跨世纪时萌芽，进行得比神州为早，我也比较熟悉可以做些回顾。在这十年间"教育部"推动的高等教育改革也进行得如火如荼。一些学校虽然对国外 PBL 的"行情"仅一知半解，还是纷纷出国走马看花，取经而回，照样画葫芦。于是 PBL 也不免流为一项时尚雅兴。甚至有些学校主管也很坦诚且无奈地向我表示只是为了应付"教育部"或 TMAC（Taiwan Medical Accreditation Council），只要做到像 PBL 的形式就够了，反正大部分的评鉴委员也对 PBL 外行。有些因各种原因做不成 PBL 的学校只好再要出传统的伎俩，认为 PBL 不符合国情文化，或把责任推卸到中学教育体制，我的确有点儿惊讶及某一程度上失望。以下将我所见到的困难简述之。

对 PBL 理念的混淆与误解——PBL 并不光只是一种独特的教学"方法"，而是一种多元化的教育理念。若把 PBL 只当为一种教学的技巧手段，所能做到的只是表面的皮毛功夫，"换汤不换药，治标不治本"。建立一个真正有效的 PBL 课程是需要经过有计划、有远见、有专业的设计及不断的训练。行政、评量及资源上的配合也极其重要。这些理念及方法要有专业的单位（例如，PBL 工作小组或教师暨成长中心）用工作坊与研讨会的方式对师生做陆续不断的、常规性的培训。任何一个环节的脱节失误都可能导致 PBL 课程推行的障碍与迟缓，误导、停顿或失败。尤其是理念上转换的困难使得教案的撰写及 PBL 引导老师（tutor）角色的扮演技巧不易上手。

不良的 PBL 课程设计与规划——一些学校的 PBL 是在某一指定的学科里有限度地进行（所谓的 discipline-based PBL）。例如，生理学系、药理学系、病理学系、生化学系各自用自己的老师做"生理 PBL"、"药理 PBL"、"病理 PBL"、"生化 PBL"，这种 PBL 模式，完全笼罩在传统的教育意识下，除了师资来源不足以外亦难达到整合医学及全人学习的目标。而且完全以专业知识技巧为轴心，基础与临床也不能有效地衔接。如果若干个学科一起同心协力做一个 PBL 整合课程，以上的问题则可迎刃而解。这亦需依赖精明领导的魄力及各学系学术及行政上的配合。很可惜有些学校的某些教师虽然认同并热心于 PBL，但主管领导却不屑学习并不给予行政配套以致 PBL 发展不良或失败。再者，一些学校在学生评量层面上挣脱不出传统的桎梏，连 PBL 也采用传统的笔试及 0~100 分数制,仍然采用总结性评价,而形成性评价则少至微不足道。

表面化的劣质 PBL 充斥泛滥——原创性 PBL 的理想在当今的华人文化教育体制之下非常难以实施开展,因此很多的医学院校实施的 PBL 是采用以传统式在大堂授课鼓励被动学习为主轴加入小组教案讨论的混合型态(hybrid-PBL;通常用在 PBL 的时数不超过整体课程的四分之一),不外于在授课期间穿插些少数临床教案作为点缀,取其表象文采而无其实质内涵。在两种矛盾的理念下(主动与被动的对立;学生为本位与教师为中心的对立;整合贯通与拼凑组合课程的对立;观念了解与内容灌注的对立;回馈激发与考试驱动学习的对立),学生及老师自然会尾随已习惯的传统而不会去关心、理会与接受不熟悉的 PBL 及类似的新观念。故此,台湾学生盲目补习去博取假性安全感及为应付考试而学习的传统恶风非但难以杜绝,而且在过去十年更加助长不息。Hybrid-PBL 虽较易为学生及老师接受但易造成学生学习态度上的混淆,教育成效改善空间极小,反而不易执行,因此 hybrid-PBL 仅适用于作为过渡的短暂手段,而不应将之建立为常规课程。

以我过去十年经验所见,引进了混杂型 PBL 的医学院校,实施了七、八年以后能有显著效果及提升的仅是凤毛麟角,混杂型的 PBL 课程常流于原地踏步;若要以 PBL 改善教育成效必须要在整合型的课程环境里有计划地、循序渐进地、不松不懈地逐年扩展 PBL,逐量减少促成被动学习的传统大堂授课,加多小组讨论机会,贯彻自主精神,提高教案素质及强化老师引导技巧(而不是授课)以达到教改真正的成效与目的。有些人认为即使在逆境之下实施 PBL,不论 PBL 教案多寡,只要专心注入 PBL 的学习精神还是有意义,值得推行。不过,在一个 PBL 理念及技巧尚未臻成熟的阶段,若只为了行政方便或提高绩效贸然实施混杂型 PBL,很可能会事倍功半,导致师生怨声载道而得不偿失。在有些以急功近利的态度采用 PBL 的医学院校,其实不乏相当热忱投入的基层老师,可惜拥有资源的执权学术主管却对 PBL 既一知半解,也不自我学习成长,不了解“敏而好学,不耻下问”的道理,根本无法运用或发展该校执行 PBL 的优势。

孔子谓“质胜文则野,文胜质则史,文质彬彬,然后君子”就是儒家不偏不倚地把握住中庸之道的一种表现,儒家讲“过犹不及”,太过于修饰表面文采或太过于高调本质内涵都不能尊为君子之道,只有文与质恰当的调和,才能达到君子儒雅的境界。对 PBL 而言,回归到先前所述,“文”就是 PBL 表面的形式及方法,而“质”就是 PBL 的精神内涵。作为一个称职的 PBL 顾问的确需要具备“文质彬彬”的风度气质来提升教育服务的质量。

(关超然)

第二节　台中中山医学大学医学系李孟智教授的反思

风云际会，大地惊动，20世纪90年代初期由哈佛大学医学院所带动的医学教育改革风潮，自欧、美而吹至亚太地区。2000年起我陆续受命为台中中山医学大学医学系主任、教师成长中心主任及大学教务长，当面临改革的风潮与刚成立的台湾医学院评鉴委员会（Taiwan Medical Accreditation Council; TMAC）实战认定，历经国内外院校标杆学习，参与各种研讨会，举办内部共识营与开发领导层做出决策和资源再分配，调动积极性，解决改革的障碍，形成本校特色的医学教育改革，并推广至牙医系、护理系等其他学院，这一切使得我有机会从临床医师、医学教师、医学教育改革者、实践者、管理者、医学教育策略计划者，进而受邀至国内、外各地分享经验而成为宣扬者，确有较多的心得与反思。

小提示：

医学教育改革的成败关键

1. 医学教育改革应周而复始不断地进行；
2. 医学教育改革有赖领导决心（策）、内部共识及资源重分配；
3. 医学教育改革借重外在助力与压力。

迄今我担任武汉大学、华中科技大学同济医学院、首都医科大学、汕头大学医学院、西安交通大学医学部的客座教授，并曾多次担任上海交通大学医学院、上海中医药大学、广州中山大学中山医学院、中国医科大学和日本东京医科大学（Tokyo Medical University）有关基于问题的学习（PBL）的讲座教授。从大陆和台湾以至同属东亚区的日本的医学教育改革历程，我有以下的反思：

一、因地制宜，发展特色

就大陆院校而言，政策和资源配套到位是推动包括小组学习/基于问题的学习的必备条件，否则很难调动整体工作。台湾及日本院校则有较多的自主性和自发性去做改变，且改变的方向、内涵也具各校特色。总体而言，内地医校的改革主要是由上而下，包括教育部高教司和卫生和计划生育委员会科教司的政策与督考，医校领导对教改的认识与支持力度，直接关乎成败，是为在大陆医校改革努力的主要方向。有关课程安排,小组老师调集,教案编写,学生评价则可因地制宜,总以各校行得通,掌握学习精神与方法和发展特色为施行的指导纲领。

二、学生潜力无穷

无论是推动"问题导向学习"、"临床技能训练"或"循证医学",包括两岸或日本的医学生皆很容易接纳及进入状态,且都有一定的积极性而能乐在学习中。故只要对学习或能力有帮助的事,不用太担心同学的接纳度或潜力,反而要做好的是课程的规划与执行的策略。以 PBL 为例,学生不论在脑力激荡、建构学习目标、查找与分享数据上均无问题,但校方如何整合课程及减少大班上课时数,以提供小组学习,以及培训称职的小组老师反倒是更为重要。各地医学生均为高素质、高荣誉感的好学生,只要说明、示范清楚及不时正向回馈,均能扮演良好学习者的角色。

三、教师需要成长

一段而言,教师安于现况,不愿改变传统传道授业的角色和功能,视改变课程或改变学习方法为不必要的冒险,这些需要沟通、达成共识,并配套解决其课时要求和成绩评定的压力。

在台湾各校普遍设有教师成长中心,也订有医学教师必修及选修的持续专业成长学分,作为教师评鉴和升等的参考,也可借此平台达成教改的共识。反观大陆或日本在这方面行动较慢,也影响了教师队伍跟上教改行列的速度,各大医学院校实有必要成立专责 CFD,由主管教育的医学院副院长或教务长(教务处长)领导施行。

四、医学教育改革的整合

小提示:

当代医学教育改革的主轴

1. 医学人文教育;
2. 自主学习与小组学习;
3. 实务训练及技能教学;
4. 核心课程与能力培养;
5. 面向社区、面向群众健康。

纵观医学教育改革的主轴,实有颇多可资整合(integration)之处,整合不但节省了人力、财力与冲突，更重要的是加强了整体学习的效果与学生能力。举例而言，基于问题的学习完全可与循证医学结合，即同学在小组学习中查找数据，汇整数据与回报数据，应采用循证医学的五大步骤：形成可回答问题、查找可靠数据、评读数据、汇整结论与应用稽核执行成效，并可要求学生以小组为单位缴交 PBL-EBM 报告单以为汇整考评。此外，基于问题的学习也可与临床技能训练结合，举荷兰马斯垂克大学为例，当小组学生完成脑力激荡形成学习目标后，有关教案相关临床技能部分即可以个人或小组为单位，进入临床技能中心，计算机辅助系统或床边教学体系，亲身去了解或学习该项技能，并于小组讨论回报时互相展示或分享，如此即可将 PBL 与临床技能训练结合，若课程和教案设计好，可将技能训练并入模块课程而不必再单独开立相关技能课程，至于 PBL 应用于医学伦理、法律等人文通识课程，更是天经地义的结合。在台中中山医学大学，我们更试将 PBL 与家庭暨社区医学中的社区实践结合，也是未来可行的方向。

小提示：

医学教育改革未来的新方向

1. 不同教改内涵间的整合
2. 与全球化趋势结合
3. 多元化的医学生选择方案

五、应对全球化趋势

21 世纪地球村已形成，教师、学生、执业场地、工作地点及领域不断交流，一套共同接受的水平与作为必须具备的条件，如第二外语的训练，兼容的医学教育制度与能力要求才能促成人才交流与共同发展的作用。对此，特别呼吁大陆的医学教育要采用英文教科书，多本多纲的医学教材，多一些临床实务训练，多一些多元化医学生选择方式（不宜只由高考分发），才能将最好的人选做最佳的发挥。

六、结语

回首十年来，医学教育改革风起云涌，个人由医学教育实践者、医学教育策划者、医学教育管理者，乃至医学教育宣扬者，足迹遍及两岸和东西方各大医学院校、医学与非医学高校、公立与私立各体系，深知教改没有通用的做法，但却可有共同的价值与自有的特色，诚如：Nothing is every thing，but everything could be something，在此谨祝福医界同道融入全球化的开放趋势，一同打造医学教育的新境界。

（李孟智）

参考文献

1. 关超然,李孟智.PBL:医护教育之新思维-问题导向学习之理念、方法、实务与经验.台北:Publisher:Elsevier,2010.

2. 李孟智,杨仁宏,李淑杏,等.中山医学大学医学院如何推动问题导向学习.中国循证医学杂志,2006,6(10):699-704.

3. 李孟智,杨仁宏,陈家玉.第十二届世界渥太华临床能力大会记要:临床评估.医学教育,2006,10(3):251-255.

4. 郑宇辰,李孟智,李鸿森,等.中山医学大学医学系推荐甄试生与分发入学生的回溯性比较研究.医学教育,2006,10(4):301-312.

5. 李孟智,林中生,陈家玉.美国哈佛大学医学院课程改革现况.医学教育,2005,9(4):68-69.

6. 李孟智,陆希平,黄建宁,等.参加教育部“高等教育教学卓越国际研讨会”记实:教师成长中心.医学教育,2005,9(4):70-73.

7. 李孟智,蔡嘉哲,陈进典,等.加拿大麦克玛斯特大学 PBL 课程参访记要.医学教育,2004,8(2):211-215.

8. 陆希平,林妍如,林中生,等.问题导向式教学中老师与学生的角色认知.医学教育.2004,8(3):358-362.

9. 李孟智,翁国昌,陈进典,等.临床问题导向学习课程之评估.医学教育,2003,7(3):282-290.

10. 李孟智,赖德仁,许绩男,等.美国约翰霍普金斯大学医学教育访问记.医学教育,2003,7(1):79-83.

11. Chen JY,Lee MC,Lee HS,et al.An Online Evaluation of Problem-based Learning(PBL) in Chung Shan Medical University.Taiwan-A Pilot Study.Ann Acad Med Singapore,2006,35(9):624-633.

12. Lee SH,Lin YJ,Yen WJ,et al.Learning Experiences of Junior Nursing Students in a Pilot Problem-Based Learning Program.Chung Shan Med J,2010,21(1):79-89.

第四篇　展望篇：

PBL 在中国医学教育的未来

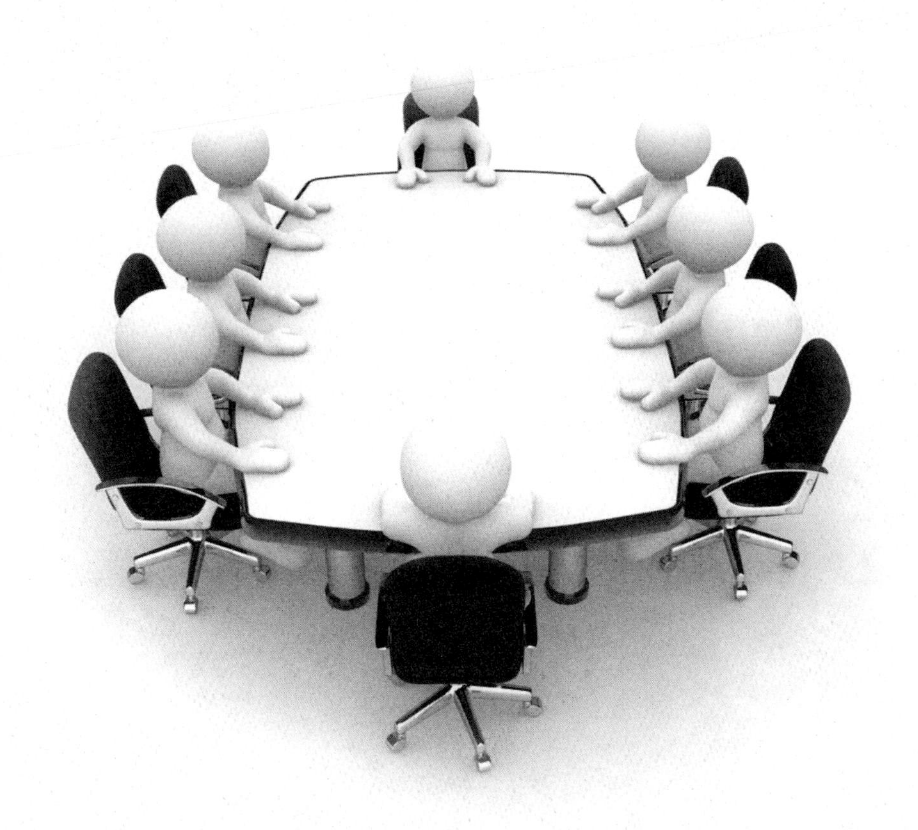

第十二章

编者的期许、展望与前瞻

这一本书为华人医药健康照护教育倡导的领域竖立起一个崭新的里程碑。它也代表了华人地区高等教育界、医护专业及卫生出版业界密切合作，共同追求创新卓越的验证。当然，这一本书更是大陆和台湾医护教育团队多年来相互交流以华文撰写出来的在倡导 PBL 教育层面上的结晶。相对于欧美的医学教育，由于华人学术界对 PBL 的接受与实施起步较晚，仍然处于萌芽的阶段，我们尚有很多要追加学习、更正及改善的空间。我在亚洲及中华大地用了累积二十余年原汁原味 McMaster PBL 的经验，带着使命感去倡导及推展 PBL 已超过十载有五，不免对 PBL 在中华大地的前景有些个人的期许。兹将个人的展望与前瞻从本书主编的角度叙之如下。虽然我对中国大陆学术教育的实际了解与体验比我在中国台湾及中国香港的经验薄弱得多，我想高等教育及医护教育的基本原则及目的应是放诸四海皆准。当然，本书的另一位得高望众的主编，黄钢教授，也会分享他的关于 PBL 在中国大陆医护教育改革中应有的角色、展望与前瞻，以他之长补我之短，使本书更能符合中国大陆医护教育界广大学者们的期许。

一、用诚心去了解与体验 PBL 真实的理念

在整本书中，我不厌其烦地重申 PBL 是着点于“学习的理念”而不仅是一种“教学方法”，也许有些人会认为我小题大做，其实，理念的歪曲很可能会造成“失之毫厘，差之千里”的负面效应。譬如，一些文章把“PBL 教育”写成“PBL 教学法”就犯了最基本理念上的错误。这种错误仍然非常普遍，也反映出作者对 PBL 的了解，尚未能超越“以教为主”的传统观念。如此类推，把“小组讨论学习(learning via small-group tutorial)”写成或翻译成“小班教学模式(directed small-class teaching)”或“小组个别简报(teaching via group-presentations)”也是最常犯的错误；怪不得很多学了“第二手 PBL”(2nd handed PBL)的医学院校还仅是在教育理念上将 PBL 当作一种传统教学法去执行，当然学生不会感受及运用得到 PBL 应可发挥的内在潜力，因而减少了

让学生自主互动的学习机会。

另外,因为 PBL 的基础概念是“以问题去导向学习”,在东方传统教育一味以“追求标准答案”的文化里,往往就倾向于“解决问题”(problem-solving)而忽略了“探讨问题”(problem-exploration)。再者,医学教育的 PBL 教案常常用临床疾病为情境,于是一些人就把 PBL 比照为解决患者问题的临床教学(这就是传统教育思维在作祟);在学生基础医学尚未扎实之前就将学生导入医疗及临床患者管理的层面,因而本末倒置。孰不知 PBL 应充实探讨摸索基础医学的能力并了解与临床的相关性,而不是照本宣科地去学做临床医疗,如果 PBL 教案撰写及案例教学都由对 PBL 一知半解的临床医师做主导,问题就更加严重了。此外,本书的一些 PBL 教案样本大多是在知识层面上以临床的流程去撰写,往往缺乏一些人性化、行为、伦理、社会、制度等层面。仿佛医学仅是生命科学而忽视了行为及社会科学的层面,这也是目前传统教育的弊病,还未能用 PBL 教案的情景来补救这个困境,因此教案撰写的技巧仍有待进步。

因此,当务之急的展望期许是要让医学教育改革事半功倍;要能看对 PBL 的方向才会走对 PBL 的路,能发展出支持配套体制才能避免重陷传统弊病。PBL 的种子已播散在中华大地,初芽虽萌,若没有细心不懈的浇水(发展)、施肥(成长)及除草(培训),PBL 便会长而不秀,秀而不实。

二、PBL 的配套措施:评量体系及循证学习

前面几个章节已强调:“医学的本质不仅是生命科学的统整,也是人文、自然、社会科学的融合”,因此,PBL 的本质也就是建筑在纵向(基础、临床与执业)及横向(各学科领域)整合的基础上。先前所提到“以学科为本位”而实施 PBL “教学法”就违反了 PBL 基本的原则。PBL 普遍都以器官生理系统(如循环、呼吸、泌尿、神经等)为科系整合的平台,称之为 system-based PBL(要注意 system-based learning 与 systems-based practice 是全然不同的概念;以下再详细讨论)。目前 McMaster 大学医学院把 concept-based learning(概念导向学习融入 PBL 以提高 PBL 学习的效率,因为概念的形成不是随机的,而是有逐步演进的程序及不断的练习才能充分内化。因此 McMaster 大学的 PBL 变得更有层次感与结构化,改变了过去随机松散的形象。虽然 McMaster 大学医学院的 PBL 已有四十年的历史,但每隔一段日子都会经过反省回馈的机制做出适当的调整与改革以符合当时社会医疗与科技的进展及需要。因此,这又反映出 PBL 的确是一种随着时代及社会变迁而改变的教育理念,而不是一种墨守成规的教学方法。

任何类型的学习都有两个层面:学习的实质内容(knowledge contents-what to teach)及学习的过程(process of learning-how to learn)。传统教育着重于知识

的内容与多寡，因此采用填鸭式传承授课的方式；评量手段也自然地注重在测试学生知识的多寡与主观性内化，因而误导学生采用“背多分”（默记背诵）的学习心态。PBL 的目的是培训学生自主切问、质疑、求知、解述的能力，所以应该评量的是学生在学习的过程所表现的能力。一个采用 PBL 的学校若仅以知识多寡为传统评量的依据，而忽视对学生学习能力与过程的评量，那么就是与 PBL 的精神背道而驰，仅以 PBL 的面具做个幌子，换汤不换药而已。发展适当 PBL 评量就是一个必要的展望。

即使在学生的学习内容方面也应及早在 PBL 教案情境中注入循证学习（evidence-based learning）的议题，让学生磨炼如何质疑、循证、求证与批判，这是许多东方学生最缺乏也是最需要的能力与技巧，更是传统教育最脆弱、最残缺的层面，也导致学生没有建立起批判性思考的能力。再基础的学习若能利用以学生为本的循证学习手段，接触临床时自然也能采纳以患者为本的循证诊疗手段。循证学习不能只依靠老师的言教，它更需要自主学习，学而时习之才能学以致用。这种批判性循证能力尽早在应用 PBL 学习基础医学时就应注入，浅入深出，无需等到临床学习的阶段才授教。的确，很多人误解 evidence-based medicine（EBM）仅是用在临床诊断，就像一些人误以为 OSCE 仅是应用在临床技巧的评量方法。在这本书中，我尚未见到把 PBL 应用在 EBM 的案例，或在医学人文、伦理等领域，表示 PBL 案例的发展尚有很大的空间，使教育更有人性味。

三、PBL 医学教育应迈向终身学习的培育

传统之医学教育最大缺点在于学生被动填鸭式的学习，以及基础与临床过度分离未能互相为用，造成台湾医学教育改革过去事倍功半的成效。事实上，基础医学与临床医学的教学领域有明显地区隔，常常是各自为政的局面。因此，医学教育不外乎是由这些被刻意区隔的教学单位的“组合”体，严重地缺乏“整合”的概念。历年传统的填鸭式教育已养成学生被动学习的恶习，并由中学延伸至大学，造成“共笔”及“补习”文化，医学教育由基础到临床亦沿袭此风气而别于国外截然不同的自主学习文化，造成“终身受教”的情况，而未能达成“终身学习”的态度。终身学习的理想必须以具备“自主学习”精神为前提，而临床教育的精神乃是“以人（仁）为本、以患者为中心”，此种概念就应于基础学习时段开始建立，培养“以学（习）为本、以学生为中心”自主求知的技能，并及时养成良好的为人处事的态度与习惯，而非只是专注于生物科学等学科的授课内容，却忽略了主动自发、为人处世的基本道理，故基础与临床教学应及早加以整合衔接才能养成正确的专业态度与精神。

当前的医学教育若欲达成以上的教育目标唯有强力推广以学生为中心

的"基于问题的学习(PBL)"之学习理念与模式方能改正长久以来根深蒂固的"权威式的授课与被动式的学习",因此,我再重申这个重要的信念:"PBL 不应只被视为一种表面形式化的教学方法,而是要贯彻其内涵理念与态度以达成终身学习的理想与目标"。虽然 PBL 在台湾的十一所医学院校都做了有限度的实施(当然部分是受了教学校务评鉴压力及长期绩效主义鼓舞的影响),除非 PBL 所包含的精神能真正在有成效的教育机制体系下孕育成长并能贯彻始终,基础与临床的衔接或学涯与职涯的接轨仍将沦为无济于事的口号宣言,因为学涯结束后的后续在职教育也很可能惯性地沦为"终身受教"的被动常规。

四、PBL 向传统中医药学教育延伸及导入

虽然亚洲的 PBL 医学教育现在在西医领域已进行得如火如荼,可是还有其他的医疗领域的教育仍陷于传统的泥沼中无法自拔,其中以传统中医药教育最令人担忧,可能问题就是出在"传统"这两个字上。我先前就特别强调"用对的字,说对的话",传统在这整本书里很多的叙述多少都带有负面的意义,传统所代表的是古旧、保守、陈腐与落后,传统中医所代表的是哲学、文化与艺术,与科学的关系模糊暧昧,新中国成立以来向来受拒于以科学医学为主流的医学专业。中医专业虽有独特的文化(甚至政治)层面,但若不能与主流医学接轨整合,唯有走向没落一途终至灭亡,而与主流医学接轨整合之成败就在于教育。西医与中医的内容与行医的方法或许有很大的差异,但是医学教育的宗旨、教学理念和学习心态应当没有文化、政治或专业的分野。

在中国香港、中国台湾及大陆三大华人社会中,传统中医是较严重的一环。在医学教育改革的浪潮里,中医学院也免不了开始意识到中医教育的落后及改革的必要。在中国大陆,整体而言,PBL 的起步较慢,几年前在沈阳中国医科大学举办了亚太 PBL 的研讨会后在中国高等教育圈中激荡出 PBL 的涟漪,一些重点大学的西医院校已展开了 PBL 的探索与尝试。中医方面大陆虽然有很多古老有名气的中医院校(如北京中医药大学、上海中医药大学、南京中医药大学等),目前仅有上海中医药大学正在与台中的中国医药大学合作筹备建立"教师培育暨发展中心"并规划 PBL 的课程与师资的训练。在香港,除了两所大学的医学院之外,也有三所中医学院分别隶属于香港大学、香港中文大学及浸信会大学。目前也仅有香港大学的中医学院正在筹备建立一小部分试验性质的 PBL 科目。上海中医药大学的前副校长童瑶教授接任了香港大学中医学院院长之后(目前已自港大退休),也致力于尝试 PBL 在中医药教育的应用,也许是香港大学的医学院及牙医学院十年以上的 PBL 基础协助其竖立创新的信心。在台湾,目前仅有台中中国医药大学及长庚大学设有中医学院;2010 年义守大学亦成立台湾第三所中医学院。台中中国医药大学的中

医学院已有半个世纪的历史,也是实施了数年PBL教育的唯一一所中医学院。不过其PBL课程仍以西医为主,以医学院的教案为蓝图;真正属于中医教育体系内的PBL教案仍属凤毛麟角,况且执教的老师很多是执业中医师,既无时间也缺训练,这严重的缺点实在有待改正,也可算是再次反映上述的展望,也可鼓励其他中医学院尝试采用PBL并参考已采用PBL的院校的经验,这是我个人前瞻性的期许。过去几年,我也在耶鲁大学郑永齐教授推动的全球中医药联盟(Consortium of Globalization of Chinese Medicine,CGCM)组织中帮助筹备并建立中医药教育发展工作小组,且以倡导PBL做为首项推广任务。同是医药专业教育,中医药的教育(包括研究/医疗的教育;如实证/循证医学)落后于西方医药的教育已是长久以来有目共睹之事。可惜的是相对研究而言,中医药教育改革的进展仍然相当地缓慢。在本来就已相当传统的中医药教育领域里,一般的中医药教育者对反传统教育理念的PBL能改善中医药教育的潜力还是具有深度的怀疑与戒心。这个层面的迷思尚需目前积极试用PBL来改革中医药教育的拓荒者,如上海中医药大学,以时间来验证。

五、PBL应摆脱专属医学教育的框架桎梏

由于PBL源自医学教育,加上过去普遍存在对PBL的一知半解,PBL常被误认为专属医学的教育培训理念。其实PBL是成人学习、终身学习及全人学习三位一体的教育理念,是可以广泛地应用在各个高等教育以人为本的学程中的,例如经济、管理、建筑、工程、法律、艺术等。在国外,PBL已经应用到很多的教育层面;在港台,PBL仍局限在单纯的健康医学领域。例如,香港大学的医学院及牙医学院都已成功地引入并发展了PBL课程,但是前理工学院梁院长,Dr.Fred Leung,曾邀我尝试将PBL引入理工学院的教育体制,因受到教授们强烈的反对而作罢,这反映出保守心态及传统文化的势力。在香港中文大学,即使医学院几次尝试引入PBL都无法萌芽。在新加坡,马来西亚及McMaster大学,PBL已逐渐融入了理工、教育领域。

在台湾,PBL也仅局限于应用在医护教育界,而且素质参差不齐(在另一章节已详述)而且主要仍以医学系为主,表示大部分医学院的PBL教育课程并没有设下长远的计划与管理。PBL的引入与实施本应从点到线,由线成面,循序渐进地全面迈进发展,这也是日本东京女子医学大学Kozu(神津)教授提出的渐进式PBL(incremental PBL)的概念。但是,过去十年来在港台的医药学院能做得到的,鲜矣!大部分跨出第一步就维持现状很难踏出第二步了。即使如此,我还是为在台中的中国医药大学跨出PBL的第二步做出了我能力可及的准备,往后的成败就决定于后起之秀的智慧及手腕了。

我用了七年离乡背井的时间(我的家人都在生活了30年的加拿大乡井,

我自己在台湾过的是独居的生活,也是本校屈指可数的外籍老师之一;校长戏称我为“老外”),终于将台中中国医药大学的 PBL 从点的增加开始连接成线,若不够点就连不上线更谈不上面。在这个传统、保守、小规模、不起眼、尚未登上国际舞台上的私立医药专业大学,我的直率、严谨、敢问、敢言、敢为的“老外”个性及高水平、高姿态、高效能的铁腕手段令一些老师主管们绷紧神经,甚至侧目(澄清一下:这仅是我个人的策略,其实我相当讲理且随和)。不过,重要的是我达到了受聘来这所学校的目标,把 PBL 引入了护理、药学,牙医,呼吸治疗及通识等领域、建立起全台湾第一所在医学院里多功能性的“教师培育暨发展中心”的典范、把台中中国医药大学的 PBL 安置在台湾医护教育的光环下并带领其登上国际舞台,除了增进台中中国医药大学在中国大陆和台湾中西医学术及教育交流的能见度,PBL 的学习理念也成为台中中国医药大学通过台湾“教育部”的医学评鉴及教学水平名列前茅的基石。

当我们步入另一千禧世纪时,在东南亚有两个 PBL 组织形成,并推广 PBL 教育理念及方法。其中一个组织在新加坡形成而在吉隆坡注册为非牟利学术团体并以建康科学教育为主题(Asia Pacific Association of PBL in Health Sciences,简称为 APA-PHS),而另一个较松散的组织在香港形成,但是非注册组织且不限定高等教育的领域(Asia Pacific Conference in PBL,简称为 APC-PBL)。由于 PBL 初行的时尚,过去十年每年都有 PBL 研讨会,很多亚洲的国家都试着争取举办权,有时在同一年内这两个组织都会举办会议,再者,举办的单位仍然大都是医学院校。甚少有理工、人文领域的学者参加。因此,APC-PBL 并没有达到该组织的宗旨,加上该组织尚未正式注册因而编制松散,过去五年这两个团体考虑举行联合学术年会希望能更有效地推动 PBL 及减少团员对两边的 PBL 研讨会的奔波与花费。第一次 PBL 联合会议于 2010 年 10 月下旬在台北举行,由辅仁大学医学院主办。虽然主办单位仍然是医学院校,但希望能把 PBL 推广到其他高等教育的领域,尤其是一些会与社区及患者接触的专业,需要有群体的认知(population),也需要培养专业风范及伦理素养(behavior)及汲取生活职涯相关的专业知识(living knowledge in life)。事实上,三年前,吉隆坡的马来西亚工程学界也形成了 PBL 学会。目前台湾也正在筹划一个高等教育 PBL 学会,待时机成熟时我也期待中国大陆也会有类似的学术性的高等教育 PBL 组织,把 PBL 推广到广大的中华大地各个角落。

其实,在台湾的医学生要在大学的最初两年接受通识教育(在中国大陆,仅一年;据说在香港大学,2012 年度也会将通识教育引入一年级的医学课程)。目前通识教育大都是重复或延伸高级中学的科目并以教导中学生的授课方式教学。学生觉得既乏味又易通过,不感觉到在上大学,因此都讽喻通识教育学分为“营养学分”。在这最初而且最重要应塑造医学生人格素养的两年黄金时段,若能以PBL去重建学生的学习心态(我说“重建”是因为中学生早已在填鸭式教育制度下为升学考试而养成被动学习的恶习),培育待人接物的素养,并了解医学的profession,professional及professionalism的内涵,这两年就不会“浪费”了。然而,懂得PBL理念及技巧而又愿意尝试PBL的通识老师或对PBL有执行力的主管少之又少。因此一般通识教育似乎也仅能将通识课程视为“通识专业”做传统式的教学。把过去及现行的经验归纳起来用前瞻性的角度考虑,这个桎梏的解脱似乎并不乐观,尚有一段漫长的路子,不单需要有更广泛的倡导与培训,还要有身负教育行政权的主管或领导具有“改革”的使命感、“危机”的敏锐度及“执行”的果断力。

六、从同构型的PBL延伸到跨专业的学习

目前在台湾,医学教育随着“台湾医学教育评鉴委员会”的成立及“教育部”对各大专院校的考核评鉴奖励制度的建立而进行多元化的改革,例如,最初大学两年多元通识教育的引入、医学课程的重新规划与整合、人文素养的注入及落实、伦理概念的倡导与培训,都是为了加强基础和临床及智能和心态之间的衔接。这些医学教育改革的目标并非各自分区独立而是相关紧密串联的。PBL的角色功能不外乎在学涯中给予学生一个模拟职涯与生涯的学习平台。医护教育领域的PBL教案就是模拟医护人员的职场情境,使之尽量生活化、人性化、趣味化及具有真实感,而最终达到医学教育或高等教育的宗旨:也就是知(to know;智者为知)、仁(to be;爱者为仁)及行(to do;勇者为行)。在现实生活里,智能、力行、仁心都应能在异质性的群体中表现得出来才有意义,若从个人的学习角度来看,老师在传统的大堂授课是个缺乏特色、千篇一律、枯燥的“同质现象(homogeneity)”,因为每位同学(同年纪、同年级、同教育背景)从老师教学传授的内容都是一样的(同讲义、同笔记、同科目、同书本),与同学间背景、素质、能力、兴趣及需要的差异全然无关,老师对所有同学也有同质的期望,也就是答对老师的考卷问题。PBL却是利用异质性的互动擦撞迸发出来灿烂的火花,因为PBL允许且运用同学间背景、素质、能力、兴趣及需要的差异转换成学习的自主动力,这是有冲击力、多元性、建构性的“异质效应(heterogeneity)”。通识教育若能以有异质效应的PBL执行,其学习效果是同质现象的传统教学效仿不到的。

以上是从个人学习的角度所做的思维。若从专业学习的角度来考虑,我们目前在医学院所做的PBL医学教育都是专业同质的医学生,医学生做医学PBL,护理学生做护理PBL,牙医学生做牙医PBL,药学生做药学PBL,这与他们真正进入社会的医疗制度全然不同,因为在职场上的学习是依靠异质专业的互动在推动的。我们也许应该意识到很多的医院人事纠纷及引申出来的医

疗纠纷与诉讼的问题往往就出在医疗体系执行力(systems-based practice)层面上不同专业(professions)的专业人员(professionals)缺乏跨专业领域学习(inter-professional learning)的认知。我先前提到的 systems-based practice(医学教育六大核心能力之一)不能误解为 system-based learning(以器官系统为本的学习).system-based learning 主要是用在基础医学的教育,systems-based practice 则是运用在临床训练中的教育。因此,我希望在不久的将来 PBL 可以发展到跨专业领域的学习(inter-professional learning),可以见到医学生、护理学生、药学生、中医学生、公共卫生学生在不同 PBL 模块中一齐做脑力激荡、分享专业技能,并能彼此沟通共事。如此更能帮助基础与临床的衔接及增强医疗专业间的尊重与合作。跨专业领域学习(IPL)时要以 PBL 为基础,把学校的学习转移到职场上的应用中去。跨专业领域学习(IPL)时要以 PBL 的概念精髓为基础,把学校的学习转移到职场上的应用中去;也就是说,在现实的医护健康教育里,学校的基础医学学习与职场的临床医疗学习必须懂得利用以学生为中心的 PBL 优势方能以一贯之达到知行合一以病人为中心的整合境界。若基础教育(包括人文素养)与临床教育(包括专业风范)失联脱钩,无法将 PBL 的精神延伸、发扬,并实践到关怀病人的福祉,单打独斗地在医学院闭门造车的 PBL 医学教育最终也免不了沦为一个仅为了依附时尚的表象幌子罢了。

(关超然)

第十三章

PBL在中国大陆医学教育改革的展望

以《中国教育统计年鉴2010》为例，中国大陆医学院校数为167所，另有各类医科类的学校308所，总计约475所医科类院校。2010年的招生人数达111.5万余人。从医学院校在全国的分布院校设置看，经济越发达的地区，举办医学教育的院校数越多。东部举办高等医学教育的院校最多，占43.7%，其次是中部32.4%，最后是西部23.9%。全国目前共有171所能培养临床医学本科学生的各类型院校（不包括军队院校），平均每千万人口1.28所。东部地区每千万人口拥有1.38所医学本科院校，中部为1.32所，西部仅为1.07所。虽然医学教育在蓬勃发展，医科类院校在数量和质量上均有增加，教育改革风起云涌，经验成效不断涌现，但院校之间、东西部之间教学质量与水平仍存在巨大差异。同时，近三十年来，中国社会已发生深刻变化。经济发展快速，人民生活水平提高，但社会事业发展相对滞后，由生活水平提高而带来的诸如肥胖和糖尿病等一系列疾病及中国老年社会到来而产生的一系列老年性疾病，导致居民疾病谱和死因谱已发生重要改变，新的传染性疾病和非传染性疾病、尤其是越来越多的慢性疾病等多重疾病负担日趋严重，医学模式已从生物医学模式转向生物-心理-社会医学模式，人民群众卫生服务需求水平日益增长。另外，随着医药卫生体制改革深化，覆盖城乡居民的基本医疗卫生制度将逐步建立，中国医学教育的改革与发展面临着新形势和新问题，人们对教学质量的提升和教学改革的渴求日益强烈，“改革”已成为医学教育的主旋律。宏观层面医学教育体制与管理架构和学制、学位改革呼声很高，中观层面的医学院校管理机制、办学理念与目标改革日趋迫切，微观层面的课程设置与评价体系改革已不断深入，我国医学教育界展现出了丰富多彩的创新与尝试，整合课程、PBL、RBL、CBL、TBL、OSCE、医学模拟教育、医学教育认证、医学人文教育等新的教育改革措施层出不穷，带来整个医学教育界教育理念和思路的不断更新。其中特别令人关注的就是基于问题的学习（PBL），它以建立“终身学习能力”为目标、“学生自主学习为核心”、“以探索问题为导向”、“以小组互动学习为平台”，塑造了清新的教育理念，震撼了传统的医学教育模式，冲击了“填鸭式”

灌输教育,直击医学教育的要害弊病。虽然早在20世纪80年代末由少数几所院校已尝试引进国外的PBL,上海交通大学医学院也是中国大陆最早进行PBL探索的学校之一,但因各种原因,多数学校改改停停、步履艰难,直到本世纪初应用PBL的学校不断增加,经验体会日益丰富。上海交大医学院也是如此,从2006年开始,上海交通大学医学院重新审视了PBL的重要性,下决心再次启动PBL改革,迄今为止形成了具有上海交通大学医学院特色、渐进式混合型PBL学习体系,即基础医学以器官系统整合为主轴的PBL学习,临床医学以循证医学及学科整合为主体的PBL学习,科学研究以创新意识培养为切入的问题启发训练。

目前PBL已在学校实施6年,并进入常规运行阶段,在教师和学生中产生了良好的效果。整个PBL改革的目标就是以学生为中心,以学生的综合能力提升为核心,营造积极主动的学习环境,在获得基础知识与基本技能的同时成为学会学习、主动学习、在学习中创造新的学习和形成正确价值观的过程。在PBL的实施中,尤其关注PBL的本源与精神,强调以学生为中心的主动性、开放式、探索式学习,通过应用建构主义学习理论的"情境"、"协作"、"会话"和"意义建构"4大要素,由教师根据学生层次设计具有明确目标、一定难度并有实际价值的案例,案例相关资料有序分次提供给学生,经过问题的提出、分析和归纳,结合基础与临床知识、小组分工合作寻找解决问题的依据,通过讨论分享与反思学习等环节主动学习、团队合作,力求培养发现问题、获取信息、分析综合、科学思维、组织合作、沟通交流及解决问题的能力。过去6年的实践让教师与学生尝到了甜头,充分感悟到PBL的优势。与传统医学教育方法比较:①加强了基础医学与临床实践的紧密结合,精简理论课时,增加实践与讨论,早期接触临床,提高学生对职业的认可和独立发现问题的能力。②培养学生自主学习和终身学习的习惯。在PBL的学习模式中,学生依据学习目标,自我决定学习的深度及广度,而不再被限于上课的内容。学生可根据自我学习的速度及理解的程度,调整学习的时间与节奏,创造更多的自我思考空间,形成愉快的自我学习氛围。③培养思考及解决问题的技能。经过PBL训练的学生,会有效运用教科书、期刊文献及其他各种学习资源,面对来自不同资源的不同答案,经过小组的讨论、思维激荡,渐渐发展出批判性思考及解决问题的能力。与传统学习法的学生主要依赖笔记及老师准备的大纲资料形成了鲜明的对比。④培养学生良好的沟通与合作能力。PBL鼓励学生互动互助,透过同学之间的讨论与交流,增强团队意识,理清概念并补足课堂学习上的缺陷。由于紧密的师生互动,师生间彼此的了解比传统课程的情况更好。学生提升了沟通和交流的能力、倾听的技巧以及与他人合作的能力。

然而,在实施PBL的过程中,应常常自问如何彰显PBL应有的精神和效果，避免走入以 PBL 之名行传统教育之实的误区？相对于欧美的医学教育，由于我们的传统教学模式根深蒂固，对 PBL 的接受与实施起步较晚，仍然处于探索和转型阶段，很可能造成很多的误解和误用。幸运的是，学校得到 PBL 的发源地加拿大麦克纳斯特大学医学院关超然教授的指导。我和关教授经过多次交流讨论，决定由上海交通大学医学院联合其他实施 PBL 的有关院校共同编写 PBL 书籍，并在大陆出版。本书编写的基本定位是原则性、理念性、思想性、指导性，旨在引导教师正确理解、合理使用、有效掌握 PBL 的内涵和要义，而非直接给予案例及答案，也非同传统教科书一般照本宣读或机械抄用或提供标准答案，在给出基本架构的基础上，加以案例和经验分享及提示指导，在列举的案例中，可延伸出不同的问题解决方案，重在启发、贵在思考、批判思维、提升能力。

关于 PBL 在大陆医学教育中的未来发展，结合我们的 6 年 PBL 实践，分享以下思考：

一、PBL 理念的内化

教育意识的改变是教育改革取得真正成效的核心条件之一。PBL 正是建立在问题引导、思维启迪、自主探索的基础上，强调问题解决中的自主学习。其过程与环境至少包括：①营造一个良好的、有利于师生互动的学习环境。“天才只有在自由的空气里才能自由自在地呼吸”。为培养学生的独立思维与解决问题的能力，问题的设计至关重要，构建自主学习和自由探索的空间，最大限度地挖掘学生的智慧、潜能和创造能力是 PBL 的基本要求。②营造不断建构的认知过程。建构主义理论把学习看作是一个不断建构与发展的动态过程。学生的核心能力不是由教师“讲”会的，而是由学生“练”会的。对于医学生而言，他们的知识结构已由纵向的积累逐渐转变为横向的拓展，需要有更多时间用于知识的探索，所以，注重医学生综合能力的训练，通过精心设计和认真组织问题的讨论及情景模拟的临床实践，将有效提升学生的实践能力及解决问题的能力。③培养学生主动参与的主体意识。学生在教学过程中能否以主体的身份参与，直接关系到 PBL 学习质量与培养目标的实现。从学生的角度，尊重学生的人格，肯定学生的自我价值，引导学生进行自我评价。教师应主动了解学生的需要，因势利导积极推动，适时提出明确而又适度的期望和要求，使学生知道自己的目标和预期的结果；同时，及时评估、反馈和奖励学生的学习自主性，使学生在教学活动中始终处于主体地位。

然而在 PBL 的实践中，虽然医学教育界已普遍接受，但在大多数人的观念里，PBL 被当做一种技术层面的“教学方法”，实践中处处可见 PBL 中所隐含的“自主学习”、“以学生为中心”、“小组合作讨论”等学习理念被以教师为中心的“小组教学”、“学生知识点汇报”等教学形式所取代。许多 PBL 教案中常常出现把 PBL 当成病例分析、出现过多的知识点汇集的现象。PBL 被局限于一种教学方法,那么它应有的魅力和效果则难以凸显,甚至误入歧途。

(一) PBL 常见误区

大多数人都会在理论上或口头上承认 PBL 与传统教学不一样,更注重学生为中心,强调学生围绕问题自主学习,但在实际 PBL 实施中,PBL 还是容易沦为披着“PBL”外衣的传统教学,呈现诸多误区,突显人们对 PBL 的误解。

1. PBL 教案变成临床病历分析 问题是 PBL 的核心,由于大多数医学教育 PBL 以临床问题为背景来展开学习,这就造成很多人用传统临床教学的思路进行 PBL。一些教师撰写的教案,很容易变成临床病历分析,教案中充斥很多临床医疗技术知识,再加上“以传递知识”为核心的传统教育理念,很多教案并没有为学生提供自主学习参考的资源,而是变成了临床医疗知识的堆积。这大大扭曲了 PBL 原本以问题为基础、引导学生自己探究医学问题的内核。

2. PBL 小组讨论变成知识点汇报 从形式上看,PBL 常常需要小组讨论。但很多 PBL 实践片面追求小组讨论的形式而忽视其实质。一些教师片面追求课堂上小组讨论学习这一形式,而对讨论的内容、目的及过程没有明确的目标和要求,这就造成有的教师只是按照自己教学计划规定的知识点任务,把学生往设计好的小组讨论框架里赶,小组讨论变成学生轮流汇报所搜集到的知识点,缺乏对问题的探究和讨论交流,甚至出现有教师引导产生的标准型答案。

3. PBL 自主学习变成放任自流 PBL 强调以学生为中心,强调学生自主学习,但并不意味着不需要教师的引导和帮助。PBL 倡导的是充分发挥学生的主体作用,鼓励学生自主学习,但有的教师在操作中往往认为体现学生主体性就是把课堂还给学生,把自主学习变成了学生的自由学习、自愿学习,当学生在讨论和交流时,教师始终不加以合理引导和有效评估,造成课堂教学缺乏目标性,学生无从着手,放任自流。这样曲解了 PBL 的内涵。

(二) 误区背后的教育价值观

依据现代默会知识的理论,支配人行动的不是人能说出或表达出来的明确知识,而是内隐于心的默会知识。PBL 实施之所以走入以上诸多误区,是因为尽管很多教师接受了 PBL 的培训,从理论上“知道”了 PBL 的相关原理,但教师们学到的这些关于 PBL 的理论知识是明确的知识,无法真正指导 PBL 实践,支配 PBL 实践的仍是根深蒂固的传统教育价值观。目前,在大多数教师心中,教学是教师将教材上的知识传授给学生。这种教学的重心在“教”,在于教师对教材知识的讲授。教师的任务就是教学大纲规定知识点讲得清楚、明白。国家统一规定教材内容,教师每节课讲什么,讲多少,每个单元有多少课时都已经规定好了,教师把规定的教材内容讲述给学生便成了教师不得不完成的一项硬任务。至于是否考虑学生则成了可有可无的一项软任务。这就造成了似乎只要教师把规定的知识讲述给学生便算是完成了教学任务。

这就造成在实际教学中,教师关注的是教学大纲所规定的“知识点范围”。教学就是知识点的讲述,知识点就像幽灵般盘旋在老师的头脑中。在教师心中,讲完了知识点就算完成了教学任务。在一些 PBL 改革中,“知识点”仍然成为教师的主要目标,PBL 改革沦为教师布置任务,学生查找资料然后讲授知识点。教师关注的是如何通过案例将要学的知识点串起来,学生的讨论变成了读书汇报会、资料搜集会,学生的发言变成了念读书笔记。尽管教师和学生都说 PBL 要培养学生的创新精神、合作能力等,但他们真正关注的是知识点而非如何解决问题。学生的心思集中在知识点,忽视了对问题的探索和交流。

而实际上,PBL 的内涵与魅力正在于其“以学生为中心”、“自主探索”的教育理念与价值观,强调把学习设置到复杂的、有意义的问题情景中,通过引导学习者发现问题及团队合作来解决真正的问题,从而学习隐含在问题背后的科学知识及其发现发明的思路,培养探索知识的渴望,形成解决问题的技能和自主学习的能力。基于问题的学习以信息加工心理学和认知心理学为基础,是建构主义教学改革设想当中“一条被广泛采用的核心思路”。PBL 是以问题为核心的高水平的学习,针对结构不良领域的问题,在原有经验的基础上进行分析思考,寻求解决问题的方法。因此,要求学生把握概念之间的复杂联系并广泛灵活地应用到具体的问题情景中去。PBL 为医学教育从传统的知识传授式的教学转变到终身自主学习提供了契机和平台。的确,教育者的任务不在于传授了多少知识给学习者,而在于教会学习者如何学。大教育家陶行知说过:在教学过程中,先生的责任不在教,而在教学生学,教育者的任务是“授人以渔”而非“授人以鱼”。“因为先生不能一生一世跟着学生,热心的先生固然想将他的所有传给学生,然而世界上新理无穷,先生安能把天地间奥妙为学生一起传授? 从这种意义上讲,PBL 改革重要的是有没有把以学习者为中心的理念引入到教育改革中,赋予学习者更大的个人发展与创新空间。

(三) 推动 PBL 理念的内化

1. 从学习形式到学习实质　由于 PBL 源于欧美,如何内化 PBL 的理念仍是大陆医学教育界的一个任务。关于如何学习别国的教育,著名比较教育学家萨德勒曾说:“我们不能随意地漫步在世界教育制度之林,就像小孩逛花园一样,从一堆灌木丛中摘一朵花,再从另一堆中采一些叶子,然后指望将这些采集的东西移植到家中的土壤中便会拥有一颗有生命的植物。”对于我们应该如何学习外国教育,萨德勒说:“最好先从总体上去探究外国教育制度所蕴含的精神,然后再去从别国对待所有熟悉的教育问题的完全不同的解决办法的研讨、思索中获得间接启发,而不是期望从外国教育制度直接发现有多少可实际模仿的东西。”对于 PBL,我们不能教条、机械地学习,不能仅仅看到别人怎么做,然后模仿,不能仅仅学习外在的形式,而应追问为什么要这些形式,这些形式是为了什么目的和内容而设定的。学习 PBL 不是为达到一种所谓的效果,PBL 也没有一种固定的模式让我们去模仿,我们应该学习 PBL 的精神内涵,学习 PBL 解决传统教育问题的思路和精髓。从形式的模仿到理念的内化任重道远。

实际上,中国教育自古强调学与问——博学之,审问之,慎思之,明辨之。在过程中体验学习的乐趣,教师由单一的“教”转变为既“教”又“导”,这不仅是单一形式的改变,更在深层次上既教会了学生课本上的知识,又培养了学生分析问题、解决问题的能力,锻炼了他们独立思考及自学的能力,我们的比较研究发现,经过 PBL 训练的学生学习风格有了良好提升,学习计划性明显改变,提出问题、查阅文献和主动思考能力明显增强,自主学习意识和责任心提高,语言表达更清晰,因此,PBL 为学生创造性思维的发挥提供了一个平台,充分给学生以肯定,变枯燥学习为兴趣学习,增加学生的自信心,使他们将来更加适应社会及医学发展的需要。

2. 通过培训和本校教学研讨活动推动 PBL 理念的内化　依据默会知识的学习观,学习是由两种知识间的四种转化关系构成:即明确知识向明确知识的转化通过言传完成,以听讲为主;默会知识向默会知识的转化通过意会完成,以做中学为主;明确知识向默会知识的转化通过学生的内化完成,以明确知识的融会贯通为主;默会知识向明确知识的转化通过外显的方法完成,以默会知识逐步清晰化为主。从传统的“知识传递”为核心教育价值观转向 PBL 理念,这四种转化学习缺一不可。教师既需要通过各种“PBL 理论培训”来学习 PBL 的明确知识,也要通过反思、对话等多种教学研究活动“显明”自己根深蒂固的默会知识,还需要在实践 PBL 的过程中体会到 PBL 明确知识和自己根深蒂固的传统默会知识之间的不断冲突、融合、同化和顺应的过程,最终建立新的价值观,将 PBL 理念内化为新的默会知识。在目前的 PBL 教师培训中,大多属于 PBL 理论培训或观摩性质,让教师掌握 PBL 是什么、如何做明确知识培训。关于如何让教师内隐于心的传统教育默会知识外化出来,以及如何促进教师在传统教育价值观和 PBL 理念之间的融合和同化、顺应则是甚少关注的领域。

实际上,PBL 理念的内化靠一年三、四次专家的讲座或研讨会是不可能的。教育改革要持续深入地进行,需要长期的、不间断的进行教学研讨。以学校为基础地针对 PBL 改革过程中实际存在的问题开展教学研究活动,是一项基础性和关键性工作。优秀的 PBL “公开课”就是学校积极推动的工作,有效 PBL 案例竞赛、评审、观摩以及组织教师围绕 PBL 教学中的问题进行讨论等,则是学校提高PBL质量和扩大影响的重要方式，通过教师之间、教师与专家之间的交流和研讨，更容易促进PBL理念的内化。在PBL培训、研讨和实践中，更多地关注案例的学习目标，提供相对稳定的组织结构，临摹教学场景启发学生思考、推理与交流，使教师与学生内化普遍性、科学性和规律性地思考技能，提升对问题思考与解决的综合能力。

二、教师在PBL改革中的重要性

唤醒学生的好奇心，营造积极向上的学习环境，让学生学会学习、主动学习、在学习中创造新的学习，是学校教育的重要目的。PBL改革正是为了实现这些目的的改革，其不仅仅是一个教学方法的改革，更重要的是教育理念的变革，是全面提升学生综合能力的具体实践。PBL注重的是学习的过程，将为什么学及如何学做为教育的主要内容，而非传统意义上的学什么知识。因此，与传统教学相比，由大班变成了小班，形成团队互动的学习氛围；由主题式教学变成了问题导向式学习，形成了主动探索的学习态度；由教师为中心的单向灌输转变成以学生为中心的自主性学习，充分发挥了学习的主观能动性；由灌输学生知识转变成引导学生追求知识，培养了终身学习的良好习惯。这里尤为关键的是教师的教育理念与态度，必须抛弃唯我独尊、学生无知的传统思想，以平等的心态，树立启发、引导与共同学习的理念，构建教师在教学中与学生积极互动、共同发展的教与学的氛围，使教学过程成为密切交流、独立思考、主动探究和持续发展的过程。因此，教师的培养是PBL改革成功的基本要求，开展定期的教师培训已成为我校教育教学质量提升的重要工作之一。近年来，上海交大医学院每年有100余名临床和基础医学的教师参加了我们组织的校内外及海外的医学教育教学培训，为学校整个医学教育改革奠定了坚实的基础与可持续发展的动力。

PBL不同于传统教学，它对教师提出了更高的要求。PBL中教师角色和传统教学中教师权威的形象大相径庭。教师需要把某些权威转让给学生，采用指导、观察和支持的方式，而不是命令、指挥、讲演或是简单的回答。教师要掌握如何指导学生，如何对学生的学习过程进行评价等技巧。同时作为学习主体的学生，对学习目的的明确认识直接影响PBL的效果，教师不仅要自己转变角色，改变自己熟悉的教学方式及主导地位，还应该在教学的过程中帮助学生转变观念，激发他们的学习兴趣，使学生从被动的学习者转变为学习的主人，变“要我学”为“我要学”。这种观念和角色的转变对教师提出了极大的挑战，因为几乎甚少有人愿意改变自己长期以来习惯的教学观念和方式。我们的实践经验表明，在最初的应用过程中，多数教师常常表现得不自信。因此，从理论到方法，从对系统课程内容的处理到具体的实施和评价措施，从组织学生到促进指导学生等各方面进行教师培训,并从实践经验上得到认知和体会将非常必要。培训的目的就是不断提高教师教育理念和教学技巧,要求教师不但对本专业、本课程内容熟练掌握,还应当扎实掌握相关学科知识,并要具备提出问题、解决问题的能力,灵活运用知识的能力、严密的逻辑思维能力和良好的组织管理能力,要善于调动学生积极性、寓教于乐、控制课堂节奏等技巧。教师应该熟悉教学大纲和学生的能力情况,有效规划学习的重点、难点,制定有针对性的讨论提纲,选择出适当的临床病例。在 PBL 教学实施中,教师应不断体会 PBL 的优势与特点,把握其精髓。PBL 活动后,教师要引导学生进行反思,同时教师自己也应该反思。要考虑教师自己对于整个过程的驾驭和在指导学生活动中的技巧技能,以及考虑学生在 PBL 活动过程中所表现出的行为和心理特点,从而促进教师对 PBL 的认同、教学观念的转变和技能的不断提高。

PBL 教案的编写是教师实践 PBL 教学的重要内容,关系到 PBL 教学的质量及学生的参与积极性。体现了教师对 PBL 的理解和应用理念。教案既不能花俏复杂,也不能千篇一律,要兼顾学生的学习阶段与认知水平,真正实现启发、引导的目的并能激发出学生主动参与的内在动力。教案的编写至少应体现出课程的目的,相关知识与技能的整合与融会贯通,符合医学与社会的逻辑,具有趣味性、挑战性与可及性;教案应有配套的教与学的指南,以减少 PBL 教学过程中的质量参差。教师对 PBL 的深入理解与其教案编写质量息息相关,直接影响 PBL 工作的推进和成功。有人认为,教师的生活方式,直接影响着她的专业活动,一位教师自己有什么样的生命体验,自然会将这种体验带进她的专业生活,而她自己没有体验到的东西(如“自主”、“创造”),她也不大可能很好地引领学生去体验和习得;教师个人认为重要的东西,她更有可能引介给学生,而她个人认为意义不大的东西,也不大可能全力向学生推介。当医学教育界越来越重视学生的学习动机的时候,比如 PBL 就提倡学生自主学习,教师的教学动机问题似乎还远没有引起足够的重视,希望在专业上毫无内在需要的教师能够积极主动地进行自我提升,全身心投入 PBL 改革显然是一件困难的事情。

教师对 PBL 理念的变革,甚至包括对一般教育活动的深入理解,都并不是轻而易举的事,不是一朝一夕所能改变,也不是靠一年两三次的讲座就能完成的,而是长期深入实践、不断反思和交流对话的过程。在轰轰烈烈的 PBL 改革大潮中,相当数量的教师即使是参与了相当长时间的变革之后,仍然对变革理解不深,这从随处可见的“PBL 教学法”可见一斑。PBL 由国外传入我国后,难免经过学校和教师的层层过滤,与当初 PBL 倡导者的设想相差甚远。

因此,大陆未来 PBL 的发展,师资培训至关重要。但如何培训?靠大家熟悉的"请进来（请外面专家讲学）、走出去（派教师出去学习）"远远不够，我们需要探索能切实促进教师内化PBL理念、转变角色的教师培训活动。国外许多医学院校都成立了专门的教师发展中心从事教师培训工作。去年召开的全国医学教育工作会议上，袁贵仁部长明确提出，教育部将实施高等学校教师教学能力提升项目，在全国重点建设一批教师教学发展示范中心。高等医学院校要积极建立教师教学发展中心，加强对临床教师教育理念和教学技能的培训，努力提升临床教师业务水平和教学能力。上海市几所医学院校在上海市教委领导下也将联合成立卓越医学教育教师发展联盟，如何建设教师发展中心，开展以学校为基地、以促进改革为导向的教师培训是每个医学院校需要不断深入探索的问题。

三、确保PBL实践的体系建设框架

PBL实践是一项系统工程，涉及面广，时间周期长，不可能一蹴而就，必须根据实际情况，审时度势加以适时调整，才能逐步完善。更新理念，达成共识与明确目标是PBL改革的前提；精心整体设计与采取综合措施并给以人力与经费的支撑是改革的基础；师生互动，调动教与学两方面的主观能动性是改革能否取得成功的关键。为此，必须建立一套行之有效的体制与机制以保证并推动PBL的健康发展，其中领导重视、制度建设、硬件保障、经费到位是必不可少的。

（一）领导重视

目前国内的医学教育改革大多由医学院领导层面自上而下推动实施。PBL实施需要领导的高度重视，通过各种研讨会、论证会对PBL改革的必要性及可行性形成广泛共识。PBL改革所需的各种人力、物力、财力和政策支持都需要领导重视才可实现，否则容易变成空谈。

（二）制度建设

PBL改革还需要相关教学管理制度建设和政策措施的保障，包括课程设置，人员和资源配备，教案撰写，指南制定，PBL团队建设、质量监控和保障机制等。PBL从设计、定位、组织、实施、评估到如何进一步规范，使各个环节有条不紊，环环相扣，形成一套完整的教学管理制度。

（三）经费保障

由于PBL改革中要进行大量的集体备课、教学研讨，并开展小组讨论、师资培训、图书网络资源建设等活动，必须给以足够的经费保证。

（四）硬件建设

小组学习是PBL的特点之一，学校需要提供给学生能够开展小组学习的环境，学校也应拥有足够的图书、网络资源文献供学生查阅参考，这些基本设施保障,是开展 PBL 所必需的。

四、PBL 在中国大陆的困境

PBL 实施需要小班互动讨论,但 1999 年以来,我国高等医学教育毛入学率一路攀升,2009 年已位居世界第一位。高等医学教育规模急剧膨胀,学生人数剧增,校园越建越新,面积越来越大,但教学设施越来越少;学科专业日益增多,行政管理也推陈出新。但是,在这一派繁荣景象背后,大学却透着资源危机、质量危机以及制度危机。许多医学院校在巨大的招生数量中,应付着平稳毕业,无暇顾及教育观念、管理体制、教育方法、教学手段、教学质量、师生关系和能力提升等方面的基本问题。在教育观念上停留于表面化和形式化;在教学方法和手段上,用单纯的“讲授”与“考试”这两个传统教学的核心要素极大地压制着学生的主动性和创造性;在人才培养模式上,崇尚工业经济时代的“批量生产原则”,用“大课”与“挂图”替代了医学教学中最本质的实践、交流和感悟;在教育质量评价中,用机械化、教条化、单一化、绝对化的简单标准,背离了“人的全面发展”的本质要求,使学校失去了办学特色,学生失去鲜明个性,教师失去进取精神,校园失去了创新精神。

在这样的背景环境中,PBL 目前的困境主要是:

1. 相关教学资源不足　为试行和推广 PBL,保证小班化互动效果,就必须增设足够的小课室,扩大图书馆藏书量,设置便捷的网络配置与网上学习资源,添置必要的实验设备、教学器具等,而我国大多数医学院校原有的课室以大课室居多,而且没有足够的资金用于改造课室结构和购买足够的教学资源。

2. 有经验有理念的师资不足　由于 PBL 要求分小组进行讨论,每组 6~10 人,且每组均需 1~2 位有经验的带教老师,教师需求量激增。加之近年来高等医学院校的连年扩招,多数学校学生规模过大、生师比过高,严重限制了 PBL 的推广。同时,对于多数习惯于传统教学的教师来说,教师的理解程度及 PBL 的多变性,使一些教师和主管教学的领导不知从何着手,甚至本身就从观念上加以否定。因此,PBL 师资培训极为重要,其不仅解决师资数量问题,也是改变教学环境更新教学理念的必要措施。

3. 学生的接受习惯差异　由高中进入大学的学生,一直接受传统教学方法,以考试为导向,突然变为 PBL 学习模式,强调自学能力、主动思考、相互交流、互动合作等,这些会使其无所适从。

4. 可应用的教材受限　目前医学院校均沿用传统教材系列,编排体系适用于原来的教学模式及方法,而 PBL 教学要求不再单纯依赖某本教科书,有效选取有利于学生自学、临床实践和基础医学知识相结合的教材,是教师的重要工作。这就要求教师打破原有的教学体系和方法,对传统教学内容有所取舍,以问题为基础,编写出适合 PBL 教学的相应案例和思考题。为解决这一问题,我校组织编写了 PBL 导论,意在推广 PBL 基本理念和方法,弘扬 PBL 精神,扩大 PBL 的影响,但我们也意识到 PBL 相关书籍编写的一种倾向性,有些学校计划编写各系统或各学科 PBL 教程及案例,学生更多地关心 PBL 结果和答案,以简单的对错和机械的模式作为判断案例分析的标准,异化了 PBL 精神,误导了 PBL 理念。

五、PBL 改革的持续性和提升空间

正如以上所说,在实践中 PBL 因各种困难常常被异化,因此,领悟 PBL 精神,坚守 PBL 理念,推进 PBL 实施,是实现学生能力提升的关键所在。在多次的 PBL 研讨与交流中,许多医学院校的教师对此深有感触,并谈及他们的体会:实施 PBL,首先需要医学院领导的理解、支持和不遗余力的推动。PBL 改革需要投入巨大的人力、财力、物力和时间精力,若没有长久的行政力量的支持,PBL 改革难以深入及长期维系。目前国内开展 PBL 的院校都投入巨额经费开展硬件支持、教师培训、配套政策支持,这是开展 PBL 的必要条件。这种领导高度重视、自上而下推动的改革具有统揽全局、便于协调、强制执行力较强的优点,能够为 PBL 实施提供坚实保障,但是也容易造成“人在政在”、“人走政息”的不良局面。PBL 改革容易随着领导的更替而偃旗息鼓。如何确保 PBL 改革的持续性和一贯性,让 PBL 能够在中国生根发芽成长,这是未来医学院校需要认真思考的问题。此外,PBL 也应与其他类型的教育改革整合,以形成改革合力,增强改革效果。

在最后,我仍要提出一个更关键的问题并期望在 PBL 教学推进中必须高度关注、有效融入和不断提升的工作,就是人文教育在 PBL 中不可或缺。PBL 是以问题为基础、以学生为主体、教师为导向的小组互动式教学。其特点是打破学科界限,围绕问题编制综合内容,以“塑造学生的独立自主性,培养创新思考力、理解获取知识、有效运用知识、解决问题及终身学习的能力”为教学目标。然而,医学是研究及服务人类的科学,离开了人就失去了医学的本源,离开了人文关怀就失去了医学的灵魂。因此,在 PBL 教学的目标设定及内容设计中必须要纳入人文关怀的内容,让机械的 PBL 案例注入鲜活的人文情怀。

实际上,人文教育就是教育的核心。“教育是人的灵魂的教育,而非理智知识和认识的堆积。”因此,教育的重要本质特征就是它的人文性,人文教育不应该也不能够从大学教育尤其是医学教育中抽出,人文教育的根本目的确定为促进受教育者人性境界提升、理想人格塑造以及个人与社会价值实现上,而不是培养专业工作者,是一种非职业性的非专业性的教育,其核心是涵养和充

实人文精神,而不是停留于获得有关的人文知识。医学人文教育则是把目光聚焦到“未来医生”这个特定的学生群体中,给他们创建一个合适的环境以帮助其了解自身的使命,树立正确的职业价值观,体验人文关怀。作为“以人为本”的教育,教师和学生都是主体,交流互动、互换角色应成为基本的氛围。教师的价值观与职业态度、言谈举止对学生具有潜移默化的影响。而学生则要在自学中自主判断、自主选择、自主承担,并从中尝试、感悟,然后通过交流互动得到启发和升华。

PBL 教学就是营造了一个理想的学习过程,并能将医学问题与人文关怀有效融合、鲜活展示。然而在调研中发现,现有 PBL 教学中,医学人文相关内容的探讨所占比例较小,甚至基本没有涉及这类问题。但教师和学生的态度极为一致,绝大部分均表示支持并期望有更多的医学人文融入到医学 PBL 教学中。在与教师和学生的面谈交流中,他们均希望“沟通能力与医学语言”、“伦理问题”、“医学伦理问题”、“法律法规政策”、“医学与历史、文学艺术、科技”等内容能有机地加入 PBL 教学内容中。存在的困难是,PBL 教学涉及的专业内容较多,但时间有限,如加入更多的医学人文内容,将可能难以完成教学计划;同时,如何进行医学人文相关内容的有效评价也是需要解决的问题。

国外的研究也证明:医学人文与临床医学专业内容紧密联系才能在 PBL 教学中获得更好的效果。单纯的医学人文 PBL 很难引导学生身临其境深入讨论。此外,由于 PBL 教学对教师的数量和要求较高,在专业课程 PBL 教学之外,再开设医学人文教学模块不仅会造成资源的浪费和教师的紧缺,对学生而言,两个模块的 PBL 也加重学生的负担,产生 PBL 的反感或厌倦、甚至是抵触,背离了改革医学人文课程的初衷。

将医学人文融入医学 PBL 教学首先应明确“医学人文”和“医学专业”两者的教学目的、本质内容、教学特点,并能有机地结合,在 PBL 模块教学小组中,成员组成不仅应该有临床、基础各学科教师,而且要有医学人文、社会科学等相关专家或教师,最好还要邀请医学教育专家及教学管理专职协调人员等参与,确保学生通过 PBL 案例在自身已有的知识基础上构建新的知识与提升解决问题的能力。其次,PBL 是围绕问题和情境展开的,学生应面对真实且较为复杂的问题。在情境中,学生不仅要关注医学专业基础或临床知识与问题,还要将自己置入案例的假设中,从医生的角度,面对近乎真实的病患及场景全局思考。很显然,增加医学人文的内容 PBL 案例才显得更为真实与丰满,才能帮助学生感受真实的医疗情景,并周到细致地思考和解决临床问题。

今天我们已进入新的历史发展阶段。人们对医学提出更高、更社会化的要求,对医生更是如此,不仅仅期望具有良好的专业知识和技能,能够诊治疾患,而且要全方位关注病患的心身,以必备的职业态度,积极的健康理念、人生观和价值观向病患传递更多的正能量。今天的医学生、明天的医师,如何能在掌握扎实的医学知识和技能的同时,建立正确的职业价值、人生态度和群体健康理念,形成高尚的医德情操、人文情怀和社会责任,正是医学教育的主要任务和目标。医学人文教育应与医学专业教育同等重要不可分离,将人文社会知识和方法与医学知识和实践有机整合,才能达到医学与人文的"一体化",才能有效解决医学人文教育面临的窘境。

我相信,虽然 PBL 模式产生于西方,但与中国古老的"授人以鱼不如授人以渔"的教育理念异曲同工,希望各医学院校的领导能够意识到 PBL 的重要性及持续推动的必要性,摒弃浮躁,静心于教学及人才培养,并有足够的能力与智慧通过各种方式激励教师共同完成"提升学生能力为核心"的这个重大的 PBL 命题。也希望在我国未来的医学教育中,PBL 会逐步深入和广泛地被应用,为我国培养出更好更优秀的医药卫生人才。

(黄 钢)